安徽省"十四五"高等职业教育规划教材

全国卫生职业教育康复治疗类应用技能型
人才培养"十三五"特色教材

供康复治疗类专业使用

人体发育学

主　编　左天香　徐冬晨　李小玲

副主编　税晓平　赵　峰

编　者　(以姓氏笔画为序)

丁　燕　江苏省听力语言康复中心

王婉婷　泉州医学高等专科学校

左天香　安徽中医药高等专科学校

李小玲　鄂州职业大学

乔　琛　安阳职业技术学院

杨路华　安徽中医药高等专科学校

赵　峰　太和医院

徐冬晨　南京特殊教育师范学院

胡　燕　仙桃职业学院

税晓平　四川中医药高等专科学校

华中科技大学出版社
http://press.hust.edu.cn
中国·武汉

内 容 简 介

本书是安徽省"十四五"高等职业教育规划教材,全国卫生职业教育康复治疗类应用技能型人才培养"十三五"规划教材。

本书为融合 AR 增强现实技术教材,下载 App 后扫描指定的平面图即可呈现三维动画进行增强现实交互体验。全书共 8 个 AR 交互动画。同时,本书还集成了在线测评功能,通过 App 扫描每章后的能力检测标题,即可实现在线做题和在线测评。

本书共分十章,主要内容包括人体发育学概论、胎儿期发育、体格体能发育、感觉感知发育、粗大运动发育、精细运动发育、言语语言发育、认知功能发育、情绪情感发育、社会功能发育等,系统全面地介绍了人体发育学的相关知识。

本书适合康复治疗类专业人员使用。

图书在版编目(CIP)数据

人体发育学/左天香,徐冬晨,李小玲主编. —武汉:华中科技大学出版社,2018.8(2024.10 重印)
全国卫生职业教育康复治疗类应用技能型人才培养"十三五"规划教材
ISBN 978-7-5680-4133-1

Ⅰ. ①人…　Ⅱ. ①左…　②徐…　③李…　Ⅲ. ①发育-人体生理学-高等职业教育-教材
Ⅳ. ①R339.3

中国版本图书馆 CIP 数据核字(2018)第 177423 号

人体发育学　　　　　　　　　　　　　　　　左天香　徐冬晨　李小玲　主编
Renti Fayuxue

策划编辑:史燕丽
责任编辑:史燕丽　张　琳
封面设计:原色设计
责任校对:曾　婷
责任监印:周治超
出版发行:华中科技大学出版社(中国·武汉)　　电话:(027)81321913
　　　　　武汉市东湖新技术开发区华工科技园　　邮编:430223
录　　排:华中科技大学惠友文印中心
印　　刷:武汉市籍缘印刷厂
开　　本:880mm×1230mm　1/16
印　　张:12.75
字　　数:293 千字
版　　次:2024 年 10 月第 1 版第 10 次印刷
定　　价:49.80 元

全国卫生职业教育康复治疗类
应用技能型人才培养"十三五"规划教材
编委会

AR 使用说明

安 装   激 活   使 用

1. 安装

扫描图书封面二维码进行软件下载及安装，并允许设备访问摄像头和网络。

2. 激活

刮开封底学习码下的涂层，得到激活码。打开 App 进行注册并输入激活码验证。

3. 使用

运行 App，点击界面上的扫描按钮进入扫描界面，找到书中带有 AR 标识的图片，对准相应的图片进行扫描识别，即可进行 AR 交互体验；通过 App 扫描每章后的能力检测标题，即可实现在线做题和在线测评。

随着我国经济的持续发展和教育体系、结构的重大调整，职业教育办学思想、培养目标随之发生了重大变化，人们对职业教育的认识也发生了本质性的转变。我国已将发展职业教育作为重要的国家战略之一，高等职业教育成为高等教育的重要组成部分。作为高等职业教育重要组成部分的高等卫生职业教育也取得了长足的发展，为国家输送了大批高素质技能型、应用型医疗卫生人才。

康复医学现已与保健医学、预防医学、临床医学并列成为现代医学的四大分支之一。现代康复医学在我国发展已有30多年历史，是一个年轻但涉及众多专业的医学学科，在我国虽然起步较晚，但发展很快，势头良好，在维护人民群众身体健康、提高生存质量等方面起到了不可替代的作用。

2017年国务院办公厅发布的《关于深化医教协同进一步推进医学教育改革与发展的意见》中明确指出，高等医学教育必须"坚持质量为上，紧紧围绕人才培养质量要素，深化教育教学改革，注重临床实践能力培养"，"以基层为重点，以岗位胜任力为核心，围绕各类人才职业发展需求，分层分类制定医学教育指南，遴选开发优质教材"。高等卫生职业教育发展的新形势使得目前使用的教材与新形势下的教学要求不相适应的矛盾日益突出，加强高职高专医学教材建设成为各院校的迫切要求，新一轮教材建设迫在眉睫。

为了更好地顺应我国高等卫生职业教育教学与医疗卫生事业的新形势和新要求，贯彻落实《国家中长期教育改革和发展规划纲要(2010—2020年)》中"以服务为宗旨，以就业为导向"的思想精神，以及国家《职业教育与继续教育2017年工作要点》的要求，充分发挥教材建设在提高人才培养质量中的基础性作用，同时，也为了配合教育部"十三五"规划教材建设，进一步提高教材质量，在认真、细致调研的基础上，在全国卫生职业教育教学指导委员会专家和部分高职高专示范院校领导的指导下,我们组织了全国近 40 所高职高专医药院校的近 200 位老师编写了这套以医教协同为特点的全国卫生职业教育康复治疗类应用技能型人才培养"十三五"规划教材,并得到了参编院校的大力支持。

本套教材充分体现新一轮教学计划的特色,强调以就业为导向、以能力为本位、以岗位需求为标准的原则,按照技能型、服务型高素质劳动者的培养目标,坚持"五性"(思想性、科学性、先进性、启发性、适用性)和"三基"(基本理论、基本知识、基本技能)要求,着重突出以下编写特点:

(1)紧扣最新专业目录、教学计划和教学大纲,科学、规范,具有鲜明的高等卫生职业教育特色。

(2)密切结合最新高等职业教育康复治疗技术专业教育基本标准,紧密围绕执业资格标准和工作岗位需要,与康复治疗师资格考试相衔接。

(3)突出体现"医教协同"的人才培养模式,以及课程建设与教学改革的最新成果。

(4)基础课教材以"必需、够用"为原则,专业课程重点强调"针对性"和"适用性"。

(5)内容体系整体优化,注重相关教材内容的联系和衔接,避免遗漏和不必要的重复。

(6)探索案例式教学方法,倡导主动学习,科学设置章节(学习情境),努力提高教材的趣味性、可读性和简约性。

(7)采用"互联网+"思维的教材编写理念,增加大量数字资源,构建信息量丰富、学习手段灵活、学习方式多元的立体化教材,实现纸媒教材与富媒体资源的融合。

这套新一轮规划教材得到了各院校的大力支持和高度关注,它将为新时期高等卫生职业教育的发展作出贡献。我们衷心希望这套教材能在相关课程的教学中发挥积极作用,并得到读者的青睐。我们也相信这套教材在使用过程中,通过教学实践的检验和实际问题的解决,能不断得到改进、完善和提高。

全国卫生职业教育康复治疗类应用技能型人才培养

"十三五"规划教材编写委员会

21世纪以来,随着医学模式的转变和对健康的重新认识,人们希望全面提高自己的身心健康和社会适应能力。在新的形势下,康复医学事业和康复教育事业得到了全面发展。康复治疗类专业作为康复医学教育的重要组成部分,已在我国快速发展。根据康复治疗类专业高等职业教育的要求,我们组织编写了《人体发育学》这本教材。

人体发育学是一门全面、综合地研究人生全过程中所涉及的生理、心理和社会等各种相关要素及其发展变化规律的学科,是康复治疗类专业学生的必修课。本书系统介绍了人的生命发育过程中各个阶段的生理功能、心理功能、社会功能特征及其变化规律。

本书为融合AR增强现实技术教材,扫描指定的平面图即可呈现三维动画进行增强现实交互体验。全书共8个AR交互动画。同时,本书还集成了在线测评功能,通过App扫描每章后的能力检测标题,即可实现在线做题和在线测评。全书共十章,重点阐述了婴幼儿期粗大运动、精细运动、言语功能、认知功能及情绪情感发育特征、影响因素和异常发育。此外,还全面介绍了胎儿期发育规律以及其他年龄阶段的生理功能、心理功能、社会功能特征、影响因素、异常发育或疾病以及发育维护。本书力求做到基本概念和论述清晰,语言简练,图文并茂,易于理解和学习。

本书按功能发育编写各章节,以正常发育特点和规律为主线,同时阐述了影响功能发育的因素及异常发育或相关疾病,根据不同章节特点,重点介绍功能发育关键年龄段,简要介绍其他年龄段发育状况。

通过本书的学习,可以在了解和熟悉正常与异常生长发育规律与特点的基础上,深刻理解发育异常及疾病所导致的功能障碍,为康复预防、评定和治疗奠定理论基础。同时可加深理解康复治疗技术的内涵和外延。

  由于时间仓促,编者水平所限,书中难免存在一些缺陷和不妥之处,欢迎广大师生和读者批评指正。

编 者

目 录

MULU

第一章　人体发育学概论

学习目标

1. 掌握人体发育学的基本概念和理论体系。
2. 熟悉人体各项功能发育的变化规律。
3. 了解发育理论及发育评定。

案例引导

　　黄某,女,3 岁 4 个月,28 周早产儿,出生时体重 1500 g,8 个月大时家长因"出生后发现全身紧张 6 个月"来康复医学科就诊。体格检查:全身肌张力明显增高,整体呈屈曲状态,伴四肢及躯干明显运动障碍,联合反应和共同运动明显;不能独坐和四肢爬行,无法完成体位转移、双手全手抓握,不能抓起花生米大小的物体;扶持坐位躯干屈曲,双肩内收,肘部屈曲,拇指少许内收,髋关节内收,膝关节过伸,踝关节外翻扁平,距骨下陷,尖足。神经系统检查:巴氏征(＋＋＋＋),膝腱反射亢进,跟腱反射轻度亢进。日常反应较迟钝,吃半流质饮食,能理解简单的语言和姿势,言语欠清晰,视听正常。头颅 CT 检查:大脑发育不良。作为康复治疗师应思考以下问题:①怎样早期诊断儿童发育障碍? ②此儿童存在哪些障碍? ③儿童正常发育规律是什么?

第一节　人体发育学概述

一、概念

(一)定义

　　人体发育学属于发育科学(developmental science),是一门交叉学科,是研究人体发生、发育全过程及其变化规律的科学,包括对人生各个阶段的生理功能、心理功能、社

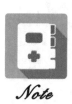

Note

1

会功能等方面的研究。

人体发育学的研究范围时间跨度大,即从生命开始到生命结束的全过程;内容丰富,不仅研究个体的生理功能,还涉及心理、社会功能;交叉学科多,不局限于生理学范畴,还包括心理学、社会学及其他人文科学的范畴。胎儿期到青春期是人体生长发育过程中功能逐渐成熟的阶段,是人体发育学研究的重点。成人期至老年期出现人体功能的衰退,虽然难以用人体发育的术语理解,但仍属于人体生长过程中的一部分。

(二)生长发育

1. 生长发育概述 人的生长发育是指从受精卵到成人的成熟过程。生长和发育是儿童不同于成人的重要特点。生长发育包括生长、发育、成熟 3 个概念:①生长(growth)是指体格形态上的变化,通常以身高(身长)、体重、头围、胸围等测量指标来衡量,反映了量的变化。②发育(development)是指个体内在的、固有的、潜在的功能随着时间的变化逐渐表现出其相应的特征,包括一系列生理、心理和社会功能发育,重点涉及儿童的感知发育、认知发育、语言发育、情绪情感发育和学习能力的发育等,反映了质的改变。生长和发育两者紧密相关,是机体量和质的动态变化过程。③成熟(maturation)有两层含义。生物学意义上的成熟是指生命体的结构和功能在有机结合成长的过程中成为完全发育状态,即机体具有相对稳定的结构和功能状态;心理学上的成熟是指内在自我调节机制的完成和完善状态,自我调节机制决定了个体发育方向、发育顺序、显露时期等一系列过程。

2. 发育与行为 随着儿童的生长发育,其行为具有一定的规律性,也可表现出异常行为模式,如孤独症、注意缺陷多动障碍、学习障碍等。促进儿童的身心发育,不仅是儿科学的研究内容,也是康复治疗学的重要内容。在现代社会,越来越多的儿童长期处于心理应激状态,如学习压力、快节奏的生活方式、激烈的社会竞争等,使得儿童的心理行为问题增多,发育与行为研究备受关注。

3. 生长发育障碍 在个体生长发育时期,由于各种因素阻碍了正常的成长发育过程,称为生长发育障碍。生长发育障碍既可表现为形态结构的生长障碍,也可表现为功能障碍。如果在这期间发生的疾病、外伤或其他现象,不影响儿童的正常身心发育,则不属于生长发育障碍。

4. 生长发育监测 依据生长发育理论和循证策略,应用各种检测手段,研究生长发育过程中诸如身体生长与运动功能、认知与语言功能、情感发育与社会功能、生物因素与社会因素等之间的关系,从而找出决定和影响生长发育的一些因素,促进正常生长发育,抑制异常生长发育,使生长发育最佳化。

(三)生长发育的生物学与社会学因素

生长发育取决于生物学因素(内在因素)、社会学因素(外在因素)以及二者的相互作用。例如,身高主要由遗传(生物学因素)所决定,但也受运动与营养物质的获取(社会学因素)所影响。

二、研究范围

人体发育学全面、综合地研究人体发育全过程中所涉及的生物、心理和社会等各种相关要素及其发展变化的规律。它研究的重点是人体在生长、发育、成熟直至衰亡过程中从量变到质变的现象、规律、影响因素以及相关的发育评定，为正确理解发育异常，制订正确的预防、保健、治疗及康复措施奠定理论基础。人体发育学包括如下几方面。

（一）正常发育规律

1. 生理功能发育　研究人体发育的生物学因素，包括遗传因素、各种生理功能的发生和发展过程，如运动功能是如何伴随机体的成长不断分化、多样化、复杂化的过程，不同年龄阶段运动功能的特点，中枢神经系统发育对运动功能的影响等。

2. 心理功能发育　主要研究人类的行为、注意、思维、记忆、学习、想象、分析、判断、言语、能力、人格特征以及情绪和情感的形成、稳定、衰退过程与特点。除了生物学意义上的发育与成熟以外，行为变化过程贯穿于人的一生之中。不同年龄、不同个体具有不同的行为特征。

3. 社会功能发育　主要指社会知觉、人际吸引、人际沟通、人际相互作用的发育水平。随着人体生长发育，人们在社会交往过程中，逐渐形成了对自己、对他人和对群体的认识，产生了社会知觉。在社会活动中，人们彼此之间相互知觉和认识，形成了一定的情感联系，产生了一种特殊的人际关系形式，即人际吸引。人们在信息交流过程中，通过言语表达和非言语表达等方式彼此进行各种观点、思想和感情表达，产生了人际沟通。社会功能的健康发育，对于积极健康的人生十分重要。

（二）异常发育

异常发育主要研究先天因素与后天因素、内在因素与环境因素等对生长发育的影响，以及各种影响因素对机体功能障碍的影响。异常发育重点研究运动功能障碍、心理行为障碍、言语和语言障碍、学习障碍、精神发育迟滞等功能障碍和相关疾病，为探讨减少各类发育障碍制订有效康复防治措施提供依据。

（三）发育评定

发育评定是指通过各种不同方法和措施，对生长发育的水平、趋势、速度、过程、规律和特点等进行观察与研究并作出评定。重点评定儿童的体格、智力、行为、言语、人格、运动功能等。通过评定，可以了解个体与群体生长发育状况，以及发育异常情况，为制订康复治疗措施提供科学依据。

三、发展简史

人体发育学是在发育心理学与发育行为学的基础上发展而来，追溯人体发育学的历史，必然要涉及发育心理学与发育行为学的历史。

（一）西方国家

1. 早期　最早古希腊时期的亚里士多德（Aristotle）曾经指出"动物凡生长期长的，寿命也长"。欧洲文艺复兴时期一些人文主义教育家，提出了尊重儿童、了解儿童的新教育思想，产生了儿童心理学的雏形。17世纪英国的约翰·洛克（John Locke）在《人类理解论》中提出"白板学说"。18世纪法国的让-雅克·卢梭（Jean-Jacques

Rousseau)的发育理论,对于现代的学习理论产生了重要影响。

2. 19 世纪 19 世纪 70 年代出现了真正意义上的儿童发育和行为的研究。发育和行为儿科学的奠基人查尔斯·罗伯特·达尔文(Charles Robert Darwin)于 1871 年发表了《一个婴儿的传略》,详细描述了他对自己孩子出生第 1 个月的行为观察,对新生儿的行为进行了客观的记录和描述,对推动儿童生长发育的研究有重要影响。

19 世纪后半期,德国生理学家和实验心理学家普莱尔(Preyer)和美国的斯坦利·霍尔(Granville Stanley Hall)通过实验方法对儿童心理进行研究,科学系统地阐述了儿童心理学,对推动儿童心理的发育有非常重要的贡献。

3. 20 世纪至今 这一时期涌现了许多心理或心理社会发育的研究,并形成一些学派,如精神分析学派、行为主义学派、人格主义学派、格式塔心理学派等。第二次世界大战以后,以往的学派有的影响逐渐减小,有的则以新的形式出现。大量的测验研究、各类量表越来越多,研究不断进展、不断创新,不仅深入研究儿童早期的发育,而且广泛探讨人生的全过程。

知识链接

心理社会发育主要研究成果

以伊凡·彼德罗维奇·巴甫洛夫为代表的儿童学习研究者提出了条件反射理论。后来,弗雷德里克·斯金纳发展了这一理论,提出操作性条件反射理论。

以美国的格塞尔(Gesell)为代表的研究者进行儿童智力测试研究,编制了格塞尔婴幼儿发展量表,建立了发育诊断学,对中枢神经系统发育障碍的早期发现、早期干预起到了重要作用,他的研究成果目前仍被广泛应用于临床工作中。

以弗洛伊德为代表的儿童精神分析的研究者提出了人格结构的形成及人格发展的阶段。弗洛伊德的精神分析理论认为人体的发育与人格的发育相关,对儿童个性及心理治疗有着重大影响。后来,埃里克森修正了弗洛伊德的理论,将弗洛伊德的性心理阶段扩展为一生的心理发育,将精神发育阶段延伸至老年,详细描述了人的一生人格发展的八个阶段。

以瑞士心理学家皮亚杰为代表的儿童认知的研究者揭示了儿童认知的特点,强调发育是一个从自我中心性向社会性发展的社会化过程。这一理论指导着后人对儿童认知发育的理解。

20 世纪 30 年代以后,儿童发育和行为的研究与精神科学和儿科学形成了密切联系。20 世纪 80 年代以后,美国成立了行为和发育儿科学会,发行了《发育与行为儿科学》杂志,出版了《发育与行为儿科学》等著作,使得人体发育学的研究更为深入和广泛,越来越多的人关注和研究人体发育学,从不同角度研究有关儿童发育、心理发育、发育与行为等。

(二)中国

我国人体发育学发展起步较晚,早期的中国古代教育家在教育理论和实践上已经涉及很多儿童心理发育方面的问题,但尚未作为一门独立学科在中国出现。我国早期主要翻译介绍西方儿童心理学著作,20世纪以后,学者们才开始关注并逐渐深入研究儿童的发育与行为。陈鹤琴的《儿童心理之研究》是我国较早的系统的儿童心理研究;黄翼重复皮亚杰的实验,并提出自己的看法,同时还进行了儿童语言发育及儿童性格评定等研究。20世纪60年代,我国的实验研究工作广泛开展,实验对象大多集中在幼儿期和童年期的儿童。其中,朱智贤对中国儿童心理学的研究和教学起到积极的推动作用。20世纪70—90年代,学者们开始关注方法学的研究,开展了儿童发育量表的研究,重视研究儿童的生长发育与行为。21世纪以来,人体发育学的研究进入了一个飞跃发展的阶段。不仅在发育儿科学领域、儿童心理学领域,而且在康复医学领域积极开展了对儿童正常生长发育、异常生长发育以及早期干预发育障碍儿的研究。

四、基本理论

古往今来,众多学者对生长发育进行了探索和研究,已形成了多学派的发育理论,而这些理论的研究方法和应用各不相同,但迄今为止尚无一种发育理论或流派能够解释目前所有的研究成果。主要理论具体如下。

（一）以格塞尔为代表的成熟理论

格塞尔通过观察和分析婴幼儿不同时期行为和动作发育的变化,得出了不同的年龄阶段动作和行为发育的规律性,以此来判断儿童神经生理学发育的成熟度,提出发育成熟理论。成熟理论认为,从受孕到死亡的过程中,无论是形态结构、激素水平还是神经系统的变化,都有相应的发育程序,并且认为年龄是成熟度的一个核心变量。在大量的观察和资料分析的基础上,格塞尔提出儿童行为发育的5个方面。

1. 适应性行为　主要包括儿童的知觉、定向行动、手指操作能力、注意、智力等发育。这些发育状况指标可判断儿童是否具备了适应外环境变化的生存能力。

2. 大肌群运动行为　主要包括姿势、移动运动等粗大运动能力发育。这些发育指标可反映儿童是否具备起坐、站立、步行、跑跳等转移能力,这对及时躲避危险环境有非常重要的意义。

3. 小肌群运动行为　主要包括抓握与放开、手指精细操作、眼手协调运动等发育。精细运动的发育使得上肢的功能获得解放,这对改造外部世界、适应生存环境有非常重要意义。

4. 言语行为　主要包括模仿能力、人与人之间的交流能力、相互理解沟通能力等发育。言语行为使得儿童能够逐渐理解人和事物,具备思维、判断和推理能力,这对创造新事物有非常重要的作用。

5. 个体和社会行为　主要包括对他人的反应,对所属民族文化压力的反应,对家庭、集团、社会习惯等的反应及其态度等。该行为的发育状况反映儿童融入社会环境的能力。

（二）弗洛伊德的精神分析理论

精神分析理论是由奥地利维也纳精神病医生和心理学家弗洛伊德创立的一个学派。它的理论主要来源于治疗精神病的临床经验。重视心理和性的发育,身体的成熟和幼儿的经验对其今后的行为是非常重要的。精神分析理论认为人类的一切个体的和社会的行为，都根源于潜意识中的原始本能冲动以及与本能冲动有关的欲望，特别是性的欲望。欲望以无意识的形式支配人，并且表现在人的正常和异常行为中。

弗洛伊德将一个人的精神世界分为3个方面，即"本我""自我"和"超我"。"本我"是指人的原始本能和驱动力，在出生时与生俱来的，包含各种欲望和冲动，这些欲望和冲动不被社会风俗、道德、习惯所容纳，被排挤到意识阈之下，但它们并没有消失，而是在潜意识中积极活动，追求满足，服从于"快乐原则"。"自我"是指心理中有计划、有理性的一部分，使个人能与环境维持适应状态的一种心理功能，即人们在满足外部现实制约的同时，满足"本我"的基本冲动的努力，按"现实原则"行事。"超我"是指个人心理上的道德规范和理想精神，即社会的伦理道德，按"至善原则"行动，限制"自我"对"本我"的满足。这3个方面不可避免地要发生冲突，"本我""自我"和"超我"之间的矛盾斗争实际上反映了人格发展中人的本能、现实环境和社会道德之间的斗争。

弗洛伊德将人格的发展分为5个阶段，即口唇期、肛门期、生殖器期、潜伏期和生殖期。在这些阶段中，欲望和动机满足过多或过少，都可能产生固着现象，即发育停滞在某个阶段、延迟甚至倒退，也可能产生病理现象。

1. 口唇期(0～1岁) 口唇期是婴儿最初的心理和性的发育阶段，口腔主要用来满足吃的欲望。婴儿主要通过吸吮、咀嚼、吞咽、咬等口刺激活动获得性的满足。如果此期的基本需要得到满足，长大后就会形成乐观、信任、有信心的人格；若满足过多或过少就会产生口腔人格，长大后形成悲观、对人不信任、依赖、被动、退缩、猜忌等消极的人格特点。

2. 肛门期(1～3岁) 这一时期，幼儿通过排泄体内的粪便来消除紧张和不快乐的情绪而获得快感，肛门主要成为快感的中心。父母在这一时期开始培养孩子大小便的习惯，若排泄习惯不当，则会形成肛门性格，表现为邋遢、浪费、无条理、放肆或是过分爱干净、过分注意条理和在意小节、小气、固执等。

3. 生殖器期(3～6岁) 这一时期，儿童意识到性别的差异，性器官成了儿童获得满足的主要来源，表现为喜欢抚摸或显示生殖器官以及性幻想，出现了爱恋异性父母，对同性父母产生敌意和竞争心。对母亲的这种心理状态又称俄狄浦斯情结。儿童模仿同性父母，并使之内化为自己人格的一部分，男孩将来形成男子气的性格，女孩形成女子气的性格。

4. 潜伏期(6～12岁) 这一阶段性活动受到压抑，对性缺乏兴趣，性欲望的能量大部分转移为其他行为，如学习、体育运动以及与同辈人的集体活动中，从中获得快乐。通过学校的教育和学习，不断获取文化知识和社会的价值观。

5. 生殖期(12～20岁) 以青春期为界限，开始出现性冲动，性的冲动面向异性。青少年要学会以社会可接受的方式表达冲动，逐渐摆脱父母，建立自己的生活，如积极参加社会活动、寻求异性的爱，最终成为现实的和社会化的成人。

（三）埃里克森的心理社会发育理论

埃里克森继承了弗洛伊德的思想，但与弗洛伊德不同，他倡导了新的心理社会理论。这种理论认为人体的发育是个人的欲望和能力与社会的期待和要求相互作用的结果,发育持续整个人生,即从幼儿至老年人。他提出心理社会发育分为 8 个阶段,各个阶段都有其固有的社会心理危机,如果解决了危机,完成了每个阶段的任务,就能形成积极的个性品质;否则将形成消极的品质,产生心理障碍。这 8 个阶段具体如下所述。

1. 信任与不信任阶段(婴儿期 0～1 岁) 此阶段是心理社会发育的最初阶段,婴儿的主要任务是满足生理上的需要,发展信任感,克服不信任感,体验着希望的实现。婴儿如果能得到一贯性的关爱和需要的满足就会形成基本的信任感,否则会不安或愤怒,感到世界不可信任,此阶段婴儿的主要看护者的行为是关键性因素。

2. 自主性与羞怯疑虑阶段(幼儿期 1～3 岁) 此阶段发育的主要任务是获得自主感而克服羞怯和疑虑,形成强大的自我"意志"。幼儿开始有独立做事的愿望,如学会独立地跑、跳,控制和排泄大小便,吃饭、穿衣等技能。如果过分溺爱或受到不公正的体罚,那么幼儿很难获得独立性或自律性,并且会感到可耻、疑惑、愤怒、羞怯等。此阶段父母的行为是关键性因素。

3. 主导性与罪恶感阶段(游戏期 3～6 岁) 此阶段发育的主要任务是获得主动感和克服内疚感,以形成强大的自我为"目的"。这一时期孩子对任何事物都感兴趣,喜欢寻根问底,能生动地运用想象力。此时,父母应将孩子的好奇心导向社会认可的活动,鼓励儿童的独创性行为和想象力。如果出现较多的禁忌或讥笑,则孩子易产生内疚感或罪恶感。此阶段父母和家庭成员教育是关键性因素。

4. 勤奋与自卑阶段(学龄期 6～12 岁) 此阶段发育的主要任务是获得勤奋感而克服自卑感,形成的人格特征是"能力"。儿童要适应社会和培养学习技能,与同伴建立关系,并喜欢与同伴进行比较。一方面,通过勤奋不断取得好成绩,就会获得自信,而且也会越来越勤奋;另一方面,如果任何技能不能很好地掌握,学习落后,就会产生自卑感,如残疾儿童由于不易学习并掌握技能,"弱能"的体验越多,越容易产生劣等感。此阶段老师和同伴是重要的社会因素。

5. 自我统一与角色混乱阶段(青年期 12～20 岁) 此阶段发育的主要任务是建立同一感和防止混乱感,形成的人格特征是"忠诚"。从青春期开始,青少年需要解决的问题:我是谁?我能干什么?在社会、职业等方面建立认同感。如果确定一个明确的自我形象就能获得同一性,顺利长大成人;否则,就会产生角色混乱,易诱发抑郁状态。

6. 亲密与孤立阶段(成年期 20～40 岁) 此阶段发育的主要任务是获得亲密感以避免孤独感,形成的人格特征是"爱情"。结束依赖性生活,开始独立生活,承担社会责任、权利和义务。具有与同辈们建立友谊、追求爱和建立家庭生活的动机。如果与他人不能发展起友谊和爱,则容易产生孤独。

7. 创造与停滞阶段(成熟期 40～60 岁) 此阶段发育的主要任务是为获得繁殖感而避免停滞,形成的人格特征是"照顾"。此阶段自我社会中的地位确立,责任心增强,同时体力衰退明显。但此阶段表现因人而异:或是显示创造力,对万物广泛地关心,工作富有成就感且能赡养家庭;或是难以接受新的事物,没有后代的连续感,不为自己将来努力,产生停滞感,变得自我、悲观。

8. 完善与沮丧阶段(老年期) 人生的最后阶段,此阶段发育的主要任务是为获得完善感而避免失望和厌恶感,形成的人格特征是"智慧"。如果认为自己的一生实现了最充分的人生愿望,则获得完善感;如果后悔过去,恐惧死亡,则对人生感到失望。

（四）认知发育的理论

皮亚杰是 20 世纪伟大的认知发育理论家,现代的认知发育理论受他影响最大。认知发育理论的核心是发生认识论,主要研究人类认知、智力、思维、心理的发育与结构。皮亚杰从认知结构的质的方面来论述发育的过程,强调内因与外因的相互作用,不断产生量和质的变化。皮亚杰称认知发育是整个人体发育的均衡化过程。均衡化过程即适应过程,包括"同化""顺应"和"平衡"的过程。"同化"是吸收过程,吸收环境信息并纳入已有的认知结构中。"顺应"是调节过程,通过调整图式结构,使其适应新的环境。当两者处于平衡状态时,认识就提高了一步。皮亚杰认为,在环境教育的影响下,儿童的动作经过不断地"同化""顺应"和"平衡",形成本质不同的心理结构以及心理发展的各个阶段。他把人从出生到成年的认知能力获取分为 4 个不同时期。

（1）感知运动阶段（0～2 岁）:此阶段为最初的认知能力发育阶段,依靠感知动作适应外部世界,构筑动作行为。人类的能力首先来自无条件反射,如吸吮、抓握等动作。这些动作经过组合、扩展,构筑成为更复杂的吸吮手指、吸吮玩具等动作,之后发展为伸臂和手抓握的动作,使得婴儿能拿到远处的玩具。

（2）前运算阶段（2～7 岁）:此阶段是认知发育的一个转换期,符号的操作是此阶段的基本特征,明显表现出的是言语的发育。这时儿童能使用语言和符号来表达他们的世界,在游戏、语言和延缓的模仿中运用符号,但无法产生持续、具体的想法,处于"表象性思维"阶段,又称为直觉思维阶段。

（3）具体运算阶段（7～12 岁）:此阶段为获得概念进行逻辑思维的阶段。这个阶段儿童渐渐具有简单的逻辑思考能力,能看出事物的相互关系、分类,但局限在具体的事物中,不能对抽象概念、假设的命题或想象的事件进行推理。

（4）形式运算阶段（12 岁以后）:此阶段是认知发育的最高阶段,最突出的特点是思考假设的问题。这一阶段青少年能进行逻辑和抽象的思考、构想和测试假说,思想不再只集中于现实事物。

皮亚杰在儿童认知发育领域的理论具有划时代的影响,取代了传统的发育观,具有辩证性,特别强调以往被忽视的儿童在认知活动中的主动性和能动性的作用。

精神分析理论、心理社会发育理论及认知发育理论的主要特点见表 1-1。

表 1-1　精神分析理论、心理社会发育理论及认知发育理论的主要特点

理论	婴儿期（0～1 岁）	幼儿期（1～3 岁）	学龄前期（3～6 岁）	学龄期（6～12 岁）	青春期（12～20 岁）
精神分析理论（弗洛伊德）	口唇期	肛门期	生殖器期	潜伏期	生殖期
心理社会发育理论（埃里克森）	信任与不信任阶段	自主性与羞怯疑虑阶段	主导性与罪恶感阶段	勤奋与自卑阶段	自我统一与角色混乱阶段
认知发育理论（皮亚杰）	感知运动阶段	感知运动阶段、前运算阶段	前运算阶段	前运算阶段、具体运算阶段	形式运算阶段

（五）其他发育理论

除了上述几种主要发育理论之外，其他学者也提出了一些新的发育理论：达尔文的多基因表达理论从生物学的角度，提出发育是由"斗争"的结果决定的这一观点；以行为主义的代表人物华生、操作条件学习理论的代表人物斯金纳、社会学习理论的代表人物班杜拉3人提出学习的理论，该理论认为发育是学习的结果；信息加工理论把儿童和成人比喻为计算机系统，认为儿童的认知也像计算机一样从环境中接收信息、储存信息，按需要提取和操作信息，然后作出反应；文化生态系统适应理论强调的文化或生态系统是一个生物学因素与环境因素相互作用的宏观体系，发育中的个体是这个环境的核心，并植入在几个环境系统中。

五、学习和研究人体发育学的意义

为了适应社会的发展以及人们对健康的需求，医学研究从疾病产生、影响健康的生物因素发展到研究身心、社会的整体因素来防治疾病。医疗的目标从治病救人、延长生命上升到提高生命质量。现代康复医学的发展体现了生物-心理-社会医学模式。属于康复医学范畴的康复治疗技术的建立和发展，以人体结构和身心功能发育为理论基础，与人体发育学有密切关系。学习和研究人体发育学对康复治疗技术有以下几个方面的意义。

1. 促进康复整体理念的发展 人体发育学的研究立足于生物、心理、社会3个层面，分析人一生的形态结构和功能，不局限于某一两个发育阶段，或是某一个层面，以防出现偏颇。对合并有功能发育障碍的人除了生理功能评估和治疗之外，心理社会功能的评估和康复也尤为重要，后者反过来又会促进功能障碍的恢复，这正是现代康复医学的基本原则。随着人体发育学的发展，全面整体康复理念也会获得进一步发展。

2. 促进康复预防的发展 人体发育学的研究为康复一级预防提供了理论基础。人体发育学研究人生不同阶段的生长发育特征及规律，探索各种发育特征与规律之间的相互关系，发现影响发育的内、外在因素，并采取科学的监测与评定方法。这对早期发现发育异常有非常重要的作用，以便早期预防、早期干预，促进正常发育，提高生命质量。

3. 促进康复治疗技术发展 人体发育学的研究为康复治疗技术提供了理论依据。康复治疗技术大致可归为3大类：运动疗法、作业疗法以及言语治疗。这些康复治疗技术建立和发展都是以人体各种功能发育为理论基础的，与人体发育学有密切关系。例如：儿童脑性瘫痪的不同临床表现，反映了中枢神经系统不同程度和不同部位的发育障碍及损伤；Bobath治疗技术的理论基础、评定原则及治疗手法，均遵循儿童神经发育的规律。姿势与粗大运动功能的矫治，主要依据儿童反射发育及粗大运动发育规律；精细运动功能的矫治，主要依据儿童精细运动功能发育规律；言语障碍的矫治，主要依据言语发育规律；精神心理障碍的矫治，主要依据心理发育规律。因此，学习人体发育学有助于加深理解康复治疗技术的内涵和外延，对促进康复治疗技术向更高水平发展具有重要的临床意义。

4. 促进评定技术的发展 以前的发育监测与评定技术主要以发育心理学为依据，

因此,很难全面监测和评定人体发育特点。人体发育学的研究和发展,将为监测和评定技术的发展提供更为全面、系统的理论依据,从而促进发育监测与评定技术的发展。

第二节　正常发育规律

一、生长发育的分期与特征

人的生长发育具有连续性、渐进性的特点。在这一过程中,随着人体质和量的变化,形成了不同的发育阶段。根据各阶段的特点将人生全过程划分为 8 个年龄阶段。

(一) 胎儿期

从受精卵形成至胎儿娩出前为胎儿期,共 40 周,胎儿的周龄即胎龄。

此期是个体出生前身体结构和功能在母体子宫内发育的重要时期,其影响是长期的,对一生有着重要意义。母亲妊娠期间如受自身及外界不利因素影响,包括遗传因素、年龄因素、感染、放射线、化学物质、外伤、营养缺乏、疾病和心理创伤等,都可能影响胎儿的正常生长发育,导致畸形、流产或宫内发育障碍。

(二) 新生儿期

自胎儿娩出、脐带结扎至出生后 28 天为新生儿期,此期实际包含在婴儿期内。此期的小儿脱离了母体而独立生存,所处的内、外环境发生了根本性变化,适应能力较弱,加之如果出生前和出生时有各种不利因素,发病率和死亡率都很高,先天畸形也常在此期被发现。

此期的主要特征是:①适应子宫外生活的生理学特征,如肺的换气、循环的重建和肠道的活动;②适应独立生活的行为学特征及觉醒状态的调节,如注视物体或脸,对声音的反应,为了得到营养、确保安全等对感觉刺激做出适当反应并保持觉醒。新生儿的行为状态决定了他们的肌张力、自主运动、脑电图形式等,但新生儿的运动是非自主性的和不协调的;③与外界环境和人相互作用的特征,如可以对环境和人保持警觉并能适应,父母积极地调节婴儿的状态,同时也受到婴儿状态的调节,这种相互作用可以加快婴儿心理稳定和身体发育,同时也为父母和孩子的沟通奠定了基础,建立了新生儿的社会交往,是人际关系的最初形态。

(三) 婴儿期

自胎儿娩出、脐带结扎至 1 岁之前为婴儿期。此期是小儿生长发育最迅速的时期,对营养的需求量相对较高,但各器官系统生长发育不够成熟和完善,尤其是消化系统的功能不完善,容易发生营养失衡和消化紊乱。此期小儿来自母体的抗体逐渐减少,自身免疫系统尚未完全成熟,抗感染能力较弱,易发生各种感染和传染性疾病。

此期的主要特征是:①感觉和运动功能迅速发育,已有触觉和温度觉,味觉更加敏感,嗅觉反应比较灵敏,分辨声音的能力提高并可做出不同反应,能追视移动的物体和远处的物体并开始分辨红色。原始反射逐渐减弱和消失,立直反射、平衡反应逐渐建立,在不断抗重力伸展发育过程中,从卧位到坐位直至站立和行走;②言语功能发育,从出生时就能发出哭叫之声,到 1 岁末时大部分婴儿能说几个有意义的词;③开始产生最初的思维过程,自我意识萌芽,情绪情感发育;④可以接受大小便控制训练。

（四）幼儿期

自 1 岁开始至满 3 岁为幼儿期。

此期的主要特征是:①体格发育速度较前期稍减慢;②智能发育迅速;③开始会走,活动范围渐广,接触社会事物渐多;④语言、思维和社交能力的发育日渐增速;⑤消化系统功能仍不完善,营养的需求量仍然相对较高,适宜的喂养是保持正常生长发育的重要环节;⑥对于危险事物的识别能力和自身保护能力有限,意外伤害的发生率较高。

（五）学龄前期

自 3 岁开始至 6～7 岁入小学前为学龄前期。

此期的主要特征是:①体格发育出现稳步增长状态;②各类感觉功能已渐趋完善,空间知觉和时间知觉逐渐发育;③智能发育更加迅速,理解力逐渐加强,好奇、好模仿;④可用语言表达自己的思维和感情,思维活动主要是直观形象的活动;⑤神经系统兴奋过程占优势,抑制力量相对较弱,容易激动,喜欢喧闹,动作过多,注意力易分散;⑥与同龄儿童和社会事物有了广泛的接触,知识面扩大,自理能力和初步社交能力得到锻炼;⑦初步对自己的性别有所认识。

（六）学龄期

自入小学前即 6～7 岁开始至青春期前为学龄期。

此期的主要特征是:①体格生长速度相对缓慢,除生殖器官外各系统器官外形均已接近成人;②认知功能继续发育,智能发育更加成熟,可接受系统的科学文化教育;③思维过程开始由具体形象思维向抽象逻辑思维过渡;④情感的广度、深度和稳定性都较前提高,较高级的情感如道德感、理智感和美感开始发展;⑤意志方面开始有了一定程度的自觉性、坚持性和自制力,但还很不稳定;⑥个性逐渐形成,带着个人特征的气质倾向已逐渐显露,性格特征也开始显露。

（七）青春期

青春期一般为 10～20 岁,女孩的青春期开始年龄和结束年龄都比男孩早 2 年左右。青春期开始和结束年龄存在较大的个体差异,可相差 2～4 岁。这是告别童年、向成年过渡的转折阶段,也是生理和心理剧烈变化的时期。

此期的主要特征是:①体格生长发育再次加速,出现生长速度高峰(peak height velocity,PHV),女孩由于趾骨与髂骨下部的生长及脂肪堆积,臀围加大,男孩肩部增宽,下肢较长,肌肉强健;②生殖系统发育加速并渐趋成熟;③认知能力继续发育,注意、记忆、知觉和思维能力都有长足的进步,思维活动已能摆脱具体事物的束缚,进入抽象逻辑思维的阶段;④个性的形成,自我探索、自我发现和个人价值观念的形成,人生观和世界观的形成;⑤随着性的成熟、身高的陡长和第二特征的出现,心理上发生变化。

（八）成人期

18 岁以后为成人期,成人期又分为青年期（18～25 岁）、成年期（25～60 岁）、老年期(60岁以后),是人生过程中最为漫长的时期。此期生理功能、心理功能以及社会功能都发生巨大变化。

此期的主要特征是:①青年期的发育基本成熟,功能最强但不够稳定;②成年期的生理功能逐渐衰退并出现更年期,心理功能相对稳定,承担最为重要的社会角色;③老年期的生理功能与心理功能全面衰退,社会功能减弱,直至生命结束。

二、生长发育的规律

从康复医学观点研究人体的正常发育规律,侧重于运动功能和心理、社会功能发育两大方面。掌握人体的正常发育规律对残疾人生理、心理和社会功能进行正确的评估,帮助患者最大限度地恢复其功能,指导全面康复具有重要的意义。

儿童在生长发育过程中,虽呈现其固有的规律,但也有发育的不平衡性、渐进性和个体性。①不平衡性:主要表现为人体各器官系统的发育顺序遵循一定规律,但不以同一速度生长和停止生长,即有先有后,快慢不一。如神经系统发育较早,脑在0~2岁发育较快,7~8岁脑的重量已接近成人;而性器官则要到青春期才迅速发育。②渐进性:主要表现为生长发育呈现出由头到尾、由近到远、由粗到细、由简单到复杂、由动到静的规律。如头部先生长,最后为下肢;在动作发育上,也是先抬头,继而抬胸、坐起、站立,呈现出从上到下的发育规律。③个体性:生长发育总的来说虽然遵循着上述规律,但其所达到的指标则呈现出很大的个体差异,这种差异随年龄的增长而更加明显,影响这种个体差异的因素有遗传和环境两方面。

(一)体格发育

衡量体格生长发育常用指标有体重、身高(长)、坐高(顶臀长)、头围、胸围、上臂围以及身体比例与匀称性。随着年龄的增长,体格发育呈现一定的规律,但不同时期各项指标发育快慢有所不同。1岁以内儿童体重和身高增长最快,以后增长有所变慢,青春期有一段加快成长期,约3年。儿童早期头围增长比胸围快,后期胸围比头围快。在无条件测身高、体重的情况下,一般可通过测量上臂围筛查5岁以下儿童的营养状况。在生长发育过程中,身体的比例与匀称性遵循一定的规律,常用的衡量指标包括头与身高的比例、体形匀称程度、身材是否匀称以及指距与身高的比例。除了以上指标外,骨骼和牙齿的发育与体格生长息息相关。体格发育还受其他多种因素影响,如遗传、种族、地区、生活水平、体育锻炼、疾病等。

(二)中枢神经系统的发育

小儿神经系统(脑和脊髓)的发育先于其他系统,出生时大脑外形与成人相似,脑表面的沟回已经形成,出生时神经细胞数量已与成人相同,但树突与轴突少而短。出生后脑的发育主要是神经细胞体积增大和树突增多、加长,以及神经髓鞘的形成。神经髓鞘的形成和发育在4岁左右完成,它的发育加快了神经冲动传导,改变了儿童之前易于泛化、不易兴奋、易疲劳而进入睡眠的状态。出生后突触数量迅速增加,一直持续到10~11岁,以后逐渐减少到成人水平。中枢神经系统在发育过程中解剖学结构的变化是动态的,多数情况是神经元和突触的形成与消亡的连续过程。与突触密度变化相应,神经回路在出生后也迅速发育。

脑在发育过程中,结构和功能都有很强的适应和重组能力,易受到环境的影响,适宜的经验和刺激对运动、感觉、语言及其他中枢神经高级功能正常发育有非常重要的意义,尤其在关键时期。视觉发育在出生后半年内最敏感,先天性白内障患儿出生后缺乏视觉刺激,如果到了3岁不能复明,即使采取手术治疗,患儿仍将永久性地丧失视觉功能。5岁之前是人类语言学习的关键期,如果耳聋患儿能早期发现、早期干预,才有可能聋而不哑。此外,经验刺激可改变脑的结构并影响脑的功能,未成熟脑的可塑性最强。脑的可塑性表现为可变更性和代偿性。

脊髓的发育在出生时已较成熟,其发育与运动功能平行发展,随年龄增长而增重、加长。胎儿期脊髓下端在第2腰椎下缘,4岁时上移至第1腰椎。婴儿腱反射较弱,腹壁反射和提睾反射不易引出,到1岁时才稳定。3～4个月前的婴儿肌张力较高,克氏征可为阳性,2岁以下小儿巴宾斯基征(Babinski征)阳性可谓生理现象。

(三)神经反射的发育

1. 神经反射的种类　反射是神经活动的基本方式之一,可分无条件反射和条件反射两类。

(1)无条件反射:生下来就具有的各种生理反射,如吸吮、吞咽、呕吐、呼吸、咳嗽、持握、瞳孔对光、排尿、排便等反射活动,主要受神经系统脑干部位的低级中枢控制,但也接受大脑皮层高级中枢的调控。

(2)条件反射:为了适应环境的变化,在无条件反射的基础上通过大脑皮层的神经联系逐渐形成的反射。条件反射使人体能对外界环境做出适应性的反应。因此在不同社会环境和文化背景下,必须建立起无数级的条件反射,使自己更快地适应环境,为改造环境发挥重要的作用。

2. 神经反射的发育　小儿神经反射的发育伴随神经系统发育的成熟度,可归纳为以下5大类。

(1)出生时即有,终生存在的反射:如角膜反射、吞咽反射、瞳孔对光反射等出生后即有且终生存在。若这些反射减弱或消失,提示神经系统病变。这些反射主要受脑干部位的低级中枢控制,同时接受大脑皮层高级中枢的调控。

(2)出生时即有,随后消失的反射:如吸吮反射(1岁消失)、握持反射和拥抱反射(2～4个月后消失)等。这些原始反射主要受脊髓及脑干部位的低级中枢控制,是婴儿初期各种生命现象的基础,也是后来分节运动和随意运动的基础,如吸吮反射、拥抱反射等。若这些反射长期存在,表示大脑发育不全或病变。

(3)出生时未能引出,以后逐渐稳定的反射:如新生儿和婴儿的肌腱反射较弱,腹壁反射弱,提睾反射不易引出,到1岁时稳定。若这些反射减弱或消失提示神经、肌肉、神经肌肉结合处或小脑病变。反射亢进和踝阵挛提示上运动神经元疾病。

(4)出生后一段时间内可存在的病理反射:无临床意义,如凯尔尼格征、布鲁津斯基征(3～4个月内存在)、巴宾斯基征(2岁以内存在)。但该反射恒定不对称或2岁后继续呈阳性时提示锥体束损害。

(5)出生后逐渐建立,终生存在的反射:随着神经系统发育的成熟,原始反射逐渐消失,如立直反射(3～4个月逐渐出现,持续终生)、平衡反应(6个月逐渐出现,持续终生)。若这些反射出现延迟或不出现为中枢神经系统异常。

（四）感觉发育

感觉是指人脑对直接作用于感觉器官的事物的个别属性(颜色、声音、气味、温度等)的反映。知觉是在感觉基础上产生的,是人脑对作用于感觉器官事物的整体属性的反映。知觉受个人知识及经验的影响,对于同一物体,不同人的知觉有差异。出生后前几年感知觉发育迅速,婴幼儿期已完成绝大部分。感知觉发育是探索世界、认识自我过程的第一步,是其他各种心理活动产生和发展的基础,如记忆、思维、想象、注意等。根据知觉时起主导作用的分析器的不同,分为视知觉、听知觉、味觉和嗅觉、皮肤感觉等。

1. 视知觉发育　视知觉的发育包括视觉感应功能的建立、注视及追视物体、区别形状、区别垂直线与横线、视深度知觉发育等,还包括对颜色的区分与反应,将颜色与颜色的名称相联系等的发育。儿童视知觉的发育过程见表 1-2。

表 1-2　儿童视知觉的发育过程

年龄	发 育 状 态
1~4 周	短暂注视,目光缓慢地跟随移动的物体至中线
2 个月	开始出现头和眼的协调,目光能水平、上下跟随移动的物体 90°移动
4 个月	头和眼协调好,目光跟随移动的物体 180°移动,并能够做环形跟随
6 个月	目光跟随落地的物体,并能改变体位以协调视觉
9 个月	较长时间注视 3~3.5 m 内的人、物,并随之移动
12 个月	偏爱注视小物品
18 个月	能注意悬挂 3 m 处的小物品
2 岁	区别垂直线与横线
4 岁	能临摹几何图形
5 岁	能区别各种颜色
7 岁	正确分辨及摹写 6、9、p、d
10 岁	正确判断距离与速度,能接住从远处掷来的球

2. 听知觉发育　出生后就有听觉功能,最初对声音以惊吓反射、啼哭或呼吸暂停等形式反应,到后来头可转向声源,对悦耳声有微笑反应,能区别语言的意义、判断和寻找不同响度声音的来源等。听知觉发育与儿童的语言发育直接相关,听力障碍若不能获得及时干预,则可因聋致哑。儿童听知觉的发育过程见表 1-3。

表 1-3　儿童听知觉的发育过程

年龄	发 育 状 态
0~1 个月	对铃声有反应
2 个月	区别笛声和铃声
3 个月	头转向声源
4 个月	听悦耳声音时有微笑反应
6 个月	对母亲的语音有反应
9 个月	两眼可迅速、直接地看向声源处

续表

年龄	发育状态
12 个月	听懂自己的名字,对声音的反应可以控制
18 个月	能区别不同的声音,如犬吠声与汽车喇叭声
24 个月	能区分较精细的声音,如揉纸声与流水声
36 个月	能区别更精细的声音,如"咿"与"啊"等语音

3. 味觉和嗅觉发育　婴儿出生时嗅觉中枢及其外周器官已发育成熟,如新生儿闻到奶香就会寻找母亲的乳头。婴儿 7～8 个月时嗅觉发育已很灵敏,1 岁以后能识别各种气味。儿童味觉的发育也比较早,新生儿时期就能对不同味觉的物质产生不同反应。例如:对微甜的东西表示愉快,吸吮速度加快,间歇时间缩短;对酸苦的东西表现出一种特有的消极表情,如皱眉、闭眼、张嘴等。4～5 个月是味觉发育关键期,此期应适时引入各类食物。

4. 皮肤感觉发育　皮肤感觉包括触觉、痛觉、温度觉。新生儿对痛觉不敏感,对温度觉比较敏锐,对触觉有高度的灵敏性。随着年龄的增长,儿童皮肤感觉的灵敏度的定位能力逐渐提高,同时手部皮肤在感知周围物体中起到了极重要的作用。2～3 岁时已能辨别各种物体的属性。

(五)运动发育

运动发育与体格发育、大脑和神经系统发育有密切联系。此外,还与脊髓及肌肉的功能有关。运动的发育是婴幼儿神经精神发育的一个重要体现,同时运动发育又能促进儿童的神经精神发育。运动发育包括粗大运动发育与精细运动发育两部分。

1. 粗大运动　粗大运动指姿势或全身的活动,如抬头、翻身、坐、爬、站、走、跑、跳跃等运动。

2. 精细运动　精细运动指手和手指的运动,以及手、眼协调操作物体的能力,如抓握、翻揭、搓揉、旋开、捏取、捻压、捆缚等动作。精细动作多为小肌肉的运动,在全身大肌肉发育后迅速发育。婴幼儿粗大运动与精细运动发育见表 1-4。

表 1-4　婴幼儿粗大运动与精细运动发育(<2 岁)

运动水平	平均年龄
拉起时头抬起并稳定	6 周
俯卧位肘支撑	3 个月
翻身从仰卧位至侧卧位	3 个月
抓物	3～4 个月
直腰坐	7 个月
爬	8 个月
拉起至立位	8 个月
拍打玩具	9 个月
独站	10 个月
独走	12 个月

续表

运　动　水　平	平　均　年　龄
搭 2 块积木	12 个月
使劲乱画	14 个月
辅助上楼梯	16 个月
跳	24 个月

（六）语言发育

语言是人类出现的一种高级神经系统活动形式，只有用来表达思维和意识而发出来的声音才能称为语言。语言发育包括发音、理解、表达与交流。因此，语言的发育除了受中枢神经系统语言中枢控制外，还需要正常的听觉和发音器官。

新生儿已会啼哭；出生后 3～4 个月时已会咿呀发音；6 个月时能听懂自己的名字；1 岁时平均能说 2～3 个字；1 岁半时能说出几个有意义的词，能指认并说出家庭主要成员的称谓；2 岁时能指认简单的人、物品名和图片；3 岁时能指认许多物品名，并能说由 2～3 个字组成的短句；4 岁时能讲述简单的故事情节。对于语言发育，2～3 岁是关键时期，在正确的教育下，如果在满 3 岁时还没有一定的口语表达能力，那就要寻找导致语言发育障碍的原因。儿童语言发育进程见表 1-5。

表 1-5　儿童语言发育进程

年龄	发　育　状　态
2 个月	可发出几个单元音（a、i、o 等），能与成人交流发音
4 个月	能咿呀学语，会出声笑，对人和玩具发出咕噜声
6 个月	开始出现唇辅音（da、ba 等）或双元音，能对自己的名字有反应
8 个月	能发出重复音节"mama""baba""dada"等
10 个月	对他人要求有反应，懂得"再见"的含义
12 个月	能听懂一些物品的名称，有意识地叫自己父母，会学动物的叫声
15 个月	能说出 6 个左右的词，会指身体部位，开始出现隐语
18 个月	能说 10～20 个词，学会用手势和表情交流
21 个月	能说 20～30 个词，能说出一些图画名称，能组合简单的词
2 岁	能说 3～4 个字组成的简单句，会用代词
2 岁半	会说 6～8 个字的复合句，能说短的歌谣
3 岁	会说姓名、性别，知道几种颜色，回答简单的问题
4 岁	能说出较多的实词，喜欢问问题
5 岁	会用实词和虚词，知道生日
6 岁	说话流利，语法正确

（七）心理社会的发育

人的心理现象是指人心理活动的表现形式，一般分为人的心理过程和人格（或个性）两个方面。心理过程包括认知过程、情感过程以及意志过程，是心理现象的动态表现形式。①认知过程是人们认识外界事物或体内变化的过程,也就是对作用于人的机体或感觉器官的外界事物进行信息加工的过程,包括感觉、知觉、注意、记忆、思维和想象等心理现象。②情感过程是人对客观事物的态度体验及相应的行为反应。如人对周围环境的体验可表现为喜、怒、哀、乐、爱、恶、惧等反应。③意志过程是人自觉地确定目的,并根据目的来调节自己的行为,克服困难,以实现预定目标的心理过程。人们在认识和改造客观世界的过程中,还表现出每个人心理活动的不同特点,即对待某个事件,不同的人会表现不同的能力、气质、性格、需要、兴趣、动机、理想和信念等,这种差异不仅与每个人的先天素质有关,也与后天的经验和学习有关,这就是人格(或个性)。具体而言,心理活动的发育主要包括以下几个方面。

1. 认知发育　　儿童认知的发展是连续的、有顺序的,是从简单到复杂、从低级到高级的螺旋式发展过程。随着年龄的增长,儿童活动的方式也不断发生变化,总趋势是从外部动作活动转向内部心理活动。例如,儿童学习10以内加法,开始时常常是掰手指来计算,后来在头脑中复现掰手指的动作来完成计算,再后来用数的组成知识来计算,最后发展成为用加法表达到自动化的速算程度。

(1) 注意(attention)的发育　　注意是心理活动的指向和集中,是一种定向反应,是心理过程的动力特征。注意分为无意注意(不随意注意)和有意注意(随意注意),是儿童探究世界的"窗口"。3岁以前的儿童基本上属于无意注意,只要是鲜明、新颖、具体形象的刺激,突然、显著的变化,强大的声音等刺激物都会引起幼儿的无意注意。3岁以后有意注意开始发展,能使小儿有选择地接受外部环境的信息,及时发觉环境的变化并调节自己的行为,为应付外界环境刺激而准备新的动作,集中于新情况。随着年龄的增长,注意的质量在不断发展,如注意的稳定性、广度、分配能力以及转移能力都逐渐增强。5~6岁时开始能够独立地组织和控制自己的注意。

(2) 记忆(memory)的发育　　记忆是对过去感知过的事情或思考过的问题,经过一段时间后其印象仍能保留在头脑中并在一定的条件下能重现出来。记忆主要有再认和再现(或回忆)两种形式:再认是指过去感知的事物再出现时能将其认出来;再现是指过去感知过的事物不在眼前,但能在脑中把它再现出来,即为回忆。1岁内婴儿只有再认而无再现,随着年龄的增长再现能力增强。记忆的内容可分为运动性记忆、情绪性记忆、形象记忆和言语记忆4种类型,它们出现有一定的时间顺序:运动性记忆出现最早,约在出生后第1个月便可观察到;其次是情绪性记忆开始于出生后前6个月或更早些;形象记忆出现的时间可能稍早于言语记忆,显著地迟于运动性记忆和情绪性记忆;言语记忆出现在1岁以后。

(3) 思维(thinking)的发育　　思维是人脑对客观事物的概括和间接的反映,是人类高级心理活动,是智能的核心。思维是通过分析、综合、比较、分类、抽象、概括、理解等各种内部操作活动来认识那些没有直接作用于感觉器官的事物,把握事物的本质和规律。人的思维过程是有层次、有规律的,呈现出从直觉行动→具体形象→抽象逻辑思维的一般趋势,不断地由低级到高级发展的过程。1~3岁儿童开始产生直觉行动思维,到学龄前阶段(3~6岁)发展至具体形象思维,之后出现思维的高级形式——抽象逻辑思维。

2. 情绪、情感的发育　　情绪、情感是指人对客观事物的态度的一种反映,是人的态度和体验,其产生与个体的动机是否实现、需求是否满足有关。情绪主要与生理性需要相联系,其出现比较早,新生儿就有快乐和痛苦的体验和表现,具有本能的、情景的、不稳定性和易变性。如新生儿刚脱离子宫内环境时,较多处于消极情绪中,常表现为不安、啼哭,而哺乳、抱、摇、抚摸等则可使其情绪愉快。随着年龄的增长,儿童对不愉快因素的耐受性逐渐增加,能够有意识地控制自己,使情绪趋向稳定。情感的发育较晚,是在社会交往的实践中逐渐形成的,与社会需要相联系,具有持久、稳定、深刻且带有社会性的特征。依恋情感的发育能促进儿童的智力发育和形成良好的人际关系。

3. 个性和性格的发育　个性是指一个人的整体心理面貌,是人经常表现的、比较稳定的、典型的心理特征,包括能力、气质和性格。

(1) 能力:能力是指人们顺利、有效地完成某种活动所必需的个性心理特征。能力有两层含义:一是已经表现出的实际能力;二是潜在能力,即尚未表现出来的能力,它只是各种实际能力展现的可能性,只有在遗传与成熟的基础上,通过学习才能变成实际能力。能力分为一般能力和特殊能力:前者是指在不同种类活动中表现出来的能力,如观察力、记忆力、抽象概括能力、想象力、创造力等,其中抽象概括能力是核心,也就是人们平时所说的智力、认知方面各种能力的综合;后者是指在某种专业活动中表现出来的能力。一般能力和特殊能力在活动中是辩证统一的,一般能力在某种活动领域得到特别发展,就可能成为特殊能力的组成部分,而特殊能力发展的同时,也发展了一般能力。能力的发展实际上是智力的发展,有一般趋势和个别差异。①一般趋势:12 岁前智力随年龄增长呈直线发展,此后,智力发展趋于缓慢;20 岁左右人的智力发展达到顶峰,一直保持到 35 岁;35 岁以后智力开始缓慢下降,到 60 岁以后智力迅速衰退。②个别差异:发展水平的差异,即两头小、中间大;表现早晚的差异,有的人年幼就显露出卓越的才华,有的人"大器晚成";能力结构的差异,如有的人记忆力强,有的人想象力强。

(2) 气质:气质是心理活动表现在强度、速度、稳定性、灵活性和指向性等方面性质的心理特征,即人们日常说的脾气、秉性或性情。气质是出生后最早表现出来,父母最先观察到的孩子的个性特征。气质具有一定的遗传性,如有的婴儿生后就很活跃、活动较多,对什么事都反应强烈、较急躁。有的婴儿则较安静,活动相对较少,对事物反应平淡且缓慢。环境和教育对气质的发展也有重要的作用,将影响婴儿的活动方式,影响婴儿的个性形成、亲子关系、早期社会交往以及认知等各个方面的发展。因此,对婴儿的早期教育不可忽视。

(3) 性格:性格是指人对现实的态度和行为方式中所表现出来的比较稳定、具有核心意义的能力特征,是个性的核心。性格是人在社会实践活动中,在与环境的相互作用中逐渐形成和发展的,有好坏之分。婴幼儿时期是性格初步形成的时期,是受情境制约的发展阶段;儿童时期的行为直接依从具体的生活情境,直接反映外界的影响;青春期体格生长和性发育开始成熟,社交增多,心理适应能力增强但容易波动,对一些问题处理不当时易发生性格变化,性格一旦形成即相对稳定。因此,要使儿童形成良好的个性品质,就必须给他们创造良好的生活环境,从婴儿最初辨认是非时即给予良好的道德教育,培养孩子积极的性格特征,排除不良影响,为促进儿童形成良好的性格奠定基础。

第三节　生长发育的影响因素及异常发育

一、生长发育的影响因素

生长发育既取决于生物学因素(内在因素)和社会学因素(外在因素),也取决于生物学因素与社会学因素的交互作用。

(一)遗传因素

细胞染色体所载的基因是遗传的物质基础。父母双方的遗传因素决定儿童发育的"轨迹",即特征、潜力、趋向。种族、家族的遗传影响深远,如皮肤及头发的颜色、面型特征、性成熟的迟早、对营养的需求量、对传染病的易感性等。产前的各类致畸因素、染色体畸形、遗传代谢缺陷病、内分泌障碍等,均与遗传有关并可导致生长发育障碍。

(二)环境因素

环境的影响因素在儿童的生长发育中占有重要的地位,在采取有助于生长和协调发育的措施时必须考虑到环境因素。

1. 营养因素　人的生长发育要有充足的营养供给。营养不良的胎儿不仅体格生长发育滞后,严重时还影响脑的发育;出生后若营养不良,可影响体重、身高及智力的发育,使身体免疫系统、内分泌系统、神经系统调节功能低下。

2. 疾病因素　疾病可以严重阻碍人的生长发育:急、慢性疾病可以影响体重和身高的发育;内分泌系统疾病可以影响骨骼生长和神经系统发育;某些先天性疾病会导致生长、发育迟缓。

3. 母亲因素　胎儿在子宫内的发育受孕母生活环境、营养、情绪、疾病等各种因素的影响。母亲妊娠早期的病毒感染可导致胎儿先天畸形,当孕母受到某些化学因素、放射线照射和精神创伤等时,也可影响胎儿的发育。妊娠期间营养不良可引起流产、早产和胎儿体格及脑发育迟缓。

4. 社会因素　母爱、母亲关注儿童的语言和非语言信号并给予相应的回应,应激状态下小儿寻求与父母的亲近以得到安全感,都有助于儿童注意力、语言、社交和健康心理的发育;父亲、其他家庭成员及家庭成员之间的相互作用方式,在儿童生长发育中也起着重要作用。良好的居住环境、良好的生活习惯、科学护理、良好教养、体育锻炼、完善的医疗保健服务等,都是促进儿童生长发育的重要社会因素。

5. 游戏　游戏是符合幼儿身心发展需求的快乐而自主的实践活动。游戏是幼儿生理和心理发展的需要,也是幼儿德、智、体、美全面发展的要求。游戏中有动作、有情节、有玩具和游戏材料,符合幼儿认知的特点,能唤起幼儿的兴趣和注意力,激发幼儿积极地感知、观察、注意、记忆、思维、想象等,在轻松愉快的氛围中促进幼儿的发展。由此可见,幼儿喜欢游戏,不仅是身心特点的反映,也是身心发展的需要。因此游戏对幼儿身心和谐发展具有十分重要的作用：①游戏能促进幼儿运动能力的发展；②游戏能促进良好情感的发展；③游戏能促进幼儿社会性的发展；④游戏能促进幼儿个性的发展。

二、异常发育

当儿童生长发育违背正常规律时，就会发生形态及功能发育的障碍。无论发育障碍的种类和程度如何，对儿童来说都有发育的可能性和潜在发育能力，因此只要及时采取康复手段，就有可能抑制异常发育，充分挖掘发育的潜能。临床上较为常见的功能障碍类型如下。

1. 运动功能障碍 运动功能障碍是由先天因素和后天因素导致的与运动功能有关的神经系统、运动系统损伤所致。运动功能障碍主要包括以下几种：①先天性运动功能障碍，如先天性中枢神经系统畸形、肢体缺如、脊柱裂、髋关节脱位、进行性肌营养不良和遗传性脊髓性肌萎缩症等；②后天性运动功能障碍，如急性脊髓灰质炎、颅脑损伤、脑炎及脑膜炎后遗症、脊髓损伤、骨关节损伤和少年类风湿性关节炎等；③脑性瘫痪是临床最为多见的小儿运动障碍和肢体残疾。

2. 行为障碍或异常 行为障碍或异常临床表现主要包括以下几种：①生物功能行为异常，如遗尿、多梦、睡眠不安、食欲不佳及过分挑剔饮食等；②运动行为问题，如儿童擦腿综合征、咬指甲、磨牙、吸吮手指、咬或吸衣物、挖鼻孔及活动过多等问题；③社会行为问题，如破坏、偷窃、说谎及攻击性行为等；④性格行为问题，如惊恐、忧郁、社交退缩、交往不良、违拗、易激动、烦闹、胆怯、过分依赖、过分敏感、嫉妒以及发脾气等；⑤注意缺陷多动障碍（多动症），表现为注意力不集中、活动过度、情绪冲动、任性和学习困难等特征；⑥行为性语言障碍主要表现为口吃。

3. 言语和语言障碍 言语和语言障碍又称言语和交流障碍，是学龄前儿童中常见的一种发育障碍，可以影响将来的阅读和书写。语言发育障碍与很多因素有关，主要包括听力障碍、精神发育迟滞、家族因素、发音器官的影响、脑性瘫痪及其他神经系统障碍和环境因素等。言语和语言障碍临床主要表现如下：①构音异常，说话不清晰，他人难以听懂，常见的异常有舌根音化、舌前音化、不送气音化、省略音化等。②嗓音问题，可以是功能性的，也可以是器质性的，表现为音调、响度、音质共鸣的异常。③流利性问题，表现为说话中有停顿、重复、延长、阻塞现象、连带动作等，脑瘫患儿多见，常开始于2～4岁的儿童。④语言问题，包括语言发育迟缓和语言发育障碍。语言发育迟缓是指语言发育速度比正常的慢，但按正常顺序发育；语言发育障碍是指偏离了正常语言发育顺序，语言学习方式常有差异，如语言表达障碍、语言感受和表达的混合障碍、语言信息处理障碍等。

4. 学习障碍 学习障碍是指在获得和运用听、说、读、写、计算、推理等特殊技能上有明显困难，并表现出相应的多种障碍综合征。学习能力障碍是此类儿童最显著的特征。大部分学习障碍儿童，从外表上看与正常儿童相同，但在入学后却发现学习技能方面的障碍。学习障碍主要表现如下：①学习能力的偏异；②理解抽象概念困难；③知觉转换障碍，如听到"狗"字时却想不到狗；④视觉-空间知觉障碍，如分不清6与9，b与d；⑤记忆学习困难；⑥注意力不集中；⑦情绪不稳定，自我控制能力差等。与同龄儿童相比明显低下,常发病于小学 2～3 年级阶段,男孩多于女孩。

5.精神发育迟滞　精神发育迟滞是指智力功能明显低于同龄人一般水平以及适应社会环境能力明显受损。精神发育迟滞主要表现如下:①社会适应能力、学习能力和生活自理能力低下;②心理活动能力明显落后于同龄儿童;③应用知识解决实际问题的速度和质量低于同龄儿童。

6.孤独症(autism)　孤独症又称自闭症,是一组终生性、固定性、具有异常行为特征的广泛性发育障碍性疾病。孤独症病因复杂,可能由多种生物学因素和社会心理因素引起,多在 3 岁以内发病,是以社会交往、语言沟通和认知功能特定性发育迟缓和偏离为特征的精神障碍。本病男童多见,未经特殊教育和治疗的多数儿童预后不佳。孤独症主要临床表现如下:①社会交往障碍,患儿自幼对他人缺乏兴趣和关注,喜欢独处,与他人缺乏感情交流。②语言发育障碍,主要表现为语言运用功能的损害,常是患儿首诊的原因。③兴趣范围狭窄及刻板、僵硬的行为方式。④感觉障碍和动作异常,大多数患儿对某些刺激过于敏感或麻木,如对疼痛感迟钝,对突然的声响缺乏反应,对某些微弱声音或刺激有异常应答,常表现摩擦、拍打、撞头、咬硬东西、摇晃或旋转身体、自伤、发笑或哭闹、好动、眼神飘忽、以跑代走等。⑤智力障碍和认知偏移,约 50% 患儿为中、重度精神发育迟滞,25% 患儿为轻度精神发育迟滞,25% 患儿在正常水平。部分患儿表现为"孤独性才能",如在计算、音乐、推算日期、机械记忆和背诵等方面呈现特异的才能。⑥患儿早期表现为较难抚养,睡眠少、尖叫、倔强和固执,或特别安静、有特殊兴趣等。

7.重症身心发育障碍　重症身心发育障碍是指同时具有运动和智力发育障碍且均呈重度,难以完成具有功能的动作,精神发育迟滞表现为"痴呆"。此类患者在家庭看护困难,在康复设施中不能接受集体生活指导。这种疾病多见于脑性瘫痪、重度精神发育迟滞、脑发育畸形、染色体异常、脑炎及脑膜炎后遗症、重症癫痫等。

第四节　发育分析与评定

一、ICF 架构下的发育评定分析

世界卫生组织于 2001 年发布《关于功能、残疾和健康的国际分类》(International Classification of Functioning,Disability and Health,ICF),该分类是国际通用的在个体和人群水平上描述和测量健康的理论性框架结构,是有关健康成分的分类。ICF 由两大部分组成,第一部分是功能和残疾,包括身体结构(以字母"s"表示)、身体功能(以字母"b"表示)、活动和参与(以字母"d"表示);第二部分是背景性因素,主要指环境因素(以字母"e"表示)。其核心概念是个体在特定领域的功能是健康状况和背景性因素相互作用和复杂联系的结果。全面的康复评定不但有利于对功能障碍患儿的残疾程度及功能进行描述,而且也有利于对康复疗效进行客观评价,促进康复医学诊疗水平的提高。在 ICF 的框架下对功能障碍患儿从个体和社会水平进行全面评定将是未来康复评定的发展方向。

（一）身体结构

身体结构是指人体的解剖学部位，是身体功能的物质基础。ICF 关于身体结构的一级类目包括：神经系统的结构（s1）；眼、耳和有关结构（s2）；涉及发声和言语的有关结构（s3）；心血管系统、免疫系统和呼吸系统的结构（s4）；与消化系统、代谢系统和内分泌系统有关的结构（s5）；与泌尿系统和生殖系统有关的结构（s6）；与运动有关的结构（s7）；皮肤和有关结构（s8）。例如，脑瘫患儿病变部位在脑，常伴随有语言发育障碍及继发性骨骼问题，因此关于脑瘫患儿身体结构的评估要素应包括 s1、s3、s7。全面而详细的体格检查有利于评估患儿身体各系统的结构变化；现代检查手段（如 MRI、CT 检查等）可以有效了解患儿颅内的结构变化，X 线检查常用于了解患儿四肢骨骼、脊柱、关节的骨质形态结构有无畸形、脱位等异常情况，准确地评价患儿身体结构，可为康复治疗提供参考依据。

（二）身体功能

ICF 对身体功能的一级类目包括：精神功能（b1）；感觉功能和疼痛（b2）；发声和言语功能（b3）；心血管、血液、免疫和呼吸功能（b4）；消化、代谢和内分泌功能（b5）；泌尿生殖和生育功能（b6）；神经、肌肉、骨骼和运动相关的功能（b7）；皮肤和有关结构的功能（b8）。例如，脑瘫患儿的运动障碍常伴随有感觉、理解、认知、交流和行为障碍，以及癫痫和继发性骨骼问题，所以针对脑瘫患儿身体功能的全面评估要涵盖 b1、b3、b7 几个方面，即精神功能评估、言语功能评估、运动功能评估。

1. 精神功能评估 精神功能既包括意识、能量和驱力等整体精神功能，又包括记忆、语言和计算等特殊精神功能。

（1）整体精神功能评估：整体精神功能包括意识功能（b110）、定向功能（b114）、智力功能（b117）、整体心理社会功能（b122）、气质和人格功能（b126）、能量和驱力功能（b130）、睡眠功能（b134）。例如，对脑瘫患儿的整体精神评估可以认识到患儿整体精神状态、体质、性格特征等，为临床制定个体化治疗措施提供参考。目前涉及 b110、b114、b117、b122、b130 的评估主要侧重于临床判断，尚无具体评估量表。睡眠功能（b134）评估涉及睡眠量、睡眠开始、睡眠维持、睡眠质量、睡眠周期，常用方法为多导睡眠脑电监测及儿童睡眠习惯问卷（CSHQ）；脑瘫儿童的气质和人格功能（b126）评定常用艾森克人格问卷、Carey 儿童气质量表。

智力是一种综合的认识方面的特征，主要包括：①感知记忆能力，特别是观察力；②抽象概括能力，是智力的核心成分；③创造力是智力的高级表现。因此智力功能的评估是包括思维能力、想象能力和实践活动能力的综合评估。智力功能常用评估方法如下：①丹佛发育筛查测验（DDST）；②韦氏儿童智力量表（WISC）和中国修订韦氏幼儿智力量表（C-WYCSI）；③图片词汇测验（PPVT）；④格塞尔发育诊断量表（GDS）；⑤适应行为测验；⑥斯坦福-比奈智力量表（SBIS）；⑦对于伴有严重视听觉、语言障碍和运动姿势异常的脑瘫患儿，用以上智力测试方法无法进行，可用瑞文非语言 IQ 测试等方法；⑧绘人测试，将绘人测试指标分为有无、细节、比例、奖励 4 个维度，按照身体部位分为头、头发、眼、耳、鼻、口、颈、躯干、上肢、手、下肢、脚以及连接、服饰 14 大类，每一类包括 4～8 个评分点,总计 75 个评分项目。

(2) 特殊精神功能的评估:特殊精神功能包括注意力功能(b140)、记忆功能(b144)、心理运动功能(b147)、情感功能(b152)、知觉功能(b156)、思维功能(b160)、高水平认知功能(b164)、语言精神功能(b167)、计算功能(b172)、序列复杂动作精神功能(b176)、自身体验和时间体验功能(b180)。对脑瘫患儿特殊精神功能的评估主要涉及 b140、b144、b164、b172,常用工具有上海市多动症协作组制定的儿童多动症诊断量表,Achenbach 儿童行为量表是目前使用较为广泛的评定儿童行为和情绪的量表之一,主要用于评定患儿的社交能力和行为问题;Conners 儿童行为量表主要评定儿童行为问题,特别是儿童注意缺陷多动障碍。语言功能评定多在智力发育评定项目中完成。

2. 言语功能评估　对于言语功能的评估,国内目前常采用中国康复研究中心制定的构音障碍评定法、S-S 评估量表、汉语沟通发展量表。

3. 运动功能评估　运动功能评估是脑瘫患儿康复评估的重要部分,包括了对脑瘫患儿脑的部分功能、关节和骨骼肌肉功能(b710—b729:关节活动功能、关节稳定功能、骨骼活动功能、肌肉力量功能、肌张力功能、肌肉耐力功能、运动反射功能、随意运动反应功能、不随意运动反应功能、步态功能、与肌肉和运动功能有关的感觉功能等)的评估。

(1) 运动发育评估:脑瘫患儿的运动功能评估要充分考虑小儿神经发育的因素,客观地对处于某年龄段的患儿运动功能进行评估,常用量表工具有粗大运动功能测试量表(GMFM)、Peabody 粗大运动发育量表(PDMS)、精细运动功能评估量表(FMFM)、贝利婴儿发育量表(BSID)、中国儿童发展中心婴幼儿智能发育量表(CDCC)、阿尔伯塔婴儿动作量表(AIMS)、运动年龄评价(MAT),以及全身运动质量评估(GMs)。

(2) 肌力、肌张力评定:脑瘫患儿往往伴有肌力、肌张力的改变,准确的肌力、肌张力评定有助于脑瘫患儿的诊疗。肌力的评定有徒手肌力检查分级法;定量肌力检查有电子肌力图仪等,通过负重传感器记录系统描绘出髋、膝、腕伸屈肌的肌力曲线图,优点是测力准确、不受检查者的影响。肌张力的评定工具目前常用修订的 Ashworth 量表,在对肌肉痉挛的评估中有良好的信度与效度;综合痉挛量表(CSS)主要应用于下肢痉挛特别是踝关节痉挛的评价;改良 Tardieu 量表不仅可以用于肌张力的评价,还可以用于肌张力增大和挛缩的鉴别诊断。

(3) 神经反射评估:Vojta 7 项姿势反射可用于 1 岁前脑瘫患儿的早期诊断,对患儿预后有预测作用。小儿神经反射评定包括脊髓脑桥水平的原始反射、中脑视丘水平的立直反射和大脑皮层水平的平衡反射。评估这些神经反射可正确评价脑损伤患儿神经系统发育水平,还可以区别脑瘫临床类型。原始反射评估包括拥抱反射、吸吮反射、觅食反射、手把握反射、紧张性颈反射、前庭脊髓反射、磁石反射、交叉伸展反射、耻骨上伸展反射、自动步行反射、跨步反射、逃避反射、巴宾斯基反射、手指伸展反射、侧弯反射、阳性支持反射、伸肌突张、联合反射、上肢移位反射、日光反射、足把握反射、跟骨反射、手跟反射等;立直反射评估包括颈立直反射、躯干立直反射、迷路立直反射、视性立直反射、落下伞反射等;平衡反射评估包括倾斜反射、坐位平衡反射、立位平衡反射、深浅反射、升降反射。

（4）随意运动评估：随意运动是指意识支配下受大脑皮层运动区直接控制的具有一定目的和指向的躯体运动，随意运动的评估应涵盖患儿随意运动的控制和协调相关的功能（b760）。随意运动评估主要包括简单和复杂随意运动的控制及协调，上下肢的支撑，左右运动协调，手口眼协调、眼手协调、眼足协调、手口眼足协调等功能。脑瘫患儿关于随意运动的评估主要有坐位平衡、立位平衡的评估及感觉统合功能评估。

（5）不随意运动评估：不随意运动是指随意肌的某一部分、一块肌肉或某些肌群出现无意识、无目的或目的不明的收缩，是患儿意识清楚且不能自行控制的骨骼肌动作。不随意运动型是小儿脑瘫的一种重要临床分型，占脑瘫患儿的 20%～30%。对不随意运动（b765）的评估包括肌肉的不随意收缩，如震颤、抽搐、无意识举止、刻板运动、运动持续、舞蹈症、手足徐动症、声带抽搐、张力障碍性运动和运动障碍的损伤。

（6）关节活动度：关节活动度（b710）测量可客观评估患儿关节活动功能、骨骼活动功能，间接评估肌张力水平，判断障碍的程度。在脑瘫疾病中最常见的是对肩关节、肘关节、腕关节、髋关节、膝关节和踝关节等部位进行关节活动范围的角度测定；髋关节活动度评估时应考虑股骨头偏移百分比（MP），MP 是评估痉挛型脑瘫患儿髋关节发育不良的重要指标，MP 值的动态监测有助于临床医生对患儿疾病转归进行预测。

（7）步态功能评估：步态功能（b770）是指与步行、跑步或其他全身运动相关运动类型的功能。步态功能评估主要包括步行能力测试（10 m 步行速度测试、6 min 步行距离测试）、足底压力测定等，计算机步态分析和视觉步态分析是目前主要对行走功能进行测试的两种手段。

（三）活动和参与

活动是由个体执行一项任务或者动作，代表功能的个体方面，活动受限是指个体在进行活动时遇到障碍。参与是指个体在整个生活环境中的表现，代表功能的社会方面。参与局限是个体投入其参与的生活情境中可能会遇到的困难。参与和活动的评估是对个体的健康状况在社会、生活领域所表现出来的功能的综合评估。活动和参与的一级类目包括：学习和应用知识（d1）；一般任务和要求（d2）；交流（d3）；活动（d4）；自理（d5）；家庭生活（d6）；人际交往和人际关系（d7）；主要生活领域（d8）；社区、社会和公民生活（d9）。

1. 日常生活活动能力评估　日常生活活动能力（ADL）是指人们为独立生活而每天必须反复进行的、最基本的、具有共性的身体动作群，是参与和活动能力的日常功能表现。关于日常生活活动能力的评估目前多采用 ADL 评定量表，可以较全面地反映功能障碍患儿在日常生活环境中的功能表现。能力低下儿童评定量表（PEDI）用于评价能力低下儿童的自理能力、移动能力和社会机能；儿童功能独立性评定量表（WeeFIM）具有全面、简明的特点，能测量儿童功能残疾的程度以及看护者对儿童进行辅助的种类和数量，是用来评价残疾儿童在家庭和社会中生活能力的量表。对儿童的生存质量的评价也反映了患儿活动和参与受限的程度，包括家庭和社会关系领域、生理功能领域、心理功能领域、外表、对社会及物质方面的心理-社会关系及环境领域等 6个方面。常用的儿童生活质量量表有儿童生存质量测定表（PedsQL）、儿童健康问卷（CHQ）、脑瘫儿童生存质量评价量表（CP-QOL）等。

2. 参与和活动分级的评定 粗大运动功能分级系统(GMFCS)主要评价患儿在日常环境中的活动能力,能通过对患儿能力的描述客观地反映功能障碍患儿活动和参与能力的级别;脑瘫儿童手功能分级系统(MACS)是针对脑瘫患儿在日常生活环境中操作物品的能力进行分级的系统,评定日常活动中的双手参与和活动的能力,并非单独评定每一只手的功能,MACS旨在描述哪一个级别能够更好地反映孩子在家庭、学校和社区环境中的表现。对参与和活动能力分级的评定有利于预测患儿预后。

(四)背景性因素

背景性因素是指构成个体生活的全部背景性因素,包括环境因素和个人因素,这些因素对有健康问题的个体和与健康有关的状况可能会产生某些影响。患儿在特定领域的功能表现就是健康状况和背景性因素相互作用和复杂联系的结果。环境因素构成了人们生活和指导人们生活的自然、社会和态度环境。在对脑瘫患儿的评估中,重视患儿在各种环境因素下的功能状态,可通过相关技术改变环境,从而改善患儿功能状态,通过一系列国家政策和社会基础设施建设改变生活环境,扩大患儿的活动领域,最大限度地改善患儿功能状态,使之融入社会。

虽然在ICF框架下可以对功能障碍患儿的健康状况进行全面评价,但是要全面推行还有很多的挑战。尽管目前功能障碍患儿康复中的评估方法尚无法覆盖ICF的各个条目,但在ICF框架下合理选择评定方法将有利于功能障碍患儿的全面评估,建立以ICF为框架的康复评定体系对功能障碍患儿进行全面评估将是今后的研究与发展方向。

二、人体发育学的评定

人体发育学的评定主要包括体格、神经心理、行为等各种能力及特征的测验。通过问卷、量表、答题和操作等方式,测查儿童的体格、心理或行为特征,有利于诊断、疗效评定和制订康复计划等。测验应具有标准化、结果数量化、相对客观、便于比较等特点。

(一)体格发育评定

体格发育评定包括发育水平、生长速度和身体匀称度3个方面的评定。各项指标的测量,必须应用统一、准确的工具和方法。

1. 标准值(参照值)的建立 为了确定个体或群体儿童的生长是否正常,需要提供生长的客观数据以供比较。目前,国内常用以下两个标准值作为参照值评价我国儿童个体和群体的生长状况:①九市城郊正常儿童体格发育衡量数据,适用于7岁以下的儿童;②全国学生体质与健康调研数据,适用于7岁以上儿童。对国家间或国际群体儿童生长状况比较常采用WHO推荐的国际生长标准。

2. 发育水平(横向评定) 发育水平是指某一年龄段、儿童某一项体格生长指标与该人群参照值比较所达到的程度。可以评估群体儿童体格生长发育状况和个体儿童体格生长所达到的水平,通常用均值加减标准差来表示。

3. 生长速度(纵向评定) 生长速度是指在某一年龄段定期、连续测量某项生长指标,并用该项指标与该人群参考值进行比较,评估该年龄段增长状况,常用于评定个体儿童。生长速度通常用百分位数法和曲线图表示。如果变量值呈非正态分布时,用百分位数法表示比用均值离差法表示准确。用曲线图可连续观察儿童的生长速度,方法简便,不仅能反映儿童的发育水平,还能对发育速度进行准确、连续、动态的追踪观察。

4. 身体匀称度(两两指数评定) 身体匀称度是指体格发育指标(如体重、身高、胸围、上臂围等)之间的关系,可以用指数法、相关法来表示。指数法可根据不同目的和要求进行评定,例如,判断是否有胖或瘦的倾向,选择 Kaup 指数;判断身体比例是否正常,可用身高、坐高指数。指数法常用于教学、研究工作以及体格生长判断有疑难时。相关法用于对体格生长的综合评定,评估个体的体型情况,如将被评定者的身高、体重、胸围、上臂围等多项指标实测值结合起来评定,它不能反映儿童的生长速度。

(二)神经心理发育评定

儿童神经心理发育评定是对儿童在发育过程中的感知、运动、语言和心理等能力进行评定,以判断儿童神经心理发育的水平。神经心理发育评定主要包括:①临床筛查性测验,是指用简单的实验项目,在较短时间内把发育可能有问题的儿童从人群中筛查出来,有较高的可靠性,但不能测出智商和发育商,不能做出智力落后的诊断,如丹佛发育筛查测验、绘人测试、图片词汇测验等。②诊断性测验,是指用周密、严谨的方法和测验项目测出发育商、智龄和智商,但费时较多,主试人员须经过训练,如格塞尔发育诊断量表、贝利婴儿发育量表、韦氏学前及初小儿童智能量表等。③适应性行为评定,目前用于儿童行为评定的量表种类繁多,可以表示损害的严重程度,也可以表示能力的高低;有的可以用于筛查,有的也可以用于诊断;可按使用者的不同来分,包括父母用、教师用、儿童自评及观察者用。需由经过专门训练的专业人员根据实际需要选用,不可滥用,如儿童人格问卷、Brazeton 新生儿行为评定量表、婴儿-初中学生社会生活能力量表等。目前,我国常用儿童发育筛查与心理测评量表见表 1-6。

表 1-6 我国儿童发育筛查与心理测评量表

评定名称	适用年龄	我国应用情况
发育量表		
丹佛发育筛查测验(DDST)	2 个月至 6 岁	我国修订,区域常模
格塞尔发育诊断量表(GDDS)	4 周至 6 岁	我国修订,区域常模
贝利婴儿发育量表(BSID)	2 个月至 2.5 岁	我国修订,全国常模
智力测验		
韦氏学前儿童智力量表(WPPSI)	4~6.5 岁	我国修订,全国常模
韦氏儿童智力量表(WISC)	6~16 岁	我国修订,全国常模
麦卡锡儿童智能量表(MSCA)	2.5~8.5 岁	我国修订,全国常模
瑞文渐进模型测验(RPM)	5~16 岁	我国修订,全国常模
图片词汇测验	4~8 岁	我国修订,区域常模
绘人测试	4~12 岁	我国修订,区域常模
智力测验 40 项	7~12 岁	我国修订,区域常模
中小学团体智力筛选测验	小学 3 年级至高中 2 年级	我国修订,区域常模

续表

评定名称	适用年龄	我国应用情况
适应性行为量表		
儿童适应行为评定量表	3～12岁	我国修订,全国常模
婴儿至初中学生社会生活能力量表	6个月至14岁	我国修订,全国常模
儿童社会适应行为评定量表	3～4岁	我国编制,区域常模
成就测验		
广泛成就测验	5岁至成人	
人格测验		
明尼苏达多项人格问卷(MMPI)	14岁至成人	我国修订,全国常模
艾森克人格个性问卷(EPO)	7岁至成人	我国修订,全国常模
洛夏测验(Rorschach test)	5岁至成人	我国修订,全国常模
儿童统觉测验(CAT)	4岁至成人	我国修订,全国常模
神经心理测验		
HR神经心理成套测验(HRB)	9岁至成人	我国修订,全国常模
鲁利亚神经心理成套测验(LNNB)	8岁至成人	我国修订,区域常模
Bender格式塔测验(BGT)	5岁至成人	我国修订,区域常模
Benton视觉保持测验(BVRT)	5岁至成人	我国修订,区域常模
快速神经心理甄别测验(QNST)	7～15岁	

(三)运动发育评定

根据儿童运动发育的规律、运动与姿势发育的顺序、神经反射发育、肌力、肌张力、关节活动度和运动类型等特点,综合判断运动发育状况,如是否为运动发育落后、运动障碍及运动异常。临床上采用的评定量表应选择公认度高,信度、效度较好的,如格塞尔发育诊断量表、贝利婴儿发育量表、粗大运动功能评定量表(GMFM)、Peabody粗大运动发育量表等。对于精细运动的评定还可选用上肢技能测试量表(QUEST)等。

(左天香)

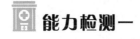 能力检测一

一、选择题

【A1型题】

1. 生长发育取决于(　　　)。

A. 生物学因素

B. 社会学因素

C. 生物学因素和社会学因素

D. 生物学因素与社会学因素的交互作用

E. 上述各项因素

2. 人体发育学属于（　　）。

A. 儿童精神医学的分支领域　　　　　　　　B. 儿童行为医学的分支领域

C. 发育科学的分支领域　　　　　　　　　　D. 儿童心理学的分支领域

E. 儿童保健医学的分支领域

3. 人体发育学是在（　　）。

A. 发育心理学与发育行为学的基础上发展而来

B. 发育心理学与儿童保健医学的基础上发展而来

C. 发育心理学与儿童精神医学的基础上发展而来

D. 发育行为学与儿童保健医学的基础上发展而来

E. 发育行为学与儿童神经病学的基础上发展而来

4. 儿童精神分析研究的代表人物为（　　）。

A. 比奈　　　　　　　　　　　　　　　　　B. 格塞尔

C. 赫伯特·斯宾塞　　　　　　　　　　　　D. 弗洛伊德

E. 特曼

5. 《儿童的思想与起源》的作者为（　　）。

A. 皮亚杰　　　　B. 布鲁纳　　　　C. 弗洛伊德　　　　D. 埃里克森　　　　E. 瓦隆

6. 美国的《发育与行为儿科学》杂志发行于（　　）。

A. 20 世纪 60 年代以前　　　　　　　　　　B. 20 世纪 60 年代以后

C. 20 世纪 70 年代以后　　　　　　　　　　D. 20 世纪 80 年代以前

E. 20 世纪 80 年代以后

7. 《儿童心理之研究》的作者是（　　）。

A. 艾华　　　　B. 陈大齐　　　　C. 陈鹤琴　　　　D. 黄翼　　　　E. 朱智贤

8. 中国康复医学会儿童康复专业委员会成立于（　　）。

A. 1999 年　　　　B. 2000 年　　　　C. 2001 年　　　　D. 2003 年　　　　E. 2004 年

9. 格塞尔提出的儿童适应性行为，主要包括（　　）。

A. 知觉、定向行动、姿势、移动、运动等发育

B. 知觉、定向行动、手指操作能力、注意、智力等发育

C. 知觉、定向行动、模仿能力等发育

D. 知觉、定向行动、人与人之间的交流能力等发育

E. 知觉、定向行动、相互理解沟通能力等发育

10. 弗洛伊德将一个人的精神世界分为（　　）。

A. 2 个方面　　　B. 3 个方面　　　C. 4 个方面　　　D. 5 个方面　　　E. 6 个方面

11. 弗洛伊德提出人格的发展经历的 5 个阶段为（　　）。

A. 面颊期、肛门期、生殖器期、潜伏期和生殖期

B. 口唇期、肛门期、生殖器期、潜伏期和生殖期

C. 肛门期、生殖器期、潜伏期、表露期和生殖期

D. 口唇期、肛门期、潜伏期、表露期和生殖期

E. 面颊期、生殖器期、潜伏期、表露期和生殖期

12. 埃里克森心理社会发育理论的自主性与羞怯疑虑阶段的年龄应是（　　）。

A. 0～1 岁　　　B. 0～2 岁　　　C. 0～3 岁　　　D. 1～2 岁　　　E. 1～3 岁

13. 埃里克森心理社会发育理论的完善与沮丧阶段的年龄应是（　　）。

A. 20～40 岁　　B. 40～60 岁　　C. 青春期　　　D. 成年期　　　E. 老年期

14. 正常婴幼儿巴宾斯基征可呈现阳性的年龄为（　　）。

A. 6 个月以下　　　　　　　B. 1 岁以下　　　　　　　C. 2 岁以下

D. 18 个月以下　　　　　　E. 3 岁以下

15. 人类建立和保持正常姿势运动的基础是（　　）。

A. 原始反射的发育　　　　　　　　　B. 生理反射的发育

C. 立直反射的发育　　　　　　　　　D. 平衡反应的发育

E. 立直反射与平衡反应的发育

16. 长久记忆又分为（　　）。

A. 注意和记忆　　　　　　　B. 再认和再现　　　　　　C. 再认和记忆

D. 理解和记忆　　　　　　　E. 再现和记忆

【X 型题】

17. 皮亚杰提出儿童心理或思维发展的 4 个主要阶段是（　　）。

A. 感知运动阶段　　　　　　B. 前运算阶段　　　　　　C. 后运算阶段

D. 具体运算阶段　　　　　　E. 形式运算阶段

18. 认知过程中的感性部分应包括（　　）。

A. 感觉　　　　　B. 知觉　　　　　C. 注意　　　　　D. 记忆　　　　　E. 思维

19. 属于成人期范畴的是（　　）。

A. 青春期以后　　B. 18 岁以后　　C. 青年期　　　D. 成年期　　　E. 老年期

20. 生长发育的一般规律应包含（　　）。

A. 由上到下　　　　　　　　B. 由近到远　　　　　　　C. 由粗到细

D. 由低级到高级　　　　　　E. 由简单到复杂

21. 影响生长发育的环境因素应包括（　　）。

A. 遗传因素　　B. 营养因素　　C. 疾病因素　　D. 母亲因素　　E. 社会因素

22. 中枢神经系统的发育具有的特点包括（　　）。

A. 胎儿期神经系统的发育领先于其他系统

B. 4 岁时脑重为出生时的 4 倍

C. 出生时神经细胞数量已与成人相同

D. 神经髓鞘的形成和发育在 2 岁左右完成

E. 2 岁左右突触的密度约为成人的 1.5 倍

23. 脑发育的关键期具有的特点包括（　　）。

A. 脑在结构和功能上都有很强的适应和重组能力

B. 易受环境的影响

C. 不易受环境的影响

D. 视觉发育的关键期被认为出生后半年内最敏感

E. 人类语言学习的关键期，一般在 5～6 岁以前

24. 脑的可塑性是指（　　）。

Note

A. 经验可改变脑的结构   B. 未成熟脑的可塑性最强

C. 不可变更性与可代偿性   D. 可变更性与可代偿性

E. 经验不可影响脑的功能

25. 出生后逐渐建立,终生存在的反射是( )。

A. 拥抱反射   B. 紧张性颈反射   C. 降落伞反射

D. 颈立直反射   E. 躯干立直反射

26. 出生时即有,暂时存在的反射是( )。

A. 由脊髓低级中枢控制

B. 由脑干部位的低级中枢控制

C. 由脊髓及脑干部位的低级中枢控制

D. 婴儿初期各种生命现象的基础

E. 后来分节运动和随意运动的基础

27. 出生后逐渐稳定的反射包括( )。

A. 角膜反射   B. 吞咽反射   C. 腹壁反射

D. 肱二头肌反射   E. 腱反射

28. 新生儿早期社会行为的特点是( )。

A. 对人类语音较其他声音更敏感和偏爱   B. 喜欢注视真正的人的面部

C. 能区分自己和他人的反应   D. 较多地注视自己的镜像

E. 眼神和发音表示认识父母

29. 可致运动功能障碍的主要原因是( )。

A. 神经系统损伤   B. 运动系统损伤

C. 免疫系统损伤   D. 循环系统损伤

E. 呼吸系统损伤

30. 脑性瘫痪主要表现为( )。

A. 运动障碍   B. 姿势异常   C. 智力落后   D. 行为异常   E. 癫痫

31. 属于行为障碍或异常的是( )。

A. 口吃   B. 多发性周围神经炎

C. 进行性肌营养不良   D. 儿童擦腿综合征

E. 注意缺陷多动障碍

32. 构音异常常见于( )。

A. 音调、响度、音质、共鸣的异常   B. 说话中有停顿

C. 舌根音化   D. 说话中有阻塞现象

E. 省略音化

33. 学习障碍儿童表现为( )。

A. 大部分从外表上看与正常儿童不同   B. 视觉-空间知觉障碍

C. 注意力较集中   D. 协调运动障碍

E. 情绪不稳定

34. 筛查性测验包括( )。

A. 丹佛发育筛查测验   B. 绘人测试

C. 格塞尔发育诊断量表　　　　　　　　　D. 贝利婴儿发育量表

E. 图片词汇测试

二、名词解释

1. 生长发育

2. 成熟

3. 发育

三、简答题

1. 简述生长发育的一般规律。

2. 简述影响生长发育的因素。

3. 简述生长发育的不均衡性。

4. 简述重症身心发育障碍的主要临床表现。

第二章 胎儿期发育

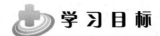

学习目标

1. 掌握胎儿期的运动发育规律、胎教的概念和方法。
2. 熟悉胎儿宫内发育分期、胎儿神经系统发育以及胎儿期行为发育。
3. 了解胎儿发育进程及发育特征、胎儿发育的监测、胎儿发育的影响因素。

案例引导

孕妇,23岁,孕38周,孕早期顺利,自觉胎动12 h 10次以上,产前行常规检查。B超显示:胎儿头位,顶臀长360 mm,双顶径8.6 cm,股骨长径6.8 cm,胎儿心率144次/分,羊水最大深径4.2 cm,胎盘主要位于前壁,胎盘成熟度Ⅱ级,胎儿无脐带绕颈。作为康复治疗师在评定胎儿发育时,需要思考以下问题:①胎儿宫内发育如何分期? ②胎儿发育的进程如何? ③胎儿的运动、行为以及生理功能如何发育? ④如何监测胎儿发育?

第一节 胎儿期发育规律

胎儿期(fetus period)是人体发育的最早阶段,是母体宫内发育阶段,从受孕到分娩共10个月左右(每4周为1个月),约280天。此过程是从受精卵发育成胚胎,再继续发育为成熟胎儿。胎儿期的主要特征为细胞不断分裂、增殖、分化,组织与器官形态逐渐形成,各系统出现一定的生理功能。其中,神经系统的发育是最早形成的。

一、胎儿期发育的分期与特征

受精(fertilization)是指精子和卵子相结合而形成受精卵的复杂过程,是新生命的开端。受精的方式分为体外受精和体内受精。受精使得父系与母系的一半遗传物质相融合,形成了新的染色体和基因组合,促进了个体的遗传多样性。受精后形成的二倍体细胞——受精卵,是胎儿发育的原始产物,此时新生个体的性别已决定;同时,受精激活了卵细胞的代谢过程,启动了受精卵的增殖分化。正常孕期分为3个时期:胚芽期(0～2周),受精卵在输卵管形成并到子宫内着床;胚胎期(3～8周),受精卵迅速增殖分化,逐渐形成组织和器官系统;胎儿期(9～40周),胎儿生长迅速,机体构造变得复杂,各器官系统部分生理功能开始形成,为出生后的生存做好准备。正常孕期为37～42孕周(260～293天),以孕妇末次月经的第一天开始算起。胎儿在宫内的发育是人的整个发育过程的初始环节,这一时期胎儿的发育结局将对其出生后的发育产生重大影响。

知识链接

体外受精-胚胎移植(IVF-ET)试管婴儿技术

体外受精(in vitro fertilization,IVF)是指哺乳动物的精子和卵子在体外人工控制的环境中完成受精过程的技术。由于它与胚胎移植技术(ET)密不可分,又简称为IVF-ET。在生物学中,把体外受精胚胎移植到母体后获得的动物称为试管动物(test-tube animal)。这项技术于20世纪50年代实验成功,最近20年发展迅速,现已日趋成熟,成为一项重要的繁殖生物技术,给受孕困难的夫妇带来福音。

1. 胚芽期(受精后0～2周) 受精以后,受精卵由输卵管缓慢向下移动,最后在子宫内着床,这一过程需要10～14天。此过程易受多种因素的影响,如雌孕激素的调控、多种细胞因子和宫腔内环境等。受精卵经过卵裂过程形成的子细胞称为卵裂球,受精后第3天,卵裂球达1个左右,形成桑葚胚。桑葚胚的中央卵裂球发育成胚细胞,周边的卵裂球发育成滋养层细胞。进入子宫腔后,卵裂球增多至100个左右,细胞间隙融合后形成胚泡,其最外层细胞以后分化发育为胎盘和其他支撑组织,衬在空腔内层的细胞则形成胚胎。

2. 胚胎期(受精后3～8周) 胚胎处于迅速成长的状态,是胎儿器官、四肢和其他生理系统分化、生成的最关键期,也是胎儿发育的最敏感期。从胎囊上长绒毛开始到胎儿身体部分的一般形态和基本结构的初步形成(受精后的15～56天),历时6周。胚胎已初具人形,人体各器官系统基本上在这个时期形成,其特点主要是组织器官分化快、变化大。这一时期的胚胎发育最复杂,最易受到外界环境的影响,如放射线、药物、感染及代谢毒性产物或胎内某些病变因素的影响,造成胚胎发育不利,可致胎儿畸形,导致先天性心脏病、风疹综合征、Torch综合征等疾病,严重者甚至导致早产、流产。这一时期胎儿死亡率很高,其中多数流产发生在此阶段。

受精后第15天,上胚层细胞增殖分化形成三胚层(即内胚层、中胚层和外胚层)。其中,外胚层发展成皮肤、头发、指甲和部分牙齿、感知器官和神经系统;中胚层发展成骨骼、肌肉、泌尿系统、血液系统以及循环系统;内胚层则发展成消化系统、腺体以及其他内部器官。此外,胚胎期还有三个附属结构形成,即羊膜囊、胎盘和脐带。第8周时,胚胎大约3 cm长,轮廓已成人形。四肢已有相当的发育,有了手指与脚趾,颜面、耳朵、眼睛、嘴都清晰可辨,心脏跳动,神经系统开始具有初步反应能力。

3. 胎儿期(受精后9～40周) 胚胎器官分化大体完成,开始进入胎儿期,一般发生在怀孕后第3个月。这一时期,胎儿面部更像人的面貌,四肢长度与躯体长度的比例变小,上肢发育比下肢快且较长。颅骨和长骨的初级骨化中心形成。外生殖器官出现性别分化,此时,从外观已能辨别男女。胎儿已有了反射活动,并能引起肌肉收缩,各种协调性动作也开始出现,但孕妇很难感觉到。胎头和胎体所占比例较大,其中,胎儿的头长几乎是胎儿顶臀长的一半。胎儿发育的第4～5个月,是胎儿身长增长最快的时期,但体重增加较慢,第5个月末胎儿体重仍不足500 g。胎儿全身覆盖胎毛,头发和眉毛清晰可见,孕妇可清楚地感到胎动。胎儿出现了吸吮、吞咽和打嗝等反射,此外还有巴宾斯基反射。第6～7个月的胎儿皮肤出现多皱褶,体瘦色红,指甲出现,眼睑张开,睫毛出现。此时,大多数器官系统已具有功能,但呼吸系统尚无功能。胎儿出生前的最后2个月,体重增长最快;头部生长趋于缓慢,躯体生长相对加快,出生前胎儿的头长约占顶臀长的四分之一;皮下脂肪大量沉积,此时胎儿外观显得丰满圆滑;皮脂腺分泌旺盛,皮肤表面覆盖一层白色脂类物质,即胎脂。一般情况下,胎儿出生时的体重为2500～3500 g,顶臀长约36 cm,顶跟长约50 cm。

二、胎儿发育进程与特征

1. 胎儿发育进程 胚胎发育经过卵子和精子结合成为受精卵、植入子宫、胎盘形成、组织器官形成,最后胎儿的生长成熟等各个阶段(表2-1和表2-2)。

表2-1　胚前期和胚期发育

胚龄/周	体节/对	长度/mm	外形特征
1	0	—	胚泡形成并植入
2	0	0.2～0.4GL①	二胚层胚盘出现
3	1～4	0.5～1.5GL	三胚层胚盘出现
4	4～29	1.5～5CRL②	神经管形成,视泡、听板、前3对鳃弓出现
5	0～40	5～8CRL	第4对鳃弓出现,上肢芽形成,胚体呈"C"形
6		9～13CRL	手板和足板出现,外耳正在形成,脐疝出现
7		13～21CRL	乳头、眼睑及上唇形成,脐疝明显
8		21～35CRL	四肢增长,脸初具人的面貌,尾消失

注:①最大长度(greatest length,GL);②顶臀长度(crown rump length,CRL)。

表2-2　胎儿的生长发育

胎龄/周	顶臀长度/mm	体重/g	外形特征
9	50	8	眼睑闭合,脐疝消失,神经反射出现
10	61	14	指甲出现,无脐疝
12	87	45	性别可辨,眼、耳已接近固有位置

续表

胎龄/周	顶臀长度/mm	体重/g	外形特征
14	120	110	趾甲出现,下肢发育良好
16	140	200	耳竖起
18	160	320	胎脂出现
20	190	460	胎毛出现
22	210	630	皮肤红润、皱褶
24	230	820	指甲发育良好,胎体消瘦
26	250	1000	眉毛出现,眼睑开始睁开
28	270	1300	眼睑完全睁开,头发出现
30	280	1700	趾甲发育良好,睾丸开始下降
32	300	2100	皮肤红润光滑,胎体浑圆
34～36	340	2900	胎毛开始消失,胎脂出现
38	360	3400	性别特征明显,睾丸降入阴囊,指甲完全覆盖指尖

2. 胎儿生长发育特征

(1)生长速度不平衡:胎儿体重在不同时期每天增加的量不同。如16周时每天为5 g,21周时每天为10 g,29周时每天为20 g,37周时每天则为35 g,但到38周为止,呈加速增长的趋势。

(2)体重递增率逐渐趋缓:递增率是指某周中1天体重增加数化为上周体重的百分数。如第12周体重递增率每天为6%,20周为2.5%,29～32周为1.6%,38周为1.3%。

(3)器官发育不平衡:其中肌肉发育较慢,神经系统发育最快。

三、胎儿期发育的正常规律

胚胎发育后期胎儿的生理功能获得稳步发展。3个月以后,胎儿能够吞咽和排尿;6个月以后,胎儿能够呼吸和哭泣;7个月以后,胎儿具备了宫外存活能力;8个月以后,胎儿皮下脂肪开始生长发育,这对胎儿的宫外存活能力有非常重要的意义。孕期最后3个月,胎儿发育的速度有所减慢。

1. 神经系统 胎儿期是脑发育第一次高峰。正常胎儿神经系统在妊娠中期到出生后18个月期间发育最快。胎儿脑重占体重的比例较大,妊娠第8周起胎儿脑细胞开始增殖,胎儿早期主要是神经元数量增多;妊娠中晚期胎儿脑细胞增殖达到最高峰,到出生时大脑有130亿～180亿个神经细胞,脑皮层细胞数量与成人相近;胎儿后期主要是神经细胞的增大、神经轴突分支和髓鞘的形成。此外,神经细胞增殖分化的同时伴随着细胞凋亡。妊娠中期开始形成突触(胎儿期第16周),妊娠晚期出现突触小泡和神经递质,具有兴奋和抑制功能。小脑发育在妊娠后期发育最快。子宫内生长发育障碍神经系统最常见,如发生畸形,出生后出现功能和智能障碍等;胎儿期第10～18

周,如果孕妇营养不足,可造成神经细胞数量减少,形成脑发育不良;胎儿期第19～28周,如果脑灌注量低易导致胎儿脑白质发育不良;胎儿期第29周以后髓鞘开始发育,胶质细胞迁移,如果缺血、缺氧易导致髓鞘发育不良和脑室周围白质软化。

出生时新生儿大脑外观与成人相近,主要的沟和回已发育,新生儿脑重占体重的12%～15%(而成人仅占2.5%),神经胶质细胞的增殖与分化比神经细胞晚一些,此时大脑皮质浅而薄、分化还不完全、发育不够完善。

2. 呼吸系统　胎儿呼吸系统到28周才发育完善,如果胎儿在28周前出生,则会出现气体交换困难,难以存活。肺泡表面活性物质到40周才迅速增加,故早产儿发生呼吸窘迫综合征的危险大大增加。

3. 泌尿系统　胎儿肾的结构到36周基本发育完成,但与成人相比还有很大差距,肾小球滤过面积和肾小管容积都相对不足,尤其后者更加明显。

4. 运动功能发育　反射活动和胎动是胎儿期最初的运动形式,人类胎儿期最初以自发性运动开始(表2-3)。受孕后第7周出现向头颈部的横纹肌运动神经支配,进而躯干和四肢肌群的运动神经支配完成。胎儿初期神经系统的发育是由快速进行的神经纤维形成,主要是体节内、体节间及脑干内形成相连接的向心性神经纤维和离心性神经纤维。第8周反射活动的解剖结构已形成,因而接触、压迫、振动等机械刺激均可引起胎儿的反射活动。随着中枢神经系统的结构和功能的成熟,反射活动向多样化发展。第9周出现自发运动,最初为以自主神经功能为主的运动,如呼吸、摄取、排泄等;以后逐渐形成与防御功能相关的运动,如屈曲反射等;再进一步出现抓握、表情、姿势的保持和站立反射等功能。成熟的原始运动最初都是以集合运动的形式出现,具有整体运动的形式,然后向局限运动的形式发展,有向四肢部分扩展的倾向。与此同时,相对应的中枢神经系统髓鞘也逐渐形成。

表 2-3　胎儿的运动发育

统合水平	周龄	运动形式	反射形式
延髓-脊髓	8	呼吸运动	—
	9	口唇运动	集合反射
		肛门运动	躯体运动活动
	10～11	四肢屈曲反射	自主神经活动
	12	姿势(伸张反射)	防御反射
		手掌握持	姿势
		表情	—
	15	自发运动	
中脑-脑桥-脊髓	16～24	四肢协调运动	局部的
		站立反射	站立反射、协调运动
间脑-中脑-脑桥-脊髓	32～36	各种内脏活动	—

中枢系统的髓鞘化从解剖学上看是系统发生中古老的结构,按照一定顺序发育而

成。中枢神经结构的成熟是从脊髓向脑干的上位中枢进展的过程。婴幼儿期的运动功能未成熟是由于上位中枢的髓鞘化不完全所致。与大脑皮质下结构相比,皮质的髓鞘化稍迟,与原始反射的出现和抑制有关。

(1)胎动:胎儿在母体内自发的身体活动或蠕动。胎儿8周时即可利用头部或臀部的旋转使身体弯曲从而避开刺激,3个月时能够动腿、脚、拇指和头,5个月时母亲就能明显感觉到胎儿的踢脚或冲撞,接下来不断加强直至分娩,间或还会出现剧烈的痉挛式的活动。随着次数越来越多,活动量也越来越大。妊娠28～30周是胎动最活跃的时期,明显的胎动有3种类型:①缓慢的蠕动或扭动,在妊娠3～4个月时最易察觉;②剧烈的踢脚或冲撞,从6个月起增加,直至分娩;③剧烈的痉挛动作。胎儿活动的差异往往预示出生后第一年中活动能力的不同。而胎动消失往往是胎儿死亡的前兆。

> **知识链接**
>
> 　　胎动指数是预测胎儿在子宫内安危的重要指征。方法:一般在孕4个月以后,孕妇可感觉到胎动,但对于第一次怀孕的人,也可能要等到怀孕5个月才感到胎动。在妊娠28～30周时,胎动达高峰,38周后逐渐减少。一天中胎动以下午2～3时最少,晚上8～11时最频繁,故测胎动不能随便以一个时间段的胎动数来计算,而应在每天早、中、晚各测1 h(晚上须在8～10点进行),然后将所测的胎动数相加后乘以4,即得到12 h的胎动总数。正常情况:12 h的胎动数在30次以上为正常。

(2)反射活动:3个月的胎儿,当触及其上唇或舌头时,嘴会张开或关闭;碰其脚会产生巴宾斯基反射;碰其手掌则会出现最初的握持反射。约在5个月时,对胎儿的生命有重要作用的反射已出现。3个月时胎儿已出现巴宾斯基反射和其他类似吸吮反射及握持反射的活动。巴宾斯基反射指触动胎儿足底时,蹬趾背伸,其余足趾呈扇形张开的本能反射活动,这一反射直到出生后12个月才消失。

吸吮反射是指将乳头或手指放在新生儿两唇间或口内,引起吸吮动作。这使婴儿出生后能迅速找到和吃到食物。握持反射是指当物体接触婴儿(含胎儿)的手掌时,会抓住不放,直至把身体悬挂起来。这一反射在出生后第2个月开始消失。5个月后,胎儿逐渐获得了防御反射、吞咽反射、眨眼反射和紧张性颈反射等对其生命有重要作用和价值的本能动作。

5. 胎儿期行为发育　胎儿期行为发育主要研究胎儿行为发生、发展的规律。目前,主要集中在感知觉、记忆、言语等方面的研究。

近年来研究发现,当母亲发觉自己怀孕时,胎儿已经有脊髓,并有原始的蠕动。孕2个月时胎儿在羊水中进行游泳样运动,皮肤已有感觉。孕3个月时胎儿会吸吮自己的手指,嘴还会碰到手臂或脐带。孕4个月时胎儿能听到子宫外的声音,如果突然的巨响还会惊吓到胎儿。孕5个月时胎儿具有记忆功能,能记住母亲的声音并对这熟悉的声音产生安全感。孕6个月时胎儿嗅觉功能开始发育,能在羊水中嗅到母亲的气味并记在脑中。孕7个月时胎儿能用舌头舔自己的手,并开始了视觉发育,对子宫外的声音会有喜欢或讨厌的行为反应,开始具有发声功能,可以通过母亲的活动感觉昼夜的周期。孕 8 个月时胎儿能分辨出音调的高低强弱并对此有敏感反应,味觉感受器发达,能辨别苦与甜,如遇子宫收缩或外界压迫时会踢子宫壁进行抵抗,能感知母亲的高兴、激动、不安和悲伤,并作出不同的反应。

(1)视觉的发育:婴儿的视觉器官在胎儿时期已基本发育成熟,双眼的光学性质已形成。视觉的发育包括瞳孔的收缩与放大、晶体曲度的调节、眼球转动和视觉传导通路的神经结构,基本具备发育传递与整合视觉信息的功能。4～5 个月的胎儿已能对视觉刺激产生灵敏反应。视觉发育开始于胎儿中晚期,到了 4～5 个月胎儿已经有了视觉反应能力以及形成了相应的生理基础。

(2)听觉的发育:听觉在胎儿期就已经存在,胎儿听觉感受器在 6 个月时就已基本发育成熟,听分析器的神经通路除丘脑皮质外,均在 9 个月以前完成髓鞘化。胎儿在出生前 3 个月就可建立听觉,产前诊断可以应用超声波监测胎儿眨眼的反应来测试其听力,而且可以作为产前鉴别胎儿是否耳聋的可靠手段。

通常声波传入内耳的途径有 3 条:①以空气为介质,通过外耳道—鼓膜—听骨链—迷路外淋巴—内淋巴—Corti 氏器,在此产生音感受(又称气导途径);②颅骨—鼓室听骨链—内耳(又称骨传导途径);③直接经圆窗内淋巴—基底膜—Corti 氏器(只有当鼓膜大穿孔时发生)。

已发育成熟并且有完整听觉器官的胎儿,也同新生儿一样,当遇到声刺激时,声波可穿透腹壁的肌层而进入羊水,再经此介质传经颅骨—鼓室—前庭窗—迷路外淋巴—内淋巴—基底膜—Corti 氏器产生音的感觉。

听觉诱发反应(aural evoked response,AER)是在隔音室于睡眠中用电刺激的觉醒试验。胎儿 23～29 周出现听觉诱发反应,37 周出现与新生儿相同的脑电图波形,此时若用扩音器在孕妇腹部作音响刺激时会出现胎动活跃、心率加快。

目前认为 5～6 个月的胎儿即开始建立听觉系统,可以听到透过母体的频率为 1000 Hz 以下的外界声音。因此,实施胎儿音乐教育是可行的。

(3)味、嗅、触觉的发育:13～15 周的胎儿味觉已初步发育成熟,能发挥作用。味觉感受器在胚胎 3 个月时开始发育,4 个月胎儿已能感受到味觉刺激,有利于感受器发育,到 6 个月时感受器已形成,到 7～8 个月时,胎儿的嗅觉感受器已相当成熟,出生时已发育完好。

胎儿在第 7 周已具有初步的触觉反应,在第 8 周对于细尖的刺激即可产生反应活动,在 4～5 个月时,触及胎儿的上唇或舌头,就会产生嘴的张开或关闭活动,好像是在吸吮。如果刺激胎儿的手心会出现握紧手指;刺激足底则会引起趾动或膝、髋屈曲。总之,胎儿在 4～5 个月时已初步建立了触觉反应。

(4)胎儿的记忆:记忆是人脑的高级功能,是在脑内储存和提取信息,从而使用信息的过程。婴儿记忆产生于出生后几个小时内,胎儿末期(8 个月左右)已发生了听觉记忆。胎儿在妊娠末期已具有了初步的听觉记忆能力。

(5)胎儿言语:在妊娠中、后期(5～8 个月),胎儿已经有了初步的听觉反应,有了原始的听觉记忆能力,能大致区分出乐音、噪声和语音,并表现出对语言的辨别和记忆能力。

（6）胎儿学习的可能性：学习活动指经验获得的过程。胎儿在妊娠末期可接受言语、音乐等外界刺激并获得经验，且该经验能被保持到出生后并对其行为产生明显的影响。而记忆是学习的条件之一，因此，胎儿的记忆发展为学习提供了可能性。

第二节 胎儿发育的监测

随着现代医学的发展，胎儿发育的监测方法越来越多，也越来越先进，这些监测对胎儿发育早期评估起到重要作用。目前主要的监测方法与内容如下。

1. 胎动 胎动的监测方式为母亲感知胎动并计数。从孕 18～20 周起孕妇可以自觉胎动，正常情况下，12 h 内胎动不得少于 10 次，若少于 10 次或逐日下降超过 50%，表示胎儿有缺氧的可能，如果胎儿突然剧烈活动，接着胎动停止，常提示胎儿宫内急性缺氧，危险性更大。

2. 胎儿神经系统超声检查 ①特异的肢体运动，如打哈欠、伸懒腰、惊跳等；②眼球运动、姿势、心率等，将上述检查与振动刺激或声音刺激试验结合起来将更有意义；③定量、定性分析胎儿呼吸能更进一步提供有关胎儿神经系统状况的信息。

3. 胎心率检查 胎心率是胎儿心功能状态的反映，而心功能又受中枢神经系统的调控，因此胎心监护图也能提示中枢神经系统的状态，正常值范围为 120～160 次/分。

4. 羊水检查 羊水减少与胎儿宫内窘迫的发生关系密切。可通过羊水指数来判断：羊水指数＜5 cm 为羊水过少；5～8 cm 为羊水偏少。羊水指数是指孕妇腹部 4 个象限最大羊水池深度的总和。

5. 超声多普勒检测 超声多普勒检测常用来检测胎儿生长状况和胎儿血流速度。如从妊娠 32～36 周测胎儿腹部面积的增长率，以此作为生长速率；通过检测胎儿血管动脉收缩期最大血流速度（S）与舒张末期血流速度（D）的比值（S/D 值）来判断胎盘功能；通过脐动脉阻力指数（RI）和搏动指数（PI）来判断胎儿宫内生长发育状况及相关并发症。

6. 胎儿心电图 其常用方法是经母体体表测定，对孕妇和胎儿无害，可于妊娠 22 周以后进行。

7. 实验室检查 目前主要包括母体体液及胎儿体液两个方面的检查。

（1）母体体液：通过血液检查胎盘产生的各种激素及酶类来判断胎盘的功能；通过母尿胎粪指数测定了解胎儿是否缺氧。

（2）胎儿体液：通过胎儿绒毛膜和羊膜腔穿刺取样基因检测，可诊断产前 21-三体综合征、地中海贫血等；通过脐血穿刺检测有核红细胞、乳酸脱氢酶，可了解神经系统损伤等；通过羊水甲胎蛋白测定可诊断产前神经管缺陷。

第三节　胎儿发育的影响因素

案例引导

　　患儿，男，3 岁，脑性瘫痪（简称脑瘫），痉挛性，双下肢呈剪刀步，现在医院进行康复治疗。该患儿是双胞胎的小双，出生时体重 1500 g，母亲是高龄产妇，产钳分娩，新生儿期有短暂缺氧病史。患儿父母开始以为自己孩子由于出生体重过轻所以比同龄孩子发育稍晚，直到 3 岁才知道是发育异常造成的。作为康复治疗师在胎儿出生时应给家长合理医嘱，并应思考下列问题：①影响胎儿发育的因素有哪些？②胎儿有哪些常见的异常发育？

一、影响因素及异常发育

（一）孕妇身体状况对胎儿的影响

1. 孕妇体重　孕妇体重超过或低于标准体重的 25％就有可能影响到胎儿。孕妇体重过重，妊娠期间患高血压的概率较大；孕妇体重过轻，通常由于营养缺乏，患贫血、甲状腺肿的概率较大，从而影响胎儿的体格与智力发育。

2. 孕妇身高　孕妇身高低于 140 cm，既影响胎儿的发育，又会给分娩带来困难，容易发生难产。

3. 孕史　有 4 次以上孕史的妇女再怀孕时就会有一定危险，同时也容易怀上低体重儿或死胎。

4. 孕妇营养　孕妇营养与胎儿密切相关。均衡丰富的营养对孕妇非常重要，如摄入足量的蛋白质、维生素、碳水化合物、矿物质等。如果怀孕早期营养不良，可引起胎儿生理缺陷；若怀孕晚期营养不良，可能怀上低体重儿。另外，产前营养不良还会导致孕妇日后患有高血压、心脏病等疾病。

5. 孕妇年龄　一般来说，20～30 岁是女性最佳生育年龄。年龄过小，由于自身生理与心理的不成熟会直接影响到胎儿发育。年龄过大，尤其是超过 35 岁即被称为高龄产妇，不仅分娩较难，还有可能流产，生产体重较轻的婴儿或死胎，孩子有出生缺陷的概率较高。

6. 孕妇疾病　孕妇患病，尤其是怀孕前 3 个月患病对胎儿影响最大。如怀孕期间的前 11 周内孕妇患麻疹，可导致胎儿耳聋或心脏功能缺陷；孕妇甲状腺分泌不足，可能会导致胎儿患呆小症；孕妇患上风疹，容易造成胎儿中枢神经系统损害、心脏缺陷、发育迟缓等风疹综合征；孕妇患流感，易造成婴儿唇裂；孕妇妊娠期生殖器疱疹病毒会

Note

严重损伤神经,造成胎儿先天异常;孕妇患弓形虫病,会使婴儿的大脑受损,或者失明,甚至死亡;此外,患肺结核、尿道感染、糖尿病、梅毒的孕妇,将影响胎儿眼睛发育或导致难产;患艾滋病的孕妇,其胎儿也易胎内感染;孕妇患伤寒、白喉、霍乱、肝炎、淋病、毒血症等都对胎儿有影响。

7. 孕妇情绪　在情绪方面,孕妇对怀孕的态度及情绪对胎儿的影响最大,而父亲态度的影响居第二位。如果孕妇情绪不稳定,胎儿的身体运动增加,胎动次数可比平常多3～10倍,出生时的体重往往比一般婴儿轻;孕妇情绪低落或波动时,婴儿出生后常有不同程度的消化功能失调现象,表现为呕吐、消瘦,甚至脱水、躁动不安、爱哭闹等。

8. 血型不合　人体内有两种血型系统:ABO 血型和 Rh 血型。母亲是 O 型血,父亲是 A 型血时,部分非第一胎胎儿可能患溶血症。母亲是 Rh 阴性,父亲与胎儿都是 Rh 阳性时,第一胎胎儿通常不患溶血症,溶血症常出现在第二胎及第二胎以后的 Rh 阳性胎儿中。患溶血症的胎儿,一般出生不久就会死亡或患核黄疸、耳聋、脑性瘫痪等。

（二）其他因素对胎儿的影响

除了母亲的影响因素外,药物、饮酒、吸烟、吸毒、不良环境也对胎儿有影响。

1. 药物　怀孕3周至3个月内是胚胎器官的形成期,此时胎儿对药物的作用十分敏感。很多药物可导致胎儿畸形,常见的有四环素类、麻醉药、甾体激素类避孕药物、抗恶性肿瘤类药物、磺胺类药物等。因此,在孕期患病,孕妇必须服用药物时,应在专科医生的指导下服用。此外,丈夫在妻子孕前服药也可能会对胎儿有影响。

2. 饮酒　孕妇饮酒会直接影响胎儿。酒中的酒精可通过胎盘进入胎儿体内,导致婴儿出生后精神发育迟滞、面容特殊、身体矮小、协调性差、多动,严重者可导致智力障碍。孕妇饮酒过量时,可能会引起各种不同的胎儿畸形。其丈夫饮酒也会影响到胎儿。

知识链接

星期日婴儿

星期日婴儿亦称"星期天孩子",是指星期日或假日酒后受孕而生的低能儿。酒的主要成分酒精可使生殖细胞受到损害,导致受精卵发育不健全。酒后受孕,可造成胎儿发育迟缓,出生后智力低下、呆笨。妊娠期酗酒,酒精的有害成分可以通过胎盘进入胎儿体内,导致胎儿发育障碍,其表现为不同程度的中枢神经系统功能失调、发育缓慢并有缺陷、面部或全身发生各种畸形。这便是胎儿醉酒,医学上称为"胎儿酒精中毒综合征"。

3. 吸烟　孕妇吸烟会直接影响胎儿。孕妇吸烟可导致流产、早产或死胎。其危害比例还与每天的吸烟量有关,如每天抽烟10～20支的孕妇流产率增大了两倍,在出生以后的最初几周内,婴儿死亡率增加了30%。男性吸烟也会影响胚胎质量。

4. 吸毒　在怀孕的前3个月内,吸毒对胎儿的危害最大。吸毒还会影响学龄儿童的注意力,出现学习和社会功能障碍。

5.不良环境 母亲所处的环境及孕前父亲所处的环境都对胎儿有影响。孕妇在怀孕期间接触不良环境,尤其是有物理和化学因素及农药等有害物质的环境,都容易对胎儿造成影响。如辐射会造成胎儿死亡、畸形、脑损伤,尤其 X 射线的辐射对胎儿影响最严重。孕妇不宜过多接触化学物质(如洗涤剂),它可破坏和导致受精卵的变性和坏死,特别是在新婚受孕早期影响更大。丈夫在妻子孕前也要少接触或不接触不良环境,因为男性睾丸对许多化学物质很敏感,如铅、汞、镉、锡、钴、苯、镍、砷等都会损伤精子。

(三)畸胎的产生

畸胎是指身体有明显畸形的胚胎或新生儿。畸胎常有两种类型:一种是身体有缺陷或不健全,如唇裂儿、无脑儿、无肛儿等;另一种是身体一部分或全部的过度生长或生长重复,如多指、并指、连体双胎等。畸胎主要是由遗传性疾病和不良环境导致的。

目前发现了 3000 多种常见的遗传性疾病,危害着人类及子孙后代的健康。很多流产与死胎都是遗传缺陷导致的,几乎人体各个器官系统和组织都可能发生遗传性疾病与畸形。遗传性疾病包括染色体疾病、单基因疾病、多基因疾病,如先天愚型(21-三体综合征)、性别发育不正常、苯丙酮尿症(PKU 综合征)、精神分裂症、抑郁症、亨廷顿氏舞蹈症等。

(四)早产

胎龄大于 28 周小于 37 周的活产婴儿称为早产儿。出生体重低于 1000 g 的早产儿称超低出生体重儿;出生体重低于 1500 g 的早产儿称极低出生体重儿。我国早产儿的发生率为 5%～10%,死亡率为 12.7%～20.8%,且年龄愈小,体重愈轻,死亡率愈高,尤其是 1000 g 以下的早产儿,伤残率较高。我国脑性瘫痪的患儿约半数是早产儿,因此,预防早产对于降低新生儿死亡率、减少儿童的伤残率均具有重要意义。

(五)宫内窘迫

胎儿在出生前或在出生时脱离母体后不能立即独立呼吸,或者新生儿的头部遭受损伤引起脑出血,影响了脑神经细胞的氧气供应,使新生儿处于缺氧状态。缺氧后脑细胞损伤,造成婴儿身体和认知功能的发育障碍,如出现缺氧缺血性脑病、脑性瘫痪等。

(六)分娩方式

近年来研究发现,不同的分娩方式对出生后小孩的生长发育也有重要影响。如剖宫产出生的小孩易患注意缺陷多动障碍,这可能与未曾经历产道的紧迫挤压有关。生产时的药物、产钳、胎儿诊断器、剖宫产等人工干预也对出生后小孩的生长发育有影响。因此,多推崇孕妇在自然状态下分娩。

二、胎教

(一)胎教的概念

胎教,即胎儿教育的简称,通过调节孕妇身体的内外环境,消除不良刺激对胎儿的影响,根据胎儿各种感觉器官发育的实际情况对胎儿有针对性地、积极主动地给予适当合理的训练和教育,使得胎儿的身心发育更加健康成熟,为其出生后的继续教育奠定良好的基础。

（二）胎教的方法

为促使胎儿的神经系统、各种感觉功能以及运动功能得到充分发育,为使出生后面对未来的自然环境和社会环境具有更强的适应能力,必须科学地实施胎教。行之有效的胎教方法主要有以下几种。

1. 音乐胎教 音乐胎教是各种胎教方法中的首选。音乐作为一种信息载体,可以促进母亲与胎儿之间的信息传递。当胎儿觉醒活动时,应经常给胎儿听轻松舒缓的乐曲。从怀孕 16 周开始让胎儿、孕妇收听音乐磁带(频率为 250～500 Hz,强度为 70 dB 左右),每天 12 次,每次 5～20 min。也可采用母亲给胎儿唱歌或哼乐曲的方式。音乐胎教不仅可训练胎儿的听觉机能,且有助于孩子情绪的丰富与稳定,促进孩子的心理发育。但必须注意,过强的音乐不利于胎儿的健康。

知识链接

音乐胎教

心理学家研究认为,音乐可渗入人的心灵深处,激发人进入无意识的超境界幻觉之中,唤起抑制的记忆。生物学家研究认为,节奏感强的音乐可刺激机体内的细胞,引起共振,促进细胞的新陈代谢。优美动听的乐曲,能促进孕妇分泌一系列有益健康的激素、酶和乙酰胆碱等物质。所以,早期进行音乐胎教能促进胎儿健康发育。

2. 运动胎教 父母可透过孕妇腹壁轻轻拍打或抚摸胎儿背部和肢体,与之玩耍和锻炼,以促进胎儿肌肉的发育,并通过其神经末梢传递到大脑,促进胎儿神经系统的发育成熟。孕 4～5 个月后,孕妇在睡前慢慢地沿腹壁抚摸胎儿或轻轻弹扣、拍打、触压腹壁,刺激胎儿活动,使胎儿做"宫内体操",每天 5～10 min。如此,可促进胎儿触动觉、平衡觉、肢体运动的发育,并通过反复训练使胎儿建立起条件反射,为出生后的协调动作和运动打好基础。

3. 言语胎教 从孕 5～6 个月开始,父母可经常与胎儿"聊天",有利于孩子听力、言语及智力的发育。也有人主张在孕期便给胎儿取一个相应的乳名,经常隔着腹壁呼唤,并与之对话,或唱歌,或朗读诗歌给胎儿听。渐渐地,胎儿便铭记在心。这样可以使胎儿与父母间的情感得到沟通,形成孕育、养育的最佳氛围。

4. 其他 光照胎教,孕 28 周后,用电筒贴在腹壁上进行一明一灭的照射,每次 2～5 min;图画胎教,孕妇经常看一些美丽生动的图画,并讲述这些图画,借此可使孕妇保持愉快的情绪,也有利于胎儿情绪的健康发展。

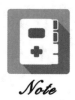

第四节　胎儿发育的评定

胎儿期是发育的重要时期,在此期间任何不利因素,都有可能引起发育异常,因此,胎儿发育的评定对早期及时发现发育障碍非常重要。目前,胎儿发育的评定方法非常有限,主要是胎儿宫内评分。

1. 胎儿生物物理相评分(Manning 评分)　表 2-4 所示为胎儿生物物理相评分表。

表 2-4　胎儿生物物理相评分表

项目	2 分	0 分
无激惹试验	有反应	无反应
呼吸运动	至少 1 次/分,持续 30 s	无呼吸或持续时间少于 30 s
胎动	每 30 min 3 次	少于每 30 min 2 次
胎儿张力	30 min 内至少 1 次	四肢躯干伸展状态
	躯体四肢屈曲后伸展	胎动后不屈曲
羊水量	不少于 1 个羊水暗区,垂直径大于 1 cm	无羊水暗区或垂直径小于 1 cm

胎儿生物物理相评分的意义:6 分以上胎儿结局良好。该评分与生后 5 min Apgar 评分小于 7 分密切相关,与分娩过程中胎粪排出、胎儿宫内窘迫以及围生期死亡均有密切关系。

2. 宫内 Apgar 评分　该法对于小于胎龄儿及过期产儿可以很好地预测围生期情况。①胎儿心血管系统检查:胎心监护,多普勒检测胎儿血流分布;②胎儿呼吸系统检查:依据多普勒检测子宫胎盘灌注情况;③神经运动系统检查:胎儿肌张力及对外界刺激的反应。每一项满分均为 2 分,具体评分方法见表 2-5,这种方法以胎盘灌注情况代替胸廓运动,以胎儿血流代替皮肤颜色。

表 2-5　宫内 Apgar 评分

生后 Apgar 评分项目	宫内检测项目	2 分	1 分	0 分
心跳	胎心率	正常	可疑	异常
呼吸	胎盘功能,子宫动脉阻力指数	<90,波形:没有舒张早期的切迹	90～95,或有舒张早期的切迹	>95
肤色	胎儿颈/脐动脉阻力指数比值	>10	5～10	<5
肌张力	B 超下的肢体运动	同 Manning 评分	—	—
反射	声音振动刺激后肢体运动幅度与速度	迅速、强运动	缓慢,弱	不动

Note

(王婉婷)

能力检测二

一、选择题

【A1 型题】

1. 胎儿期是指从受孕到出生,共(　　)。

A. 365 天　　　　B. 300 天　　　　C. 280 天　　　　D. 259 天　　　　E. 294 天

2. 孕妇(　　)可感觉到胎动。

A. 3 个月　　　　B. 4 个月　　　　C. 5 个月　　　　D. 6 个月　　　　E. 7 个月

3. 胎儿末期(8 个月左右)已发生了(　　)。

A. 听觉记忆　　B. 视觉记忆　　C. 形象记忆　　　D. 抽象记忆　　　E. 模仿记忆

4. 胎教中首选的方法为(　　)。

A. 运动胎教　　B. 光照胎教　　C. 言语胎教　　D. 音乐胎教　　E. 其他

5. 中枢系统的髓鞘化的发育规律是(　　)。

A. 从脊髓向脑干以上中枢发展

B. 从脑干向脊髓发展

C. 从皮层向脊髓发展

D. 髓鞘化最后完成年龄在 1 岁以内

E. 髓鞘化最后完成部位是神经纤维

6. 胎儿的听觉传导途径是(　　)。

A. 以空气为介质,通过外耳道—膜—听骨链—迷路外淋巴—内淋巴—Corti 氏器,在此产生音感受(也称正常气导途径)

B. 头颅骨—股室听骨链—内耳(又称骨导途径)

C. 直接经圆窗内淋巴—基底膜—Corti 氏器

D. 经过腹壁的肌肉而进入羊水,再经此介质传经头颅骨—鼓室—前庭窗—迷路外淋巴—内淋巴—基底膜—Corti 氏器产生声音的感受

E. 以空气为介质,通过外耳道—膜—听骨链—迷路外淋巴—内淋巴—超声听觉感受器,在此产生声音感受

7. (　　)胎龄的胎儿具有听觉功能,可以接收、听到透过母体的频率为 1000 Hz 以下的外界声音进行胎教。

A. 3 个月　　　　B. 3~4 个月　　C. 5~6 个月　　D. 7~8 个月　　E. 9~10 个月

8. 胎儿期为(　　)。

A. 180 天　　　　B. 200 天　　　　C. 230 天　　　　D. 250 天　　　　E. 280 天

9. 正常孕期为(　　)。

A. 37 周　　　　　　　　　　　　　　　　B. >37 周至<42 周

C. >37 周至≤42 周　　　　　　　　　　　D. >42 周

E. ≥37 周至<42 周

10. 胎儿期为(　　)。

A. 受精后第 9~40 周　　　　　　　　　　B. 受精后第 8~40 周

Note

C. 受精后第 1～40 周   D. 受精后第 4～40 周

E. 受精后第 12～40 周

11. （   ）最容易受放射线、药物、感染及代谢毒素性产物或胎内某些病变等因素的影响，不利于胚胎发育成长，可致胎儿畸形。

A. 胚芽期   B. 胚胎期（受精后 3～8 周）   C. 胎儿期

D. 胚胎期（受精后 2～8 周）   E. 胚芽期（受精后 0～3 周）

12. 中枢系统的髓鞘化从解剖学上看是系统发生中古老的结构，按照一定顺序发育而成（   ）。

A. 从脊髓向脑干   B. 从脑干向脊髓

C. 从运动向感觉   D. 从视觉向听觉

E. 从大脑向小脑

13. 下列描述巴宾斯基反射哪项不正确？（   ）

A. 指触动胎儿足底时，足趾成扇形张开、足朝里弯曲的本能反射活动

B. 直到出生后第 12 个月才消失

C. 3 个月的胎儿已出现

D. 直到出生后 6 个月消失

E. 巴宾斯基反射阳性表明锥体束受损或皮层发育不成熟

14. 下列胎儿的记忆描述哪项不正确？（   ）

A. 记忆是人脑的高级功能，是在脑内储存和提取信息，从而使用信息的过程

B. 婴儿记忆产生于出生后几个小时内

C. 胎儿末期（8 个月左右）已发生了听觉记忆

D. 胎儿在妊娠末期已具有了初步的听觉记忆能力

E. 胎儿在妊娠末期已具有了初步的视觉记忆能力

15. 宫内 Apgar 评分包括（   ）。

A. 胎心监护

B. 多普勒检测胎儿血流分布

C. 多普勒检测子宫胎盘的灌注情况

D. 胎儿肌张力及对外界刺激的反应

E. 胎盘的血流代替皮肤颜色

16. 胎儿生物物理相评分（Manning 评分）包括（   ）。

A. 无激惹试验（NST）   B. 收缩激惹试验（CST）

C. 胎儿呼吸运动   D. 躯体运动、胎儿张力、羊水量以及胎盘状态

E. 宫内 Apgar 评分

17. 胎儿绒毛膜和羊膜穿刺取样基因检测可用于（   ）。

A. 基因检测产前诊断地中海贫血

B. 基因检测产前诊断 21-三体综合征

C. 羊水甲胎蛋白测定产前诊断神经管缺陷

D. 脐血穿刺检测有核红细胞、乳酸脱氢酶了解神经系统损伤等

E. 羊水雌三醇含量判断胎盘功能

【X型题】

18．胎儿最初的动作形式主要是（　　）。

A．胎动　　　　B．反射　　　　C．笑　　　　D．吸吮　　　　E．排尿排便

19．正常孕期包括（　　）。

A．胚芽期　　　B．胚胎期　　　C．胎儿期　　　D．着床期　　　E．分娩期

20．子宫内胎儿发育的检测指标包括（　　）。

A．胎动　　　　　　　　　　　　　　　B．胎儿神经系统检查

C．胎心率检查和胎儿心电图检查　　　　D．母亲和胎儿实验室检查

E．胎儿宫内评分

二、名词解释

1．胎儿期

2．胎动

3．胎教

三、简答题

1．什么是胎教？

2．简述胎儿的运动形式。

3．胎儿期的行为发育主要包括哪些？

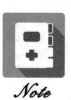

Note

第三章　体格体能发育

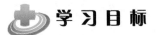

学习目标

1. 掌握婴幼儿期体格发育特征。
2. 掌握青春期体格发育特点。
3. 了解其他年龄段体格变化及体能发育。

案例引导

　　患儿,女,10岁,身高90 cm。从这个指标来看,这名女童的身高发育情况是否在正常范围? 如何判断? 用什么作为依据?

　　应该做的:①先用临床上的身高量表来判断该儿童身高是否在正常范围;②用该儿童双亲身高预测儿童的遗传身高(或称为靶身高);③统计该儿童以往不同年龄段的身高生长速度,判断是否正常。综合以上情况判断该儿童的身高是处于正常状态还是疾病状态。

　　作为一名儿童及青少年发育方面的医疗工作者,需要具备监测儿童及青少年体格发育的能力,应学会思考及掌握:①哪些是生长发育指标及如何对儿童及青少年体格发育情况进行监测? ②各年龄段体格发育特点是什么?③影响体格发育的因素有哪些? ④临床常见异常发育的情况有哪些?

　　体格发育是指人的外部形态从出生发展至成人的一个连续的过程。体格发育水平是反映儿童营养及健康状况的主要指标,也是反映社会经济发展水平和评价卫生服务需求的重要内容。临床上体格发育水平可用体格发育测量指标来反映。常用的体格发育测量指标有体重、身高、头围、胸围等。研究表明,在人的一生中,身体生长迅速、身体各部分的比例产生显著变化的阶段有两个,即出生后第一年和青春期。

Note

第一节　体格体能发育规律

一、体格发育

（一）婴幼儿期体格发育

1. 婴幼儿期体格发育常用指标　临床上有多个指标可用来监测生长发育的情况，一般体格发育常用的评价指标有体重、身高、头围、胸围等。其中身高、体重是监测体格发育健康指数最重要的指标。在我国，随着社会经济的发展，社会环境的变化，包括身高、体重在内的指标有变化的趋势，如总体人群的身高逐渐增加，而体重的超标（肥胖儿）已经成为一个令人关注的社会问题。

（1）体重：体重是指各器官、系统、体液的总重量。体重反映了婴幼儿营养状况、健康水平的综合情况，是体格发育检测的重要指标之一。

足月新生儿出生平均体重为 3 kg，正常范围为 2.5～4 kg。男婴平均为 3.3 kg；女婴平均为 3.2 kg。新生儿体重低于 2.5 kg 的称为低出生体重儿；低于 1.5 kg 的称为极低出生体重儿；大于 4 kg 为巨大儿，包括正常和有疾病者（如母亲患有妊娠糖尿病的婴儿）。

一般来说，小儿体重是随年龄的增长而增加的，但有些因素可致新生儿"生理性体重下降"。

> **知识链接**
>
> ### 生理性体重下降
>
> 新生儿出生后，由于胎粪、尿液的排出，通过皮肤、呼吸道丢失水分，加上新生儿吸吮力较弱、吃奶较少，所以出现暂时性的体重下降，甚至比出生时的体重还低，临床上称"生理性体重下降"。
>
> 新生儿出生第 3～4 天，体重可降至最低，一般比初生体重少 7%～8%（200～250 g）。此后，随着新生儿吃奶量的增多，逐步适应外界环境，体重会逐渐增加，7～10 天可以恢复到出生时的体重。
>
> 若新生儿体重下降超过出生时的 10%，或生后第 10 天仍未回升到出生时的水平，那就可能为异常情况，应该找出其中原因，如是否喂养不当、奶量不足，或者是否由疾病引起。

婴幼儿期体重增长规律如下。

前 6 个月是第一个增长高峰，出生后前 3 个月增长速度最快，平均每周增长 200～250 g，4～6 个月每周增长 150～180 g。以后随月龄增长而逐渐减慢。7～12 个月每月增长 300～400 g。

一般出生后 3 个月的体重约为出生体重的 2 倍,约 6 kg,1 岁时体重约为出生体重的 3 倍,约 9 kg。2 岁时体重约为出生体重的 4 倍,约 12 kg。随着年龄的增长,体重的增长速度下降,2 岁到青春期前,每年增长约 2 kg。

定期检测体重是监测婴儿营养状况的一项重要指标,体重不按常规增加或者下降,大都是由于护理不周和营养质量不充足所致,必须及时纠正。

体重推算公式如表 3-1 所示。

表 3-1　体重推算公式

体重推算公式:
1～6 个月体重(g)＝出生体重＋月龄×600 g
7～12 个月体重(g)＝出生体重＋月龄×500 g
2～14 岁体重(kg)＝年龄×2＋8 kg

(2)身高(身长):身高是指头部、脊柱和下肢长度的总和。3 岁以下小儿立位测量不准确,应仰卧位测量,称为身长。身高是体格发育检测的最重要的指标之一,反映了全身生长的发育水平和速度。身高的增长规律跟体重相似,有婴幼儿期和青春期两个生长高峰。

婴幼儿期身高增长规律:正常新生儿的平均身高为 50 cm。第一年身长增长最快,是第一个高峰;1～6 个月时每月平均增长 2.5 cm,7～12 个月每月平均增长 1.5 cm,前 3 个月的身长增长等于后 9 个月;1 岁时比出生时增长 25 cm,为 75 cm,大约是出生时的 1.5 倍。第二年增长速率减慢,全年增长约 10 cm;2 岁可达 85 cm。2 岁后平稳增长,一直到青春期发育之前,儿童的身高平均每年增加 5～7 cm。

身高推算公式如表 3-2 所示。

表 3-2　身高推算公式

身高推算公式:
出生后 3 个月增长 3～3.5 cm/月
4～6 个月增长 2 cm/月
7～12 个月增长 1～1.5 cm/月
1 岁后身高＝年龄×5＋80 cm

增长速度参考表如表 3-3 所示。

表 3-3　增长速度参考表

年龄	增长速度
婴幼儿期(3 岁以下)	＞7 cm/年
儿童期(3～10 岁)	＜4 cm/年
青春期(10～14 岁)	＜5 cm/年

(3)坐高(顶臀长):坐高是指头顶到坐骨结节的长度。3 岁以下小儿仰卧位测量,称为顶臀长。坐高主要反映婴幼儿躯干生长发育状况以及躯干和下肢的比例关系。坐高与身高综合比较可以说明下肢与躯干的比例关系。

骨关节先天性疾病和内分泌系统疾病可以导致躯干和四肢比例异常。如软骨发育不全又称软骨营养障碍性侏儒,这是一种由于软骨内骨化缺陷导致的先天性发育异常,主要影响长骨,临床表现为特殊类型的侏儒——短肢型侏儒,患儿躯干长度相对正常,但手臂和腿较短。

(4)上部量和下部量:全身的长度可分为上部量和下部量。上部量即从头顶到耻骨联合上缘的距离,下部量是从耻骨联合上缘到足底的距离。上部量与脊柱增长关系密切,下部量与下肢长骨的生长关系密切。

儿童下部量的增长一般较上部量快,12岁前上部量大于下部量,12岁时,上、下部量基本相等,12岁以后下部量大于上部量。直到性成熟结束时(男性20~24岁,女性19~23岁),身长的生长才全部停止。

(5)身长中心点:全身的中心点随身长的增加而向下移动。婴幼儿身长的增长主要是下肢长骨的增长。刚出生时,婴儿的身体比例不协调,下肢很短,婴儿身长的中心点位于脐以上(上部量平均为30 cm,约占60%;下部量平均为19 cm,约占40%)。随着年龄的增长,下肢增长的速度加快,身长的中心点逐渐下移,1岁时身长中心点移至脐;6岁时身长中心点移到下腹部,约在肚脐与耻骨联合连线中点处;在12岁左右,身长中心点近于耻骨联合,此时上部量和下部量基本相等。

(6)身长与指距:两上肢左右平伸时两中指间的距离称为指距,主要代表两上肢长骨的增长。出生时指距约48 cm。身长稍长于指距,长到12岁左右,身长与指距大致相等。如果身长与指距比例失调,多为病理现象。呆小病、先天性软骨发育不全等疾病的患者,指距会小于身长;马方综合征的患者,指距可明显超过身长。

(7)身长与头长:身长与头长的比例随年龄的增长而有所不同。新生儿的身长是头长的4倍,2岁时身长是头长的5倍,6岁时身长约为头长的6倍,成人后身长约为头长的8倍。年龄越小,头长相对越大,这是正常的生理情况,这说明头的发育最早。如果身长与头长的比例失调便是病理现象,可出现在一些染色体异常的疾病中。先天愚型患儿、猫叫综合征患儿,可见小头畸形、身材矮小;脑积水和佝偻病患儿可见大头畸形、体型矮小。

(8)头围:头围是指自眉弓上缘最突出处经枕后结节绕头一周的长度。头围表示头颅的大小和脑的发育程度,是婴幼儿及学前儿童生长发育的重要指标。

头围增长规律如下:小儿初生头围较大,平均为34 cm;第一年增长12 cm,其中,前3个月增长6 cm,6个月时头围约42 cm,1岁末时约46 cm(同胸围);1岁以后头围的增长速度逐渐变慢;2岁末头围约48 cm;5岁末头围约50 cm;15岁末接近成人,为54~58 cm。不同性别、不同个体之间略有差别。

头围反映脑、颅骨的发育状况,在2岁以内最有临床价值;连续监测比单次测量更重要。头围过大还可能与佝偻病、脑积水、巨脑回畸形等疾病有关,而有些疾病,如先天性脑发育不良、宫内弓形体感染、出生时严重窒息致脑缺氧等,将影响脑的正常发育,可造成小头畸形。

(9)胸围:胸围是平乳头绕胸一周的长度。胸围反映胸廓的容积以及胸部骨骼、胸肌、背肌和脂肪层的发育情况,并且在一定程度上表明身体形态及呼吸器官的发育状况。

胸围增长规律如下：新生儿出生时胸围比头围小 1～2 cm，约 32 cm，随着心、肺及胸廓骨骼的发育，胸廓、胸围逐渐增加，胸围很快超过头围，并于 1 岁半前后约等于头围，医学上将胸围与头围相等时称为"头胸交叉"，此后胸围一直超过头围并以每年递增 1.5～2 cm 的速度快速发育。

知识链接

头胸交叉

头胸交叉出现的早晚常被作为营养好坏的一个指标。在正常发育的情况下，头胸交叉的年龄在 1 岁半前后。头胸交叉的年龄越小，说明婴儿营养状况、发育情况越好，反之可能是营养不良或疾病等影响了婴儿的发育。

（10）上臂围：上臂围是指上肢自然下垂时，肱二头肌最粗处的肌肉、脂肪和骨骼的围度。上臂围说明皮下脂肪和肌肉厚度情况；在儿童期，肌肉和骨骼围度上的差异相对稳定，脂肪多少影响上臂围变化。因此，可以根据上臂围值间接反映脂肪变化来估计营养状况，用来筛选儿童营养不良。

2. 与婴幼儿体格发育相关的指标

（1）颅囟（囟门）：新生儿颅顶各骨骼尚未完全发育，骨缝间充满纤维组织膜，在多骨交接处，间隙的膜较大，称颅囟。囟门的存在有着极其重要的生理学意义，它可以使胎儿出生经过产道时改变头部的形状，避免发生颅内损伤，还可保证颅骨随大脑的发育而不断扩大。

颅囟主要有前囟（额囟）、后囟（枕囟）、蝶囟和乳突囟。婴幼儿主要有两个颅囟，即前囟和后囟。①前囟：位于颅顶部，它是额骨和顶骨形成的菱形间隙。出生时前囟对边中点连线 1.5～2 cm，外观看上去前囟门平坦或稍稍有些凹陷。在出生后数月随着头围的增长而变大，6 个月以后逐渐骨化而变小。正常健康婴幼儿一般前囟在 1～1.5 岁时就闭合了。②后囟：在脑后枕部有一个三角形的间隙，这是后囟。后囟在婴儿出生时就很小，有的已接近闭合，通常在出生后 6～8 个星期时就关闭了。

婴幼儿囟门异常发育有以下几种情况。①囟门鼓起：多因颅内压力升高所致，如伴有发烧、呕吐、烦躁不安等，多见于各种颅内感染；②囟门凹陷：因疾病或其他原因导致囟门向下凹陷，多见于急性脱水或者营养不良；③囟门早闭：多见于脑发育不良的小头畸形、补钙过量；④囟门迟闭：多见于骨骼发育及钙化障碍的佝偻病、呆小病。

（2）骨龄检测：骨龄是骨骼年龄的简称，借助于骨骼在 X 光摄像确定。通常拍摄左手手腕部的 X 光片，医生通过 X 光片观察左手掌指骨、腕骨及桡尺骨下端的骨化中心的发育程度，来确定骨龄。

骨龄评估能较准确地反映个体的生长发育水平和成熟程度。它不仅可以确定儿童的生物学年龄，而且还可以通过骨龄及早了解儿童的生长发育潜力以及性成熟的趋势，通过骨龄可预测儿童的成年身高，骨龄的测定还对一些儿科内分泌疾病的诊断（如性早熟）有很大帮助。

知识链接

骨化中心

成骨的过程有下述两种方式。

（1）膜内成骨：在纤维性结缔组织内，直接形成骨组织的类型，在部分头骨中可见到。按此类型所生成的骨称为结缔组织骨、膜骨等。

（2）软骨性骨化：首先形成软骨组织，再被骨组织所置换，是在大部分骨中能见到的类型。

骨化是指在纤维性结缔组织或软骨的基础上形成或转化成骨的过程。骨化不是在所有骨中同时进行的，首先是在一个或几个地方开始骨化，再逐次向周边扩展，这些最初发生骨化的部位称骨化中心。

1973年，Yerbrough等发现以手腕骨骨化中心数目确定学龄前儿童骨龄的方法，1447名危地马拉儿童和2130名美国儿童的手腕骨都有非常规律的骨化次序，使用这种骨化次序可评价某一儿童在这种骨化中心出现次序中的等级而得出骨龄。1964年瑞典的Elgelunark提出了以身体一侧骨化中心数量评价5岁以下儿童骨成熟度的方法。1937年由梁铎公布了手腕部骨化中心的观察结果，之后许多学者研究并制定了我国小儿骨龄的标准。

①腕骨骨化中心出现时间。

儿童上肢骨化中心出现和愈合时间如表3-4所示。

表3-4　儿童上肢骨化中心出现和愈合时间

名称	出现时间	愈合时间
舟骨	2.5～9岁	—
月骨	6个月～6岁	—
三角骨	6个月～4岁	—
豆骨	7～16岁	—
大多角骨	1.5～9岁	—
小多角骨	2.5～9岁	—
头骨	出生至6个月	—
钩骨	出生至6个月	—
掌骨	10个月～3岁	17～18岁
指骨（1排）	5个月～3岁	17～18岁
指骨（2排）	5个月～4岁	17～18岁
指骨（3排）	5个月～4岁	17～18岁
桡骨头	3～5岁	6～18岁
桡骨远端	1～2岁	20～22岁

②发育异常骨龄表现。

生物年龄（骨龄）与生活年龄的差值在−1～1岁的称为发育正常。

生物年龄（骨龄）与生活年龄的差值大于 1 岁的称为发育提前（简称早熟）。

生物年龄（骨龄）与生活年龄的差值小于－1 岁的称为发育落后（简称晚熟）。

（3）乳牙的发育。

人一生有两副牙齿，即乳牙（共 20 颗）和恒牙（共 32 颗）。

婴幼儿乳牙长出时间一般在 4～10 个月。12 个月尚未出牙可视为异常。乳牙出齐共 20 颗，出齐需要一年半到两年的时间。各个牙齿的发育时间虽然不尽相同，但每个牙齿都经过生长期、钙化期和萌出期 3 个阶段，缺一不可。

乳牙萌出的时间和顺序表如表 3-5 所示。

表 3-5　乳牙萌出的时间和顺序表

牙齿名称	萌出时间	萌出总数
下中切牙	4～10 个月	2
上中切牙	4～10 个月	2
上侧切牙	4～14 个月	2
下侧切牙	6～14 个月	2
第一乳磨牙	10～17 个月	4
尖牙	16～24 个月	4
第二乳磨牙	20～30 个月	4

婴幼儿乳牙萌出的时间存在着很大的个体差异，正常情况下，女孩比男孩牙齿钙化、萌出的时间早；营养良好、体质较好、体重较重的婴幼儿比营养较差、体质较差、体重较轻的婴幼儿牙齿萌出早。寒冷地区的婴幼儿比温热地区的婴幼儿牙齿萌出迟。乳牙从 6 岁开始陆续发生生理性脱落，到 12 岁左右就全部被恒牙所代替。

（4）脊柱的发育。

脊柱的生长反映扁骨的发育，1 岁内脊柱的生长快于四肢，以后生长速度落后于四肢。新生儿的脊柱是直的，3 个月能抬头，出现颈部脊柱第一个生理弯曲（前凸）；6～7个月会坐时，出现胸部脊柱的第二个生理弯曲（后凸）；1 岁左右会走时，出现腰部脊柱的第三个生理弯曲（前凸）。各种原因导致骨骼发育不良，站立、行走、写字等姿势不正确，会造成脊柱侧弯、驼背和鸡胸等畸形。

（二）其他年龄期的体格发育

1. 学龄前期的体格发育　学龄前期儿童体格发育各项指标增长有所减慢，身高每年平均增长 5～7 cm，体重每年增长 7～8 kg。以我国城市 6～7 岁组儿童为例，男童平均身高 120 cm，平均体重 22.5 kg；女童平均身高 118.9 cm，平均体重 21.6 kg。此期儿童的骨骼硬度较小，弹性非常大，可塑性强，是舞蹈、体操、武术等项目训练最佳时期，如果儿童长期姿势不正确或受到外伤，容易引起骨骼变形或骨折。

此期儿童的肌肉发育还处于不平衡阶段，大肌群发育早，小肌群发育还不完善，而且肌力差，特别容易受损伤。此期儿童跑、跳十分熟练，手部动作笨拙，一些比较精细的动作还不能成功完成。

2．学龄期的体格发育

（1）骨骼的发育：学龄期儿童体格逐渐增长，女孩 10 岁、男孩 12 岁前处于相对稳定的阶段，每年平均体重增长 2 kg，身高增长 5 cm 左右。学龄期骨的发育具备 2 个特点：①软骨多，骨干又短又细，骨化尚未完成；②骨的化学成分与成人不同，有机成分（主要是蛋白质）多，无机成分（钙、磷等无机盐）少，两者比例为 1：1，而成人则是 3：7，所以骨的弹性大且硬度小，不容易骨折但容易变形。

长骨远端（四肢和指、趾骨），骨化十分活跃，特别是下肢骨（腿、足）的生长速度又比其他部位要快。运动能促进骨发育，增加骨密度和促进身高增长。

（2）恒牙的发育：6 岁以后乳牙开始脱落换恒牙，先出第一磨牙，12 岁以后出第二磨牙，17 岁以后出第三磨牙（智齿），恒牙共 32 颗，一般于 20～30 岁出齐，也有终身不出第三磨牙者。健康的牙齿结构需要健康的身体和适当的营养摄入，包括蛋白质、钙、磷及维生素 C、维生素 D 等营养素和甲状腺激素。食物的咀嚼有利于牙齿发育。牙齿发育异常可见于外胚层发育不良与甲状腺功能低下等疾病。

3．青春期的体格发育　青春期是人体迅速生长、发育的关键时期，也是继婴幼儿期后，人生第二个生长发育的高峰。

（1）青春期的分期：

①青春前期：体格生长突增，出现身高突增的高峰，第二性征出现，一般持续 2～3 年。

②青春中期：性征发育期，以性器官、第二性征的迅速发育为特征，出现月经初潮（女性）或首次遗精（男性），持续 3～4 年。

③青春后期：性腺基本发育成熟，第二性征发育如成人；骨骺趋向完全融合，体格生长速度逐步减慢，直至骨骺完全融合后体格的发育逐渐停止。通常持续 3～4 年。

青春期发育的分期表如表 3-6 所示。

表 3-6　青春期发育的分期表

分期	年龄/岁 女	年龄/岁 男	持续时间/年	特点	形态表现	性的发育
青春前期	9～11	11～13	2～3	生长突增	身高突增的高峰	第二性征出现，骨盆逐渐增宽，乳腺发育
青春中期	12～16	13～18	3～4	性征发育	生长减速	第二性征全部出现，月经初潮（女性）、遗精（男性）出现
青春后期	17～21	19～24	3～4	基本成熟	生长停止	第二性征发育完成，性腺成熟

（2）青春期的体格发育特点：

①生长突增：体格生长加速，以身高为代表的形态指标出现第二次生长突增。从表 3-6 中可以看出，女孩身高突增的高峰年龄为 9～11 岁，男孩身高突增的高峰年龄为 11～13 岁。

知识链接

生长突增

医学上将青春期开始阶段生长速度突然加速的现象称为生长突增。由于内分泌的作用，少儿的体格发育及骨骼发育速度迅速加快，身高的生长突增的出现是进入青春期的信号。

判定方法如下。

（1）早期：①豌豆骨骨化中心刚出现；②桡骨远端及各掌指骨的骨骺与相应干骺端等宽。

（2）高峰期：①拇指内侧种籽骨已出现；②桡骨远端及掌指骨骺宽于相应干骺端并覆盖，骺线变窄；③第一掌指骨骺与干骺端开始融合。

（3）后期：第二、三指末节指与干骺端开始融合。

预测初潮时间：若种籽骨较大，第一掌骨及第二、三指末节指骨基本融合，则6个月内初潮发生的可能性大，反之，半年内一般不会发生初潮。

②发育顺序：青春期身体各部位体格发育呈向心性，即身体各部突增顺序为从远端到近端发展。如肢体生长早于躯干，脚长最先加速增长，也最早停止增长，脚长加速增长6个月后，小腿开始增长，然后是大腿；上肢突增稍晚于下肢，其顺序是手—前臂—上臂；最后是躯干加速生长。由于这一生长特点，青春期出现长臂、长腿不协调的体态，但这是暂时的，随着躯干长度及各部横径的增长，各部比例将恢复正常。可利用脚长先期突增及先期停止生长的特点预测身高。

③体型的差异：在进入青春期后，由于受到性激素的调节，造成男性和女性的身高、体脂及体重出现性别差异，使得男性和女性具有不同的体型。男性较高，肩部较宽，肌肉发达结实；女性较矮，臀部较宽，身材丰满。

④骨骼发育：骨骼发育是体格发育的重要组成部分，人体许多形态指标的大小都取决于骨骼的发育状况。可用骨龄来判断骨骼的发育程度。骨龄可更好地反映机体的成熟程度。通过骨龄可预测成年身高、月经初潮的时间，并协助诊断某些疾病。

青春期时在儿童骨发育的基础上，已经出现的骨化中心继续发育，并出现新的骨化中心，各骨化中心相继钙化或与骨干的干骺端愈合。长骨骨干与骨骺完全愈合，女性在15～16岁，男性在17～18岁，椎骨体与骨骺要到20岁以后才能完全愈合。

二、体能发育

1. 概念 体能是通过力量、速度、耐力、协调、柔韧、灵敏等运动素质表现出来的人体基本的运动能力，是运动员竞技能力的重要构成要素。体能水平的高低与人体的形态学特征以及人体的机能特征密切相关。人体的形态学特征是其体能的质构性基础，人体的机能特征是其体能的生物功能性基础。

2. 分类 学者龚忆琳认为，体（适）能可分为竞技体（适）能和健康体（适）能。竞技体（适）能即运动体能，特指运动员为追求在竞技比赛中创造优异运动成绩所需的体（适）能。健康体（适）能是指为促进健康、预防疾病和增进日常生活工作效率所需的体

（适）能，包括心肺耐力适能、肌力适能、肌耐力适能、柔韧性适能、适当的体脂百分比。

3. 与体能发育有关的要素

（1）心血管耐力：心、肺、血管去运输含氧的血液给正在工作的肌肉进行能量新陈代谢的能力。

（2）肌肉强力与耐力：前者是全力做阻力运动的能力，后者是长期肌肉重复收缩的能力。

（3）柔韧性：利用肌肉在整个范围内运动的能力。

（4）敏捷性：大小肌肉群的可操作性与协调性。

（5）力量：它被定义为力乘以距离除以时间。

（6）平衡性：运动中保持平衡的能力。

4. 体能的正常发育规律　反映体能肌力的常用指标是握力和背肌力。握力用于表示手及臂部肌肉的力量，青春期时，男性可增长 25～30 kg，年增长 4～10 kg；女性增长 15～20 kg，年增长 2～5 kg。男性握力值始终高于女性，随年龄增长性别差异增大。背肌力具有相同趋势。力量素质的发展也有一个增长较快的敏感期，男性的力量素质在 15～16 岁增长速度最快；女性的力量素质在 7～10 岁增长速度较快。耐力素质随年龄的增长而增长，7～9 岁提高最快，18～19 岁达最高值，20 岁以后增长速度明显下降。就速度素质而言，一般认为反应速度的发展敏感期是 7～14 岁。人体在肌肉活动中所表现出的力量、速度、灵敏性及柔韧性，统称为运动能力。青春期运动能力的发育有明显的阶段性和性别差异。男性的快速增长期为 7～15 岁，15～20 岁增长趋缓，20～25 岁达一生中的最高峰；女性的快速增长期为 7～12 岁，但在 13～16 岁部分女性增长可停滞或下降，16～20 岁又可出现缓慢增长。在青春期，男性各项运动指标均高于女性，并随着年龄的增长差距增大，形成性别间运动能力的差别。但女孩在柔韧性、协调性及平衡能力方面往往比男孩更具有发展潜力。各项运动能力的发育顺序大致如下：速度、耐力、腰腹肌肌力先发育，其后是下肢爆发力，较晚的是臂肌静止耐力。

第二节　影响体格发育的因素及异常发育

一、影响体格发育的因素

人体的生长发育是个体先天遗传因素和后天环境因素相互作用的结果，也是机体在外界环境中遗传性和适应性矛盾统一的过程。

1. 遗传因素　遗传是指经由基因的传递，使后代获得亲代的特征。遗传的物质基础是染色体上的基因。遗传是影响体格发育的重要因素，个体生长发育的特征、潜力、趋向、限度等都受父母双方遗传因素的影响。

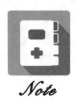

知识链接

靶身高

儿童的身材受到其双亲身高的影响,根据双亲身高计算儿童的遗传身高(或称为靶身高)已在临床上得到广泛应用。CMH(the corrected mid-parental height)法,即父母平均身高加上 6.5 cm 为男孩靶身高,父母平均身高减去6.5 cm 为女孩靶身高。该方法从 20 世纪 70 年代起被普遍使用,具体公式如下。

男孩身高=(父亲身高+母亲身高+13)/2±8 cm

女孩身高=(父亲身高+母亲身高-13)/2±8 cm

部分学者通过研究,提出了新的靶身高计算方式,即 FPH(the final height for parental height)法,经国内部分地区验证,证明该方法更为准确、合理,因而目前已经替代前面所说的 CMH 法。FPH 法的公式如下。

男孩身高=45.99+0.78×(父亲身高+母亲身高)/2±5.29 cm

女孩身高=37.85+0.75×(父亲身高+母亲身高)/2±5.29 cm

需要指出的是,预测成年身高最准确的方法是通过准确评估骨龄后预测。骨龄大于年龄,后期生长空间会较小,成年身高会较低;骨龄小于年龄,则后期生长空间会较大,成年身高可能较高。

2. 孕母情况 胎儿在子宫内的发育受孕母的生活环境、营养、情绪和疾病等各种因素的影响。营养首先是决定胎儿生长的最重要环境因素,营养比例恰当,可为胎儿提供良好适宜的生活环境。孕母严重营养不良可引起流产、早产,以及胎儿体格生长和脑发育迟缓,对小儿出生后的体格生长有重要影响。其他如妊娠早期的病毒性感染可导致胎儿先天畸形,孕母受到某些药物、放射线辐射、环境毒物和精神创伤等影响,可导致胎儿发育受阻。

3. 性别 男女生长发育各有不同,女性青春期开始时间比男性早 1~2 年,其语言、运动发育也略早于男性等。因此评估小儿生长发育水平时应分别按男女标准进行。

4. 后天营养因素 儿童及青少年的生长发育必须有完善的营养,充足和调配合理的营养可使生长潜力得到最好的发挥。出生后营养不良,特别是出生后头两年的严重营养不良,将使体重、身长及各器官发育,特别是脑和骨骼系统的发育受到很大影响。长期的营养不良可影响骨骼的成熟程度和长度,导致骨骺愈合时达不到应有的长度而造成体格矮小。

5. 疾病 疾病对体格发育的影响十分明显,通常患儿身高、体重都会比同龄儿童低。如急性感染常使体重减轻,慢性疾病则不仅影响体重也干扰身高的生长;内分泌疾病常引起骨骼生长和神经系统发育迟缓。

6. 自然环境和家庭生活环境 良好的自然环境和家庭生活环境都是促进体格生长发育到最佳状态的重要因素。自然环境包括新鲜的空气、充足的阳光、清洁的水源,还包括良好而有规律的生活习惯,如充足的睡眠(生长发育旺盛期的儿童在睡眠时会分泌大量生长激素,刺激体格生长发育)益于体格生长。

7. 体育锻炼 体育锻炼是促进生长发育和增强体质的重要方法。在合理的营养条件下,进行适度的体育锻炼对身体的生长发育有促进作用。

二、异常发育

(一) 矮小症(生长迟缓)

一般来说,如果在相似环境下,同种族、同性别、同年龄患者的身高低于正常人群平均身高两个标准差以上就能诊断为矮小症。儿童身高增长速度也可以作为一个评判标准:3 岁以下婴幼儿增长速度小于每年 7 cm;3 岁至青春期前,增长速度小于每年 3 cm;青春期增长速度小于每年 5 cm,这些都属于身高增长缓慢。常见病因如下:①营养障碍;②家族性矮小;③全身疾病引起的矮小;④生长激素缺乏症(骨龄<2 年)、性早熟及因骨龄提前而减损的成年身高;⑤先天性遗传疾病、代谢疾病;⑥甲状腺功能低下、生长激素缺乏、先天性卵巢发育不全、特发性矮小等;⑦精神因素。

(二) 儿童单纯性肥胖症

单纯性肥胖是指并非由于其他疾病或医疗的原因,仅仅是由于能量摄入超过能量消耗而引起的体内脂肪积聚过多的一种营养障碍性疾病。单纯性肥胖占肥胖的 99％左右;有明显病因者为继发性肥胖,占 1％左右。其中,轻度肥胖为超过标准体重20％～30％;中度肥胖为超过标准体重 30％～50％;重度肥胖为超过标准体重 50％以上。

肥胖已成为人类面临的一个严重的公共健康问题。目前我国肥胖者已超过 9000万人,超重者高达 2 亿人。专家预测,未来 10 年,中国肥胖人群将会超过 2 亿。肥胖不但会导致糖尿病、高血压、癌症等诸多疾病,还会使人早逝。

儿童肥胖症已日益成为影响人类健康的一种全球性流行病。其潜在危害性及并发症所带来的后果非常严重。在我国,肥胖儿童的人数在过去的 15 年里增加了近 28倍,其中 7 岁以下的儿童有近 1/5 超重,7％是肥胖儿童。

儿童肥胖不仅可以延续到成人期,现在还发现过去一直认为只有在成人期特有的慢性病,如高血压、糖尿病、血脂异常等,已经在超重肥胖儿童中出现,并且比例也越来越高。同时,肥胖还会给儿童带来心理上的负面影响,如学习能力下降,出现自卑、缺乏自信、抑郁、焦虑等异常心理。常见病因如下。

1. 饮食因素 ①进食过多、营养过剩。②嗜食热量高、营养低的"垃圾"食物。③微量营养素缺乏。人体在能量代谢和脂肪转化为能量消耗的过程中,需要多种营养素的参与才能完成,如铁、钙、锌等。即使主食吃得不多,零食吃得过多也会导致热量过剩,脂肪储存增加而消耗过少,也会引起肥胖(微量营养素缺乏的原因,主要是长期的偏食、挑食或食谱过窄)。

2. 运动因素 活动时间少,能量消耗少而致肥胖。

3. 遗传因素 父母均肥胖者,子代肥胖率为 70％～80％;父母之一有肥胖者,子代肥胖率为 40％～50％;双亲均为不肥胖者,子代肥胖率约为 10％。

知识链接

肥胖基因 FTO

2007 年英国研究人员对大约 3.9 万名欧洲人进行研究之后宣布,他们在世界上首次确认了一个与肥胖相关的等位基因,拥有这种基因的人如果两个副本都发生变异,其肥胖的概率最高可超出正常人的 70%,他们将此基因称之为 FTO。

FTO 基因会抑制新陈代谢,降低能量消耗效率,导致肥胖。德国杜塞尔多夫大学科学家乌尔里希·吕特尔等人选取一些实验鼠,抑制它们体内 FTO 基因的作用。他们把这些老鼠与 FTO 基因正常的老鼠进行对比,结果发现,它们虽然吃得很多,不爱活动,却比其他老鼠瘦。研究人员认为,FTO 基因能抑制新陈代谢,使人行动迟缓,抑制能量转化成热量释放出来。有该遗传因素的肥胖者的特点为自幼肥胖,食欲良好,大部分有喜吃甜食及肥腻食品的习惯。

4. 精神因素 有的儿童因精神压力大(如亲属伤亡、父母离异、学习成绩差等),而以吃食物作为解除紧张、烦恼、挫折、厌烦、无聊的手段,从而获得心理上的安慰或补偿,因此导致肥胖。

5. 其他 不良社会风尚或传统偏见也可能导致儿童肥胖,如父母认为"胖孩子才是健康的孩子",就会使孩子饮食过量。

第三节　体格发育的评定

体格发育一般从发育水平、生长速度和身体匀称 3 个方面进行评定。常用的体格生长发育指标有体重、身高(长)、坐高(顶臀长)、头围、胸围、上臂围、身体比例与匀称性等。应使用统一、准确的工具或方法,测量各项发育指标。为了确定个体和群体儿童的生长是否正常,需要提供生长的客观数据以供比较,即参照值。我国目前常用九市城郊正常儿童体格发育衡量数据(7 岁以下)和全国学生体质与健康调研数据(7 岁以上)作为参照值评价个体与群体儿童的生长状况,也常采用世界卫生组织推荐的国际生长标准(NCHS/WHO)对群体儿童进行国家间或国际上的比较。

1. 发育水平(横向评定) 发育水平是指某一年龄段,儿童某一体格生长指标与该人群参考值比较所达到的程度。可了解群体儿童体格生长发育状况和个体儿童体格生长所达到的水平,通常用均值离差法表示。体重是衡量体格发育和营养状况最重要的指标。我国正常新生儿的平均出生体重为 3.20～3.30 kg,一般男婴比女婴重 100 g。出生时身长平均为 50 cm,城乡差别不大,男婴较女婴略长。

2. 生长速度(纵向评定) 生长速度是通过定期、连续测量某项生长指标,获得该项指标在某一年龄段增长情况与参与人群值进行比较,多用于评定个体儿童。通常用百分位和曲线图表示。当变量值呈非正态分布时,用百分位数法表示比均值离差法更能准确地反映实际情况。用曲线图连续观察儿童的生长速度,方法简便,不但能准确反映儿童的发育水平,还能对儿童某项指标的发育速度进行准确、连续、动态的追踪观察,如儿童体重变化曲线。

3. 身体匀称度(两两指数评定)　身体匀称度常用指数法、相关法表示,可反映体重、身高、胸围、上臂围等指标之间的关系。指数法可根据不同目的和要求进行评定,如判断是否有胖或瘦的倾向,可选择 Kauo 指数;身体比例不正常,可用身高、坐高指数。指数法常用于研究工作、教学以及体格生长判断有困难时。体重质量指数:BIM =体重(kg)/身高的平方(m²),是判断肥胖与否的一个重要指数。相关法是将身高、体重、胸围、上臂围等多项指标实测值结合起来,进行体格生长综合评定,了解被评定者的体型,但不能反映儿童的生长速度,也较烦琐。

我国每 5 年都要进行一次人口的身高、体重的普查,然后据此做出一些同种族、同年龄、同性别儿童正常的身高、体重等量表。用这些量表表示同种族、同年龄、同性别人群的一个正常的生长发育规律并以此作为正常标准衡量身高、体重的生长发育是否在正常范围。

(乔　琛)

能力检测三

一、选择题

【A1 型题】

1. 身高受(　　)的影响最大。

A. 性别　　　　　B. 种族　　　　　C. 地区　　　　　D. 生活水平　　　E. 遗传

2. 正常健康小儿前囟约半数闭合时间为(　　)。

A. 0.5~1 岁　　B. 1~1.5 岁　　C. 1.5~2 岁　　D. 2~2.5 岁　　E. 2.5~3 岁

3. 进入青春期最先出现的是(　　)。

A. 月经初潮或首次遗精　　　　　　　　B. 身长突增

C. 阴毛、腋毛等毛发改变　　　　　　　D. 体型变化

E. 阴囊或乳房增大

4. 老年人的肌肉占体重的(　　)。

A. 24%~26%　B. 42%~44%　C. 35%~40%　D. 20%~24%　E. 15%~20%

5. 下列关于学龄前期儿童运动系统的发育,不正确的叙述是(　　)。

A. 学龄前期儿童身高每年平均增长 5~7 cm

B. 学龄前期儿童体重每年平均增长 7~8 kg

C. 学龄前期儿童骨硬度较大,弹性非常小

D. 学龄前期儿童跑、跳十分熟练

E. 学龄前期儿童手的动作笨拙

6. 学龄期儿童骨的有机成分与无机成分比例为(　　)。

A. 1∶1　　　　B. 3∶5　　　　C. 2∶3　　　　D. 3∶7　　　　E. 2∶5

7. 老年人骨中含无机盐比例为（　　）。

A. 50% B. 62% C. 80% D. 70% E. 40%

8. 反映体能的肌力常用指标是（　　）。

A. 捏力 B. 握力 C. 背力

D. 耐力 E. 握力和背肌力

9. 男性的力量素质在（　　）增长速度最快。

A. 15～16 岁 B. 20～25 岁 C. 25～30 岁 D. 18～25 岁 E. 20～22 岁

10. 女性的力量素质在（　　）增长速度较快。

A. 13～16 岁 B. 15～18 岁 C. 7～10 岁 D. 18～20 岁 E. 20～22 岁

11. 反应速度的发展敏感期一般认为是在（　　）。

A. 13～16 岁 B. 7～14 岁 C. 7～10 岁 D. 15～18 岁 E. 18～20 岁

【B2 型题】

题 12～15 共用备选答案。

A. 6～7 岁 B. 7～8 岁 C. 9～11 岁 D. 10～12 岁 E. 12～13 岁

F. 11～12 岁 G. 13～17 岁 H. 17～22 岁

12. 上颌第二前磨牙出现的年龄为（　　）。

13. 下颌尖牙出现的年龄为（　　）。

14. 上颌中切牙出现的年龄为（　　）。

15. 下颌第三磨牙出现的年龄为（　　）。

【X 型题】

16. 青春期生长发育的特点应包括（　　）。

A. 男孩身高增长高峰约早于女孩 2 年

B. 男孩身高增长高峰约晚于女孩 2 年

C. 男孩每年身高增长值大于女孩

D. 在青春期前的 1～2 年生长速度略有减慢

E. 在青春期后的 1～2 年生长速度略有减慢

17. 与体能发育有关的要素包括（　　）。

A. 心血管耐力 B. 肌肉强力与耐力 C. 柔韧性

D. 敏捷性 E. 平衡性

18. 体格发育评定包括（　　）。

A. 智商 B. 发育商 C. 发育水平 D. 生长速度 E. 身体匀称度

19. 儿童体重的增长为（　　）。

A. 出生后 3 个月时的体重约等于出生时体重的 2 倍

B. 出生后 3 个月时的体重约等于出生时体重的 3 倍

C. 2～10 岁每年增长约 2 kg

D. 2～10 岁每年增长约 3 kg

E. 非等速增长

20. 预测身高的指标有（　　）。

A. 脚长 B. 头围

Note

C.骨骼年龄（骨龄）　　　　　　　　　D.初潮

E.父母身高

21.运动发育评定包括（　　　）。

A.格塞尔发育诊断量表　　　　　　　　B.贝利婴儿发育量表

C.康纳斯父母症状问卷　　　　　　　　D.瑞文渐进模型测验

E.粗大运动功能评定量表

22.老年骨质疏松症临床主要表现为（　　　）。

A.腰痛　　　　　　　　　　　　　　　　B.记忆力减退

C.双上肢运动笨拙　　　　　　　　　　D.肌无力

E.定向障碍

二、名词解释

1.颅囟

2.骨龄

3.体能

三、简答题

1.简述与婴幼儿体格发育相关的指标。

2.简述婴幼儿期体格发育常用的指标。

3.简述青春期体格发育的特点。

第四章　感觉感知发育

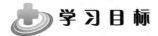

学习目标

1. 掌握婴幼儿期感觉感知发育的特点。
2. 熟悉感觉感知发育的影响因素及异常发育。
3. 了解感觉感知发育的评定方法。

知识链接

感觉剥夺实验

1954 年,加拿大心理学家首先进行了"感觉剥夺"实验。实验中给被试者戴上半透明的护目镜,使其难以产生视觉;用空气调节器发出的单调声音限制其听觉;手臂戴上纸筒套袖和手套,腿脚用夹板固定,限制其触觉。被试者单独待在实验室里,几小时后开始感到恐慌,进而产生幻觉……在实验室连续待了三四天后,被试者会产生许多病理心理现象:出现错觉、幻觉,注意力涣散,思维迟钝,紧张、焦虑、恐惧等,实验后被试者需数日方能恢复正常。

这个实验表明,大脑的发育,人的成长成熟是建立在与外界环境广泛接触的基础之上的。只有通过社会化的接触,更多地感受到和外界的联系,人才能拥有更多的信息,从而更好地发展自己。

第一节　概　　述

一、感觉的概念

感觉是指客观事物的个别属性在人脑中的直接反映。人们通过感觉,可以从外部世界,也可以从自身内部获取信息,从而能够知道外部事物的不同属性,也能知道身体所发生的变化。根据获取信息来源的不同,人类感觉可以分为 3 类,即远距离感觉、近距离感觉和内部感觉。远距离感觉包括视觉和听觉,提供位于身体以外具有一定距离处的事物的信息。近距离感觉提供位于身体表面或接近身体的有关信息,包括味觉、嗅觉和触觉。内部感觉的信息来自身体内部,机体觉告诉我们内部各器官所处状态,如饥、渴、胃痛等;本体觉感受身体运动与肌肉和关节的位置;前庭觉由位于内耳的感受器传达关于身体平衡和旋转等信息。

感觉产生的过程是人们的感觉器官对各种不同刺激能量的觉察,将它们转换成神经冲动并传往大脑特定部位产生相应感觉的过程。例如,眼睛将光刺激转换成神经冲动,耳朵将声音刺激转换成神经冲动,传入大脑的不同部位,就引起不同的感觉。

不同感觉虽然收集的信息不同,产生它的构造不同,但作为一个加工系统,它的活动基本上包括以下3个环节。感觉活动的第一步是收集信息。感觉活动的第二步是转换能量,即由感受器负责把传入的能量转换为神经冲动,这是产生感觉的关键环节,不同感受器上的神经细胞是不同的,它具有专门化的特点,即它只对某一种特定形式的能量发生反应。感觉活动的第三步是将感受器转换的神经冲动经过传入神经的传导,将信息传到大脑皮层,并在复杂的神经网络的传递过程中,对传入的信息进行有选择的加工。最后,在大脑皮层的感觉中枢区域,被加工为人们所体验到的具有各种不同性质和强度的感觉。

二、知觉的概念

知觉是指客观事物的各个部分及其属性在人脑中的整体反映,如空间知觉、时间知觉、运动知觉、社会知觉等,它们建立在多种感觉的基础上,是多种感觉互相联系和活动的结果,也被称为意识化的感觉。知觉具有整体性、恒常性、选择性和理解性等基本特征,在很大程度上依赖于主体的态度、知识和经验。

一切高级复杂的心理现象都是在感觉和知觉的基础上产生的,可以认为感觉和知觉是人类认识世界的开始,也是获取知识的源泉。

第二节　感觉感知发育规律

一、视感知发育

人体接收的信息(包括图像和文字)有80%来自视觉。视觉系统是在出生以后才开始发育。人的眼睛能看到物体并区分颜色,是因为物体会发光或者反射光。所以,光是产生视觉的基础,也是色觉的基础。

眼球运动的自由控制在出生后6个月左右完成。视觉功能首先发育,1岁左右接近成人,进而引导了精细运动能力的发展,并使其更加精细准确,更为协调迅速。视觉发育过程包括视觉定位、注视、追视、视线转移等。因此,1岁前是视觉发育的黄金时期。

视知觉包括视觉动作整合(手眼协调)、视觉分析技巧(针对视觉信息进行处理)以及空间视知觉(分辨自己与周围环境的相对关系)。

0～2个月:婴儿出生时,视力不到0.1,可看到30 cm以内近距离的物体,喜欢注视人的脸孔,对亮与暗的视觉反差很敏感,移动中的物体能吸引其注意力。

3个月:眼睛看远、看近的调节能力发展完成,有视线转移能力,即从注视一个物体转向注视另一个物体。

4个月:双眼对焦产生立体感。对光谱的感受度已接近成人的水准,能看出红、蓝、绿、黄等类别色彩。

5个月:视力进展到0.3。

1岁:视觉对比的敏感度达到成人的水平。

3岁:视力达到1.0。

5岁:眼球灵活运转能力达到成人水平。

7~11岁:视觉追踪能力随阅读而发展。

二、听感知发育

人的听力开始得很早,甚至起始于胎儿期。近年来,儿童早期教育研究者认为,胎儿在母腹内已有听觉,早期听觉刺激是胎教的主要方法之一。在有了听觉之后,婴儿就要不停地听,只要落在他的听觉范围内,他便收入耳内产生听觉,传入大脑,留下痕迹,一直到入睡为止。听觉不仅能使婴儿辨认周围环境中的多种声音,而且凭此掌握人类的语言,婴儿期是儿童语言发展最迅速的时期,因此,听觉的发育在这个时期具有更重要的意义,对语言的形成有绝对的影响。

胎儿4个月:能听到母亲体内的声音。

胎儿5个月:能听到母亲体外的声音。

新生儿:天生偏好语音,尤其是母亲的语音。

婴儿1个月:具备辨别音素、揣摩发音部位及发音方式的能力。现在一般认为,新生儿已能对某些声音产生反应,但明显的听觉集中在3个月时才清楚地表现出来,即能感受不同方位发出的声音,并把头转向声源。

婴儿3~4个月:已能对悦耳的音乐表现出愉快,对强烈的声音表示不安。

婴儿6个月:已经能够辨别出音乐中的旋律、音色、音高等方面的不同,并初步具备协调听觉与身体运动的能力。

婴儿6~12个月:会辨识声母。习惯韵母后,即形成听知觉恒常。

三、触感知发育

触觉在人类感觉系统功能中占有很重要的位置。覆盖在人体表面的皮肤厚0.2 cm,其间布满触觉感受器,分散于表皮层、真皮层及皮下组织等处,以感知自己身体及外在环境的信息。由于皮肤的表面积很广,故触觉系统是最大的感觉神经系统。胎儿在子宫内的感觉体验,出生时通过产道的感觉体验,出生后与外界的温度、事物以及和他人皮肤接触的感觉体验等,都对提高其神经系统的功能起着重要的作用。

触觉的感受性可能由于外在环境因素的不同或内在心理状态的差异而有所改变。在身体的不同部位,触觉感受性的敏锐度也有差异。触觉的适应性中以触压觉最容易适应,痛觉无适应性。

在其他感觉开始运作前,胎儿的触觉已首先发挥作用。胎儿2个月时,唇部出现最原始的感觉细胞——末梢神经小体。如果碰触婴儿唇部,会出现规避反射。4个月时,上唇和舌头被触摸,则出现吮啜动作;如果手心被碰触,出现抓握反射;如果碰触脚底,脚趾会动,膝和髋关节出现屈曲动作;7个月时则会吸吮拇指。

新生儿的触觉已经很发达,刺激身体的不同部位会有不同的反应,尤其是手掌、脚掌、前额、嘴唇对刺激反应很敏感。

婴儿的防御反应很强,识别反应刚开始发展。婴儿对触觉的接收经常与其他感觉混淆,此即共感现象。所以为婴儿做按摩时,需同时对他说话,因为声音会增加婴儿对触感的感受性。

幼儿会走路之后喜欢把玩东西,触觉辨识能力快速发展。这个阶段幼儿将触摸印象与视觉影像配对,建立正确的形状知觉。此阶段触觉防御系统与辨识系统同等重要。

学前儿童喜欢玩各式玩具,辨识系统发展终于超过防御系统,学习能力有突破性进展,如用双手比较两个体积相同而重量不等的物体。在蒙住眼睛的情况下儿童手的触摸运动的特点随年龄变化而变化,3～4岁时触摸动作还跟玩弄物体不大能分开,4～5岁时也不能较好地进行探索性的触摸活动,6～7岁时才出现细微的触摸动作。以上特点与4～5岁儿童小关节(指、腕)活动的进步不显著有关。

四、前庭觉发育

前庭觉是影响婴幼儿成长和学习发展最重要的能力之一。

前庭感受器位于内耳的半规管与耳石器官内,功能在于感知头与地面的关系,以便及时平衡身体,免于跌倒;或在跌倒的瞬间调整头与地面的角度,以避免撞击头部,把伤害降到最低。由于前庭平衡的关系,前庭觉的成熟与否和平衡感关系密切。前庭也几乎包括了所有和语言发展相关的器官。前庭觉是大脑功能分化的守护神,特别是在3岁前后的左右脑功能分化。

前庭系统是所有感觉系统中最早发育的,约在妊娠1个月就开始发育。

胎儿2个月:内耳半规管已大约成形,神经纤维开始连接,部分展开运作。

胎儿5个月:神经髓鞘开始生长,此为神经逐渐成熟的指标。

胎儿6个月:半规管已有成人的尺寸,前庭核也开始与小脑连接。

出生1～3个月:婴儿能感受到自己身体和重力带来的感觉,并出现相当多的顺应性反应。如果婴儿感受到重力,则会出现强而有力的抗拒感,从中学习顺应重力的刺激,并促使前庭和大脑产生相关反应,促使肌肉产生收缩、放松与协调,如让婴儿趴着,他会抬头。

出生4～6个月:4～5个月的婴儿头部就非常有力,已经可以抬头和转头了。到了6个月大,趴着时由于神经系统对重力显得特别敏感,促使婴儿同时抬头、抬胸,并将手臂和腿抬离地面,仅依靠肚子来平衡全身做出像飞机起飞形态的俯卧伸展姿势。其实,如果抱起婴儿,摇晃、翻转身体以及到处移动,这些强烈的重力和移动的感觉,能令他感到快乐。而如果受到重力、视觉指引和身体移动的影响,婴儿同时也会产生肌肉反应,如可独立坐一会儿而不会失去平衡。

出生7～9个月:前庭觉自出生就一直发挥功能,帮助婴儿由仰卧翻转成俯卧的头颈直立反射动作(引发这种反射动作的感觉,来自重力以及头颈部肌肉和关节的感觉),到了6～8个月大时,开始协助婴儿由俯卧转换至趴着的姿势,使婴儿能移动身体,并在移动之间学习空间结构和距离概念。

出生10～12个月:此时期的婴儿已经可以爬得更远了,并且和四周的环境产生更密切的关系。骨骼成长到足以支撑身体和头部的力量,肌肉也具有协调动作和计划动作的能力;同时婴儿可以倚靠前庭协调肌肉关节、本体觉和视觉,来支撑和控制一切的重力和移动,促使婴儿开始站起来,学习用双脚来支撑与平衡身体,并练习跨步来走路。

知识链接

前庭系统与其他神经系统的关系

(1) 前庭系统与视觉系统。

人在凝视时,需要头颈稳定不动;追视移动目标时,需要头颈稳定地移动,如此捕捉的影像才会清晰。前庭系统将地心引力的强弱信息提供给视觉系统,形成远近、高低、前后、左右等方位概念,此即空间视知觉。

(2) 前庭系统与听觉系统。

这两个系统的接收器都在内耳,并合为第八对脑神经,彼此在功能上相辅相成。

(3) 前庭系统与本体感觉系统。

前庭刺激引发肌肉张力提高,带动肌腱、韧带、骨骼与关节做出平衡动作,并维持姿势。前庭平衡觉与本体感觉的信息整合,能够掌握四肢在三维空间的位置,形成有意义的身体知觉。

前庭系统在脑部发挥着基础功能,因此对于健康成人,前庭系统默默地运作,让当事人根本忽略它的存在。但对于成长中的婴幼儿来说,前庭系统在整体发展中扮演着催化剂的角色,不容忽视。

随着人体的老化,前庭系统的功能会逐渐退化。中老年人为了应对前庭反应的迟钝,动作要放缓,以避免因眩晕导致跌倒等意外。

总之,前庭系统负责及时探测地心作用力的强弱,是保护头部免受伤害的第一道防线。

五、本体觉发育

主司本体感觉神经的中枢位于大脑顶叶,专门了解肢体在空间的位置、姿势和运动的情况。本体觉的感受器位于肌肉组织和关节内,能感知肌肉伸展或收缩的状态,了解各处关节角度的变化,并能转化为神经冲动,快速传达到脊髓,往上送达大脑顶叶而产生本体感觉。

婴幼儿正值动作发育的黄金期,理应活泼好动。如果过于不爱活动,又常常发生异常情况,父母与老师应及时求教于职能治疗师,积极配合治疗,情况会得到很大改善。

六、嗅觉发育

嗅觉是一种凭直觉反应的感觉。当吸气时,空气中的气味借鼻黏膜上的感受器,由嗅觉神经传送到大脑颞叶的海马回,此即嗅脑。对人类而言,嗅觉扮演着保卫身体及繁衍种族的主要任务。女性在生理期与性兴奋时,荷尔蒙会分泌产生特殊的体味,以吸引异性,达到繁衍后代的目的。

在母亲哺乳的过程中,婴儿得以近距离认识母亲的体味,而且他们偏好此熟悉的气味。母亲不在身边,婴儿哭闹不休时,可将留有母亲体味的衣服放在婴儿的枕头下,帮助其安眠。

七、味觉发育

味觉可以使我们感受到苦、甜、咸、酸等味道。例如:吃药的时候,我们会觉得苦而难以下咽;如果味觉告诉我们某个东西是有害的,我们就会立刻把它吐出来。

味蕾由舌头表面的细胞分化而成,用来辨别味道。不同位置的味蕾分辨的味道不同:舌尖辨别甜味;舌前段两侧边对咸味敏感;舌后段两侧边感觉酸味;舌根分辨苦味。

如果味觉出现问题,则会影响一个人的饮食习惯和营养状况,这些问题的出现是导致挑食和厌食的原因。

八、空间知觉发育

1. 方位知觉　儿童 3 岁时已能辨别上下方位,4 岁时已能辨别前后方位,5 岁时开始能以自身为中心辨别左右方位,6 岁时已能完全正确地辨别上下前后 4 个方位,但以自身为中心的左右方位辨别能力尚未完善。

2. 深度知觉　吉布森等创设了"视觉悬崖"试验,通过试验发现,6 个月婴幼儿具有深度知觉,但无法判断深度知觉是先天的还是在 6 个月之间学会的。

九、时间知觉发育

婴儿最早的时间知觉主要依靠生理上的变化产生对时间的条件反射,也就是人们常说的"生物钟"所提供的时间信息而出现的时间知觉。例如,婴儿到了吃奶的时候,会自己醒来或哭喊,这就是婴儿对吃奶时间的条件反射。以后逐渐学习借助于某种生活经验(生活作息制度、有规律的生活事件等)和环境信息(自然界的变化等,如幼儿知道"天快黑了,就是傍晚""太阳升起来就是早晨"等)反映时间。学前晚期,在教育影响下,儿童开始有意识地借助计时工具或其他反映时间的媒介认识时间。但由于时间的抽象性特点,幼儿知觉时间比较困难,水平不高。

十、物体知觉发育

10～12 周婴儿已有了一定程度的大小恒常性。3 岁时一般已能判别图形大小,但完全不能判别不相似的图形(如三角形和正方形)的大小,即使到 6 岁也很困难。幼儿判别大小的能力随年龄增长而提高。幼儿判别大小的方法是按照从简单的目测到多方面的比较再到借助中介物的顺序发展的。

儿童辨认形状的能力随年龄增长而迅速发展。儿童在辨认物体形状时配对最容易，指认次之，命名最难。儿童掌握各种形状自易到难的次序是：圆形、正方形、三角形、长方形、半圆形、梯形和菱形等。一般在2～3岁时就能辨认圆形、方形和三角形；4岁时能把两个三角形拼成一个大的三角形，把两个半圆形拼成一个圆形；5岁时还能认识椭圆形、菱形、五边形、六边形和圆柱形，并能把长方形折成正方形，把正方形折成三角形。

案 例 引 导

东东是个不安分的孩子，在他幼儿时期，睡眠时间就非常少，醒来总是动个不停，爬上跳下，令家人心惊肉跳。他最喜欢去儿童乐园玩旋转类的游戏，并乐此不疲，不肯回家。相比而言，明明却是个胆小的孩子，婴儿期爸爸将他举高，他会惊恐得大哭，旋转类的游戏就更不敢玩了。到底是什么因素导致了这两个孩子有如此大的不同？

前庭系统本身具有调节功能，即当外界的前庭刺激太多时，前庭系统会发挥抑制作用，自动过滤过多的刺激；如果外界的刺激太少，它又会发挥促进作用，主动扩大神经传导的通道。因此，如果神经的抑制与促进的调节功能失调，就可能发生上述两个孩子在行为上表现出来的差别。

前庭功能失调的可能原因如下。

（1）前庭刺激传导不顺畅。

有些孩子在进行爬高、跳跃、旋转、摇晃等活动时，无法像一般孩子那样吸收适量的前庭刺激，这是前庭系统对刺激的传导不顺畅所导致的。可能是因为母亲在怀孕时缺乏适度的活动或者因为婴儿早产，使其发育较一般胎儿慢，致使前庭神经系统发育不足；也有可能是因为家长对孩子的过分保护，不敢让婴幼儿自由地攀爬、跳跃、奔跑、滑滑梯或荡秋千，使他们缺乏足够的前庭活动刺激所导致的结果。

前庭刺激传导不顺畅主要表现为：特别喜欢强烈、刺激的运动（如转椅、跳蹦床、坐过山车等）而且不会眩晕；胆子非常大，什么危险都不怕，喜欢从高处往下跳或是快速地冲撞；刻板地重复行为，如摇晃、转圈、跳跃、晃头、摆手等；喜欢头朝下的感觉；平衡感很差，总是摔倒；快速地冲撞家具或是物品，而且明显是故意的。

（2）前庭抑制功能不良。

前庭系统的抑制功能从胎儿期就开始发展了。因此，怀孕时胎教不足，或出生时缺氧、出生后头部受伤、婴儿期照料不当等，都可能影响孩子前庭抑制功能的发展。

前庭抑制功能不良主要表现为：不能忍受运动，因此总是避免做运动；对普通的运动表示强烈的拒绝；不喜欢体育活动，如跑、跳、滑雪或是跳舞等；不喜欢玩秋千、滑梯等；行动缓慢，做事迟缓；不喜欢头向下，如在洗头的时候，固执地保持头部的位置；讨厌爬楼梯，喜欢贴着墙壁或是楼梯扶手走；坐车、船、飞机、电梯和电动扶梯时感到眩晕；容易失重，总是跌倒；总是要求自己信赖的伙伴或是成人辅助自己。

第三节　感觉知觉发育常用的评定量表

有关研究表明,我国儿童感觉统合失调的发生率为10%～30%,男孩的发生率高于女孩。引起儿童感觉统合失调的原因是多方面的,既有神经系统方面的因素,又有环境与社会、教养方面的问题。感觉统合是遗传和环境共同作用的结果。

1. 筛查量表　目前我国采用的感觉系统筛查量表,主要有触觉功能失调筛查量表、前庭功能失调筛查量表、视觉功能失调筛查量表、听觉功能失调筛查量表等。如果发现孩子的很多表现和筛查量表上描述的一致,就要引起老师和家长的高度重视,需要进一步进行专科方面的检查。

2. 评定量表　目前我国采用标准化的评定量表——儿童感觉统合能力发展评定量表,该量表主要包括:前庭失衡(14条)、触觉功能不良(21条)、本体感失调(12条)、学习能力发展不足(8条)、大年龄的特殊问题(3条)。根据儿童的情况在"从不(5分)""很少(4分)""有时候(3分)""常常(2分)""总是如此(1分)"进行评定。题中所说的情况只要有一项符合就算。凡是总分≤40分者说明存在感觉统合失调现象。30～40分为轻度,20～30分为中度,20分以下为重度。

(徐冬晨)

能力检测四

一、选择题

【A型题】

1. 视觉发育被认为出生后(　　)。

A. 3个月内最敏感　　　　　　　　　　　　B. 5个月内最敏感

C. 半年内最敏感　　　　　　　　　　　　　D. 9个月内最敏感

E. 1年内最敏感

2. 人类双眼视觉发育的关键期为出生后(　　)。

A. 6个月　　　　B. 7个月　　　　C. 8个月　　　　D. 9个月　　　　E. 10个月

3. 视觉成熟最重要的是(　　)。

A. 视网膜　　　　B. 角膜　　　　C. 焦点　　　　D. 焦距　　　　E. 年龄

4. 出生后视皮层的功能变化存在一个关键期,为(　　)。

A. 2～3年　　　　B. 3～4年　　　　C. 4～5年　　　　D. 5～6年　　　　E. 6～7年

5. 婴儿视力大致可达到成人水平的时间为(　　)。

A. 5个月　　　　B. 6个月　　　　C. 7个月　　　　D. 8个月　　　　E. 9个月

6. 3个月婴儿双眼追视移动物体范围可达(　　)。

A. 100°　　　　B. 120°　　　　C. 140°　　　　D. 160°　　　　E. 180°

7. （   ）是所有感觉系统中最早发展的。

A. 前庭系统　　　B. 视觉系统　　　C. 听觉系统　　　D. 味觉系统　　　E. 本体感觉

8. 幼儿辨认物体形状时（   ）最难。

A. 指认　　　　　B. 配对　　　　　C. 命名　　　　　D. 分类　　　　　E. 挑选

9. 幼儿掌握各种形状自易到难的次序是（   ）。

A. 圆形、正方形、三角形、长方形、半圆形、梯形

B. 圆形、三角形、长方形、半圆形、梯形、正方形

C. 正方形、三角形、长方形、半圆形、梯形、圆形

D. 圆形、正方形、三角形、长方形、半圆形、梯形

E. 正方形、圆形、三角形、长方形、半圆形、梯形

【X型题】

10. 感觉输入包括（   ）。

A. 光感觉输入　　　　　　　　　　　　B. 听觉输入

C. 皮肤感觉输入　　　　　　　　　　　D. 本体感觉输入

E. 位置感觉输入

11. 前庭系统中的感觉器包括（   ）。

A. 本体感受器　　　　　B. 半规管内的运动位置感受器　　　C. 椭圆囊斑

D. 位置感觉器　　　　　E. 球囊斑

12. 平衡功能的作用主要有（   ）。

A. 保持体位　　　　　　　　　　　　　B. 调整姿势

C. 做出安全有效的反应　　　　　　　　D. 促进原始反射消失

E. 促进姿势对称

13. 视觉发育过程包括（   ）。

A. 视觉定位　　　B. 注视　　　C. 追视　　　D. 视线转移　　　E. 远视

14. 视觉功能评定方法包括（   ）。

A. 单眼遮盖试验　　　　　B. 光觉反应　　　　　　　　C. 注视和追视

D. 眨眼反射　　　　　　　E. 双眼同视功能

15. 婴幼儿视觉功能发育特点包括（   ）。

A. 周边视力比中央视力好

B. 人类双眼视觉发育的关键期为出生后 6 个月

C. 8 个月到 3 岁发育最快

D. 3～6 岁时基本完成视觉功能的发育

E. 通常焦距的稳定在 3～4 岁

二、名词解释

1. 本体感觉

三、简答题

1. 简述视知觉发育。

2. 简述前庭抑制功能的不良表现。

第五章 粗大运动发育

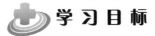

学习目标

1. 掌握婴幼儿反射发育规律，婴幼儿姿势运动发育规律。
2. 熟悉影响粗大运动发育的因素及异常发育。
3. 了解粗大运动发育常用的评定量表。

案例引导

患儿，男，3岁，孕35周出生，出生体重为1.8 kg。4个月俯卧位能抬头，至今欠稳；8个月会翻身，至今翻身动作不灵活；10个月会坐，至今需双手支撑；不会爬，不能独立站立、行走，双下肢僵硬，辅助站立时足尖着地，辅助行走时呈剪刀步态。请思考以下问题：①正常小儿抬头、翻身、坐、爬、站和行走的时间。②此患儿有哪些异常姿势？③分析患儿异常发育的主要原因。④请为患儿选用合适的评定量表。

第一节 婴幼儿期粗大运动发育规律

粗大运动（gross motor）是指抬头、翻身、坐、爬、站、走、跑、跳等大运动，粗大运动发育是人类最基本的姿势和移动能力的发育。粗大运动发育包括反射、姿势和移动能力的发育。神经系统对姿势和运动的调试是复杂的反射活动，因此反射发育是婴幼儿粗大运动发育的基础，粗大运动发育主要指反射发育和姿势运动发育两方面。

一、反射发育

反射是神经系统生理活动的基本形式，指机体对内、外环境刺激的不随意且按照一定模式的应答。婴幼儿粗大运动发育主要包括原始反射、立直反射和平衡反应。反射发育具有时间性，中枢神经系统损害引起反射发育时间的延迟或倒退。由于存在个体差异性,所以各类反射出现和消失的时间在一定范围内也存在较大差别,以下各类反射出现与存在时间为一般现象。

（一）原始反射

原始反射是新生儿与生俱来的非条件反射,也是婴儿特有的一过性反射,其中枢位于脊髓、延髓和脑桥。原始反射是胎儿娩出的动力,是人类初期各种生命活动的基础,是后续分节运动和随意运动的基础。

原始反射往往不精确,常常容易泛化。伴随中枢神经系统逐渐发育和成熟,神经兴奋的泛化性逐渐向着特异性方向发育,原始反射被抑制,取而代之的是新的动作和运动技能的获得。原始反射缺如、减弱、亢进或残存,都是异常的表现。脑瘫患儿原始反射多延迟、消失或残存。

1. 觅食反射（rooting reflex） 正常足月新生儿脸颊部接触到母亲乳房或其他部位时,即可出现"寻找"乳头的动作。该反射缺失提示较严重的病理现象,精神发育迟滞、脑瘫可持续存在。

（1）检查体位:仰卧位。

（2）刺激方法:用手指轻轻触摸婴儿的一侧口角的皮肤。

（3）反应:婴儿将头转向刺激侧,出现张口的动作。

（4）持续时间:0～4 个月。

2. 吸吮反射（sucking reflex） 此反射出生后即出现,逐渐被主动的进食动作所代替。但在睡眠和其他一些场合,婴儿仍会在一段时期内表现出自发的吸吮动作。若新生儿期吸吮反射消失或明显减弱,提示脑内病变;若亢进则为饥饿表现。1 岁后仍存在,提示大脑皮层功能障碍。

（1）检查体位:仰卧位。

（2）刺激方法:用手指触摸婴儿的口唇或放入婴儿口中。

（3）反应:婴儿将出现吸吮动作。

（4）持续时间:0～3 个月。

3. 手握持反射（hand grasp reflex） 此反射出生后即出现,逐渐被有意识的握物所替代。肌张力低下不易引出,脑瘫患儿可持续存在,偏瘫患儿双侧不对称,也可一侧持续存在。

（1）检查体位:仰卧位。

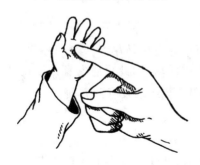

AR 图 5-1 握持反射

（2）刺激方法:将手指或其他物品从婴儿手掌的尺侧放入并稍加压迫。

（3）反应:婴儿该侧手指屈曲,紧握检查者手指或物品。

（4）持续时间:0～4 个月（AR 图 5-1）。

4. 足握持反射（foot grasp reflex） 此反射出生后即出现,随着独站功能的建立而消失,足握持反射持续存在,将影响儿童站立发育,脑瘫儿童此反射可持续存在。

（1）检查体位：仰卧位。

（2）刺激方法：将手指或其他物品从婴儿足掌的尺侧放入并稍加压迫。

（3）反应：婴儿足趾屈曲。

（4）持续时间：0～10个月。

5．拥抱反射（moro reflex） 拥抱反射又称惊吓反射，是由于头部和背部位置关系的突然变化，刺激颈深部的本体感受器，引起上肢变化的反射。亢进时下肢也出现反应。肌张力低下及严重精神发育迟滞患儿难以引出，早产、低钙、核黄疸、脑瘫等患儿此反射可亢进或延长，偏瘫患儿左右不对称。

（1）检查体位：仰卧位。

（2）刺激方法：有5种引出的方法。①声法：用力敲打床边附近发出声音。②落法：抬高婴儿头部15 cm后下落。③托法：平托起婴儿，令头部向后倾斜10°～15°。④弹足法：用手指轻弹婴儿足底。⑤拉手法：拉婴儿双手上提，使其头部后仰但未离开桌面，当肩部离开桌面2～3 cm时，突然放开双手。

（3）反应：分为两型。①拥抱型：小儿两上肢对称性伸直外展，下肢伸直、躯干伸直，手张开，然后双上肢向胸前屈曲内收，呈拥抱状态。②伸展型：小儿双上肢突然伸直外展，迅速落于床上，小儿有不快感。

（4）持续时间：拥抱型0～4个月；伸展型4～6个月（图5-2）。

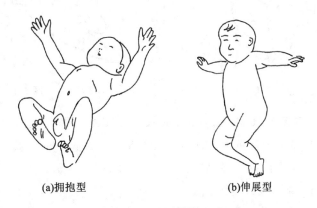

(a)拥抱型   (b)伸展型

图5-2 拥抱反射

6．放置反射（placing reflex） 偏瘫患儿双侧不对称。

（1）检查体位：扶持婴儿腋下呈直立位。

（2）刺激方法：将一侧足背抵于桌面边缘。

（3）反应：可见婴儿将足背抵于桌面边缘侧下肢抬到桌面上。

（4）持续时间：0～2个月。

7．踏步反射（stepping reflex） 臀位分娩的新生儿肌张力低下或屈肌张力较高时该反射减弱；痉挛型脑瘫患儿此反射可亢进并延迟消失。

（1）检查体位：扶持婴儿腋下呈直立位。

（2）刺激方法：使其一侧足踩在桌面上，并将重心移到此下肢。

（3）反应：可见负重侧下肢屈曲后伸直、抬起，类似迈步动作。

（4）持续时间：0～3个月。

8．张口反射（Babkin reflex） 该反射延迟消失提示脑损伤。脑瘫或精神发育迟滞时延迟消失，椎体外系统损伤时明显(图 5-3)。

(1)检查体位：仰卧位。

(2)刺激方法：检查者用双手中指与无名指固定婴儿腕部，然后以拇指按压婴儿两侧手掌。

(3)反应：婴儿立即出现张口反射，亢进时一碰婴儿双手即出现张口反射。

(4)持续时间：0~2个月。

9. 侧弯反射(incurvation reflex)　肌张力低下患儿难以引出，脑瘫或肌张力增高患儿可持续存在，双侧不对称时具有临床意义(AR 图 5-4)。

(1)检查体位：俯卧位或俯悬卧位。

(2)刺激方法：用手指刺激一侧脊柱旁或腰部。

(3)反应：婴儿出现躯干向刺激侧弯曲。

(4)持续时间：0~6个月。

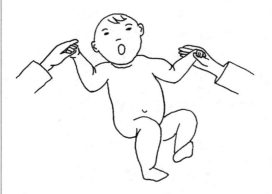

图 5-3　张口反射

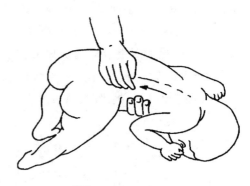

AR 图 5-4　侧弯反射

10. 紧张性迷路反射(tonic labyrinthine reflex, TLR)　紧张性迷路反射又称前庭脊髓反射。头部在空间位置及重力方向发生变化时，产生躯干四肢肌张力的变化。该反射持续存在将影响婴儿自主伸展、屈曲和抬头的发育(图 5-5)。

(1)检查体位：仰卧位或俯卧位。

(2)刺激方法：将婴儿分别置于仰卧位或俯卧位作为刺激，观察运动和姿势变化。

(3)反应：仰卧位时身体呈过度伸展，头后仰；俯卧位时身体以屈曲姿势为主，头部前屈，臀部凸起。

(4)持续时间：0~4个月。

11. 非对称性紧张性颈反射(asymmetrical tonic neck reflex, ATNR)　当头部位置变化，颈部肌肉及关节的本体感受器受到刺激时，引起四肢肌紧张的变化。该反射是评价脑瘫等脑损伤疾病的重要方法。去大脑强直及锥体外系损伤时该反射亢进，锥体系损伤也可见部分亢进；6个月后残存，是重症脑瘫的常见表现之一。该反射持续存在将影响婴儿头于正中位、对称性运动、手口眼协调、躯干回旋、翻身和四肢爬行等运动功能的发育(AR 图 5-6)。

(1)检查体位：仰卧位。

(2)刺激方法：将婴儿的头转向一侧。

(3)反应：婴儿颜面侧上、下肢因伸肌张力增高而伸展，头后侧上、下肢因屈肌张力

Note

增高而屈曲,呈现"拉弓样"姿势。

（4）持续时间:0～4个月。

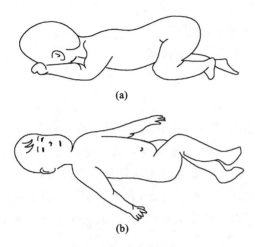

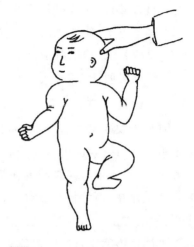

图 5-5　紧张性迷路反射　　　　AR 图 5-6　非对称性紧张性颈反射

12. 对称性紧张性颈反射(symmetrical tonic neck reflex,STNR)　该反射临床意义同 ATNR。若该反射持续出现,提示脑损伤,与非对称性紧张性颈反射一样会影响婴儿姿势及运动功能的发育(图 5-7)。

（1）检查体位:俯悬卧位。

（2）刺激方法:使头前屈或背屈。

（3）反应:头前屈时,上肢屈曲,下肢伸展;头后伸时,上肢伸展,下肢屈曲。

（4）持续时间:0～4个月。

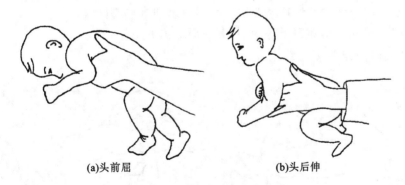

(a)头前屈　　　　　　　(b)头后伸

图 5-7　对称性紧张性颈反射

13. 交叉伸展反射(crossed extension reflex)　此反射胎儿期已经很活跃。

（1）检查体位:仰卧位,一侧下肢屈曲,另一侧下肢伸展。

（2）刺激方法:①婴儿仰卧位,检查者握住婴儿一侧膝部使下肢伸直,按压或敲打此侧足底。②婴儿仰卧位,一侧下肢屈曲,另一侧下肢伸展,检查者使伸展侧下肢屈曲。

（3）反应:①可见对侧下肢先屈曲,然后内收、伸直。②使伸展侧下肢屈曲时,可见对侧屈曲的下肢变为伸展。

（4）持续时间:0～2个月。

Note

14. 阳性支持反射(positive supporting reflex) 新生儿期不出现或 3 个月以后仍呈阳性者,提示神经反射发育迟滞。

(1) 检查体位:扶持婴儿腋下呈直立位。

(2) 刺激方法:使婴儿保持立位,足底接触桌面数次。

(3) 反应:下肢伸肌肌张力增高,踝关节跖屈,也可引起膝过伸。

(4) 持续时间:0~2 个月。

(二) 立直反射

立直反射又称矫正反射,是身体在空间位置发生变化时,主动将身体恢复立直状态的反射。立直反射的中枢在中脑和间脑,其主要功能是维持头在空间的正常姿势、头颈和躯干间、躯干与四肢间的协调关系,是平衡反应功能发育的基础。各种立直反射并不独立存在,而是相互影响。立直反射出生后可以见到,但大多于出生后 3~4 个月出现,持续终生。脑发育落后或脑损伤患儿立直反射出现延迟,肌张力异常、原始反射残存可严重影响立直反射的建立。

1. 颈立直反射(neck righting reflex) 新生儿期唯一能见到的立直反射,是婴儿躯干对头部保持正常关系的反射,以后逐渐被躯干立直反射所取代(AR 图 5-8)。

(1) 检查体位:仰卧位。

(2) 刺激方法:将婴儿头部向一侧转动。

(3) 反应:婴儿整个身体随头部转动的方向而转动。

(4) 持续时间:0~6 个月。

2. 躯干立直反射(body righting reflex)(图 5-9)

(1) 检查体位:仰卧位。

(2) 刺激方法:检查者握住婴儿两下肢向一侧回旋成侧卧位。

(3) 反应:婴儿头部随躯干转动,并有头部上抬的动作。

(4) 持续时间:4 个月至终生。

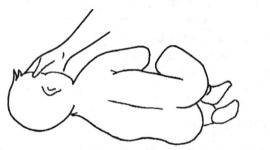

AR 图 5-8 颈立直反射

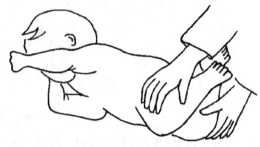

图 5-9 躯干立直反射

3. 迷路性立直反射(labyrinthine righting reflex) 当头部位置发生变化时,从中耳发出的信号经过前庭脊髓束,刺激支配颈肌的运动神经元,产生头部位置的调节反应(图 5-10)。

(1) 检查体位:将婴儿置于检查者膝上。

(2) 刺激方法:用布蒙住婴儿双眼,双手扶住婴儿腰部,使其身体向前、后、左、右各方向适度倾斜。

（3）反应：无论身体如何倾斜，婴儿头部仍能保持直立位置。

（4）持续时间：4个月至终生。

4. 视性立直反射（optical righting reflex）　此反射是头部位置随着视野的变化保持立直的反射，该反射相当发达，是维持姿势的重要反射。该反射缺如多为视力障碍，延迟出现提示有脑损伤。

（1）检查体位：将清醒、睁眼婴儿置于检查者膝上。

（2）刺激方法：双手扶住婴儿腰部，使其身体向前、后、左、右各方向适度倾斜。

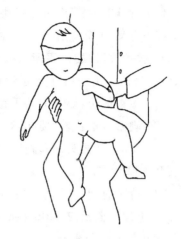

图5-10　迷路性立直反射

（3）反应：无论身体如何倾斜，婴儿头部仍能保持立直位置。

（4）持续时间：4个月至终生。

5. 降落伞反射（parachute reflex）　该反射又称保护性伸展反射。检查时注意观察婴儿两侧上肢是否对称，如果一侧上肢没有出现支撑动作，提示臂丛神经损伤或偏瘫；如果此反射延迟出现或缺如，提示脑瘫或脑损伤（AR图5-11）。

（1）检查体位：检查者双手托住婴儿胸腹部，呈俯悬卧位。

（2）刺激方法：将婴儿头部向前下方俯冲一下。

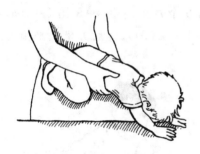

图5-11　降落伞反射

（3）反应：婴儿迅速伸出双手，稍外展，手指张开，类似防止下跌的保护性支撑动作。

（4）持续时间：6个月至终生。

（5）意义：脑瘫患儿此反射也可出现双上肢后伸呈飞机样的特殊姿势，或上肢呈紧张性屈曲状态。

（三）平衡反应

平衡反应又称倾斜反应，是神经系统发育的高级阶段，是大脑皮层、基底神经节以及小脑相互之间有效作用的结果。当身体重心移动或支持面倾斜时，机体为了适应重心的变化，通过调节肌张力及躯干与四肢的代偿动作来保持正常姿势。平衡反应能促进翻身、爬行、蹲、跪、站立和行走等动作的完成。

1. 倾斜反应（tilting）　倾斜反应是因支持面变化，引起身体姿势的相应调整。

（1）检查体位：婴儿于倾斜板上取仰卧位或俯卧位，上下肢伸展。

（2）刺激方法：倾斜板向一侧倾斜。

（3）反应：检查时，婴儿头部挺直的同时，倾斜板抬高一侧的上下肢外展、伸展，倾斜板下降一侧的上下肢可见保护性支撑样伸展动作。

Note

79

（4）持续时间：6个月至终生。

（5）意义：6个月后仍呈阴性者，提示神经发育迟滞。

2. 膝手位/四爬位平衡反应（sitting equilibrium reaction）　此反应分为前方坐位平衡、侧方坐位平衡和后方坐位平衡。

（1）检查体位：婴儿取膝手位或四爬位。

（2）刺激方法：推动婴儿躯干，破坏其稳定性。

（3）反应：婴儿头部和胸廓出现调整，受力侧上下肢外展、伸展，另一侧出现保护性伸展和支撑动作。

（4）持续时间：8个月至终生。

3. 坐位平衡反应（sitting equilibrium reaction）　此反应分为前方坐位平衡、侧方坐位平衡和后方坐位平衡。

（1）检查体位：坐位。

（2）刺激方法：检查者用手分别将婴儿向前方、侧方或后方快速轻柔推至45°。

（3）反应：婴儿手臂伸出，手掌张开，出现支撑现象。

（4）持续时间：①前方坐位平衡反应为出生后6个月至终生（AR图5-12(a)）；②侧方坐位平衡反应为出生后7个月至终生（AR图5-12(b)）；③后方坐位平衡反应为出生后10个月至终生（AR图5-12(c)）。

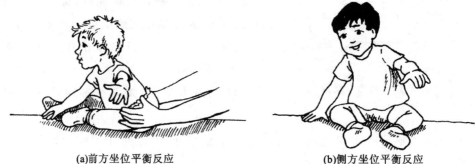

(a)前方坐位平衡反应　　　　　　　(b)侧方坐位平衡反应

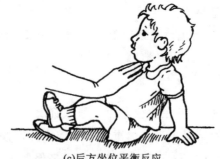

(c)后方坐位平衡反应

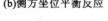 **图 5-12　坐位平衡反应**

4. 跪位平衡反应（kneeling equilibrium tilting reaction）　此反应出生后15个月左右出现，维持一生。15个月以后仍为阴性者，提示神经反射发育迟滞。

（1）检查体位：跪立位。

（2）刺激方法：检查者牵拉婴儿的一侧上肢，使之倾斜。

Note

（3）反应：头部和胸部出现调整，被牵拉侧出现保护性反应。对侧上下肢伸展、外展。

（4）持续时间为出生后 15 个月至终生。

5. 立位平衡反应（standing equilibrium reaction）

（1）检查体位：站立位。

（2）刺激方法：检查者用手分别向前方、侧方、后方快速轻柔推动小儿，使其身体倾斜。

（3）反应：婴儿为了维持平衡，出现头部和胸部立直反应，以及上肢伸展的同时脚向前方、侧方、后方迈出一步。

（4）持续时间：①前方立位平衡反应为出生后 12 个月至终生；②侧方立位平衡反应为出生后 18 个月至终生；③后方立位平衡反应为出生后 4 个月至终生。

二、姿势运动发育

姿势运动发育是婴儿将身体控制在重心之内的能力和保护平衡的能力。姿势运动的控制需要良好的身体形态结构、肌力、肌张力、平衡与协调功能以及运动系统功能的综合作用。

婴儿姿势、运动发育存在个体性差异，同时也受地域、人种、环境、遗传、养育方式等多种因素的影响。正常婴儿姿势、运动发育具有连续性和阶段性，各动作的发育相互影响，是一种极其复杂的过程。

不同发育阶段婴幼儿具有不同的体位特点。

（一）仰卧位姿势运动发育特点

仰卧位姿势发育有以下 3 个特点。

1. 由屈曲向伸展发育　由屈曲向伸展发育可分为 4 个时期。

（1）第一屈曲期：新生儿期，婴儿颜面转向一侧或正中位，四肢呈屈曲或半屈曲状态，左右对称或稍有非对称（图 5-13（a））。

（2）第一伸展期：2～3 个月，婴儿头转向一侧或左右回旋，由于头部位置的变化，受非对称性紧张性颈反射的影响，常呈非对称性的伸展模式（图 5-13（b））。

（3）第二屈曲期：4～7 个月，婴儿头在正中位，四肢呈对称性屈曲，手指的随意动作明显，婴儿可抓自己的脚送到口中，手、口、眼协调动作（图 5-13（c））。

（4）第二伸展期：8～9 个月，婴儿头部自由活动，四肢自由伸展，躯干有回旋动作，婴儿可以灵活地左右翻身（图 5-13（d））。

2. 由不随意活动向随意运动发育　婴儿由于受紧张性颈反射及交叉伸展反射的影响，出现屈曲与伸展的动作以及非对称性姿势，随着原始反射的逐渐消失，出现了随意运动的发育、翻身以及四肢的自由伸展和屈曲。

3. 手、口、眼的协调发育　从 4～5 个月开始婴儿出现对称性屈曲姿势，可用手抓住双脚放入口中，虽然肩部与臀部都抬高，躯干弯曲，接触床面积小，但仍能保持稳定的平衡状态，产生手、口、眼的协调动作。

（二）俯卧位姿势运动发育特点

俯卧位姿势运动是小儿克服地心引力，抗重力伸展的过程。主要特点如下。

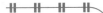

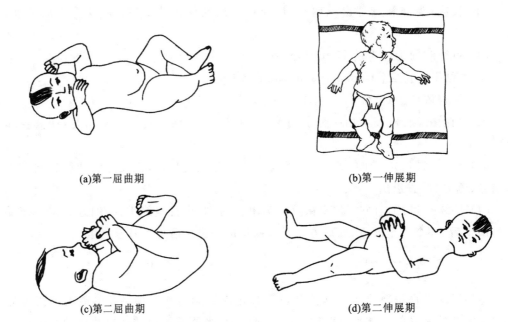

(a)第一屈曲期	(b)第一伸展期
(c)第二屈曲期	(d)第二伸展期

图 5-13　由屈曲向伸展发育

1. 由屈曲向伸展发育　婴儿由于受紧张性迷路反射的影响,屈肌张力占优势,下肢屈曲于腹部下方,因此表现为臀高头低。随着伸展姿势的发育,逐渐变为臀头同高,最后发展为头高臀低。

2. 抗重力伸展发育　随着抗重力伸展、克服地心引力的发育过程,婴儿经过了头部贴床、头离床、胸离床、肘支撑、手支撑、一只手支撑体重的抬头过程,体重的支点由头部、颈部、胸部、腰部逐渐向后移动,当支点移行到骶尾部时,便出现了爬行,为坐位和立位做好准备。

3. 由低爬向高爬的发育　爬行是俯卧位发育的组成部分,体现了抗重力发育的过程。爬行过程首先是无下肢交替运动的肘爬或拖爬,然后是下肢交替运动的腹爬或低爬,之后是胸部离开床面,用手和膝关节交替运动的膝爬或四爬,最后是躯干完全离开床面,用手和脚交替运动的高爬。

4. 俯卧位姿势运动发育过程

新生儿期:受紧张性迷路反射的作用,婴儿全身呈屈曲状态,膝屈曲在腹下,骨盆抬高呈臀高头低的姿势。头转向一侧,可以瞬间抬头(图 5-14(a))。

2 个月:骨盆位置下降,下肢半伸展呈头臀同高状态。头经常保持在正中位上,下颌可短暂离开桌面(图 5-14(b))。

3~4 个月:肘支撑,胸部离开桌面,抬头达 45°~90°,十分稳定,下肢伸展,头高于臀部,身体的支点在腰部(图 5-14(c))。

6 个月:前臂伸直,手支撑,胸部及上腹部可以离开桌面,抬头达 90°以上,四肢自由伸展,支点在骶尾部,可由俯卧位翻身至仰卧位(图 5-14(d))。

8 个月:用双手或肘部支撑,胸部离开桌面但腹部不离桌面爬行,称为腹爬,可见下肢交替动作(图 5-14(e))。

10 个月:用手和膝关节爬,成为四爬,腹部可离开桌面(图 5-14(f))。

11个月：可用手和脚支撑向前移动，称为高爬(图5-14(g))。

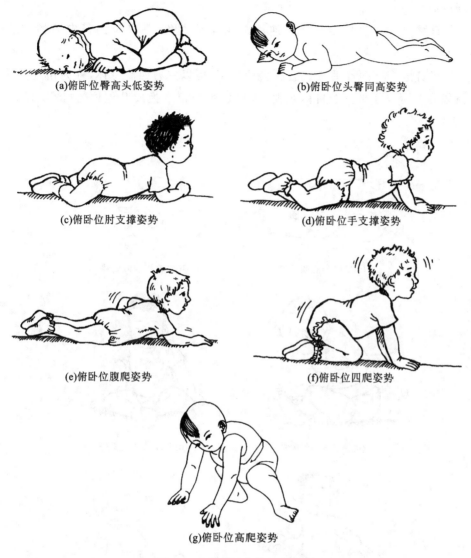

(a)俯卧位臀高头低姿势　　　　(b)俯卧位头臀同高姿势

(c)俯卧位肘支撑姿势　　　　(d)俯卧位手支撑姿势

(e)俯卧位腹爬姿势　　　　(f)俯卧位四爬姿势

(g)俯卧位高爬姿势

图5-14　俯卧位姿势运动发育

（三）坐位姿势运动发育特点

坐位是卧位与立位的中间体位，是抗重力伸展以及相关肌群发育的过程，与平衡反应关系密切。例如，拱背坐时前方平衡反应发育完成，直腰坐时侧方平衡反应发育完成，扭身坐时后方平衡反应发育完成。

1. 发育顺序　全前倾→半前倾→扶腰坐→拱背坐→直腰坐→扭身坐。

（1）全前倾　新生儿期婴儿屈曲占优势，脊柱不能充分伸展，扶其肩拉起时，头向后仰，呈坐位时全前倾，头不稳定(图5-15(a))。

（2）半前倾　2～3个月婴儿脊柱明显伸展，坐位时脊柱向前弯曲呈半前倾姿势，头可竖直(图5-15(b))。

（3）扶腰坐　4～5个月婴儿扶持成坐位时脊柱伸展，为扶腰坐阶段，头部稳定(图5-15(c))。

Note

（4）拱背坐　6个月婴儿可以独坐,但需双手在前支撑,脊柱略弯曲,呈拱背坐(图5-15(d))。

（5）直腰坐　7个月婴儿脊柱伸展与床面呈直角,是坐位的稳定阶段(图5-15(e))。

（6）扭身坐　8～9个月婴儿直腰坐位稳定,可以左右回旋身体,称为扭身坐阶段。这个阶段婴儿可以在坐位上自由玩耍,也可以由坐位变换成其他体位(图5-15(f),图5-15(g))。

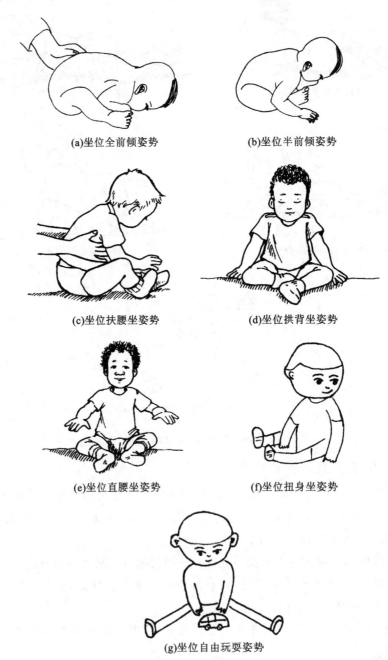

(a)坐位全前倾姿势　　　　(b)坐位半前倾姿势

(c)坐位扶腰坐姿势　　　　(d)坐位拱背坐姿势

(e)坐位直腰坐姿势　　　　(f)坐位扭身坐姿势

(g)坐位自由玩耍姿势

图 5-15　坐位姿势发育顺序

2. 坐位平衡反应发育顺序　前方坐位平衡→侧方坐位平衡→后方坐位平衡。

（四）立位姿势运动发育特点

立位姿势运动发育是由原始反射的阳性支持开始,立位平衡反应出现后,便出现了独站与步行。立位姿势运动发育可以分为如下 10 个阶段。

1. 阳性支持反射　新生儿足底接触到支撑面,便出现颈、躯干及下肢的伸展动作,使身体直立呈阳性支持反射,也可引出踏步反射,这是人类站立的最初阶段(图 5-16(a))。

2. 不能支持体重　2 个月时婴儿阳性支持反射逐渐消失,下肢出现半伸展、半屈曲的状态而不能支持体重(图 5-16(b))。

3. 短暂支持体重　3 个月时婴儿膝部与腰部屈曲,可以短暂支持体重(图 5-16(c))。

4. 足尖支持体重　4 个月时婴儿由于伸肌张力较高,下肢伸展并支持体重,多呈足尖支持状态(图 5-16(d))。

5. 立位跳跃　5～6 个月婴儿站立时,出现跳跃动作(图 5-16(e))。

6. 扶站　7～8 个月时婴儿被扶持腋下站立,多数可站立,髋关节多不能充分伸展(图 5-16(f))。

7. 抓站　9 个月时婴儿可抓物站立或在抓住检查者的手后自行站起,脊柱充分伸展(图 5-16(g))。

8. 独站　10 个月时婴儿在抓站的基础上,由于立位平衡功能的逐渐完善,可以独自站立,开始时间较短,以后逐渐延长(图 5-16(h))。

9. 牵手走　11 个月时婴儿站立稳定后,则可以牵手向前迈步(图 5-16(i))。

10. 独走　12 个月时婴儿可以独自步行,称为独走阶段。由于个体差异,发育速度有所不同,有的婴幼儿独走较早,有的则较晚,一般不应晚于 18 个月(图 5-16(j))。

（五）步行姿势运动发育特点

（1）步宽由大到小的发展:呈宽基步态(图 5-17),由于小儿的身体重心位置较成人高,立位平衡还不健全,所以为了稳定步态而加大步宽,增加与地面接触面积。

（2）上肢由上举到下降发展:开始练习步行时呈挑担样步态(图 5-18),双手为了维持平衡而上举、外展,肩胸关节内收,躯干呈伸展状,有利于保持身体的稳定。

（3）上肢无交替运动到有交替运动。

（4）肩与骨盆的无分离运动到有分离运动。

（5）步态无节律到有节律的发展。

（6）骨盆无回旋到有回旋的发展。

（7）足尖与足跟接地时间短,主要为脚掌着地:由于踝关节的支撑力不足,需要髋关节和膝关节的过度屈曲,使足上提,脚掌用力着地。

（8）站立位的膝过伸展:以便保持下肢支持体重,随着躯干平衡功能的完善和下肢支撑力量的增强,这一情况逐渐改善。

（六）婴幼儿姿势运动发育特点

1. 婴幼儿姿势、运动的发育是抗重力的发育过程　婴幼儿从出生时的仰卧位、俯卧位,经过翻身、坐、站到行走,是随着婴幼儿身体的抗重力屈曲活动与抗重力伸展活

85

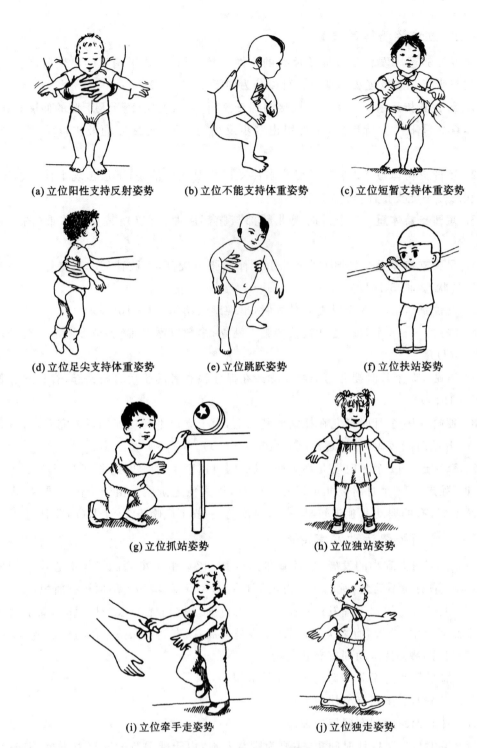

(a) 立位阳性支持反射姿势　(b) 立位不能支持体重姿势　(c) 立位短暂支持体重姿势

(d) 立位足尖支持体重姿势　(e) 立位跳跃姿势　(f) 立位扶站姿势

(g) 立位抓站姿势　(h) 立位独站姿势

(i) 立位牵手走姿势　(j) 立位独走姿势

图 5-16　立位姿势的运动发育

动的逐渐发育,不断克服地心引力,从水平位置逐渐发育成为与地面垂直位置的发育过程。

　　2. 婴幼儿姿势、运动发育的顺序　①由头向尾的发育。②由近端向远端的发育。③由全身性整体运动向分离运动的发育。④由粗大运动向精细运动的发育。⑤由不协调到协调的发育。

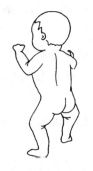

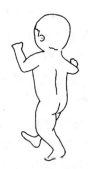

图 5-17　宽基步态　　　　　　　　　　　图 5-18　挑担步态

第二节　影响粗大运动发育的因素及异常发育

一、影响粗大运动发育的因素

（一）家族遗传因素

由于遗传因素，有些婴幼儿存在暂时性运动发育迟缓，如开始走路的时间比较晚，家族中也有类似的历史，随着年龄的增长，运动发育最终会达到正常水平。

（二）环境因素

从养育方式方面来看，我国多数母亲是让婴幼儿常处于仰卧位，而西方国家的母亲常让婴幼儿处于俯卧位，这样西方国家婴幼儿的俯卧位发育就要早于我国的婴幼儿。从地域方面来看，生长在热带的婴幼儿无须棉被的束缚，四肢自由活动，粗大运动的发育就要早于生长在寒冷地带、经常被棉被及厚重衣服束缚的婴幼儿。另外，经常锻炼的婴幼儿要比缺乏锻炼的婴幼儿运动发育要好。

（三）心理因素

有的婴幼儿胆小或特别小心，摔过几次后就不敢再练了，这种婴幼儿独立行走的时间较晚。

（四）精神发育迟滞

大多数精神发育迟滞的婴幼儿运动发育较正常儿童延迟，与学习、建立和巩固运动功能及技巧迟缓有关，也与肌张力偏低有关。但弱智儿童不存在异常姿势，都能够学会粗大运动的基本功能。

（五）神经肌肉疾病

脑瘫常表现为运动发育落后，进行性肌营养不良症最先出现的异常是粗大运动发育落后。

（六）脑损伤和脑发育障碍

脑损伤和脑发育障碍是影响运动发育最常见的原因。

（1）中枢神经系统的先天畸形：如脊柱裂、脑膨出、无脑畸形、小头畸形、脑积水等都会影响婴儿的运动发育。

（2）脑室周围白质软化：脑室周围白质软化是指脑室周围白质发生对称性缺血性坏死。早产儿缺氧缺血时最容易损伤脑室周围白质。已有证据显示早产儿脑室周围白质软化与脑瘫发生有紧密联系。

（3）缺氧缺血性脑病：新生儿缺氧缺血性脑病是由围生期缺氧所致的颅脑损伤，是新生儿死亡和儿童伤残的主要原因。

（4）胆红素脑病：胆红素脑病是指未结合胆红素在中枢神经系统的聚集、联合、沉积引起的一种病变。病变的特点是基底神经节、海马、丘脑下部、齿状核等被染成亮黄色或深黄色。胆红素脑病与脑瘫有紧密联系。

（5）产伤或外伤所致脑损伤：产伤引起新生儿颅内出血有 5 种临床类型，即硬膜下出血、蛛网膜下腔出血、小脑出血、脑室内出血和脑实质出血，各种类型出血都可造成不同程度的颅脑损害，导致运动发育落后或运动障碍。

（七）其他疾病

其他疾病包括骨关节疾病、四肢的先天畸形、癫痫等，都可导致运动发育落后或运动障碍。

二、异常发育

由于影响运动发育的因素不同，导致运动障碍的机制不同，所以异常发育的特点也不同。下面重点介绍脑发育障碍或脑损伤所导致的异常发育。

（一）运动发育的未成熟性

婴幼儿在发育过程中，由于未成熟的脑组织受到损伤或出现发育障碍，可导致运动功能发育迟缓或停止，运动发育顺序和规律被破坏，与同龄儿相比运动发育明显落后或停滞，如出生后 100 天不能抬头，8 个月不会坐，10 个月不会爬，15 个月不会迈步走等。

（二）运动发育的异常性

神经系统中的高级中枢对于低级中枢的调节和抑制作用减弱，感觉运动发育迟缓，从而释放出原始的运动模式。运动发育的异常性可表现为以下几方面：①原始反射亢进和残存；②立直反射及平衡反应延迟出现或不出现；③肌力和肌张力异常；④运动不规律、不协调或不自主运动；⑤病理反射出现等。运动发育的异常性可表现为运动的原始模式、整体模式、联合反应模式、代偿性的异常模式等。

（三）运动发育的不均衡性

运动发育不均衡可表现为以下几方面：①运动发育与精神发育的不均衡性；②粗大运动和精细运动发育过程中的分离现象；③不同的体位运动发育的不均衡性；④各种功能发育不能沿着正确的轨道平衡发展；⑤由外界刺激的异常反应而导致的运动紊乱。

（四）姿势运动的非对称性

由于 ATNR、STNR、TLR 等原始反射的残存，婴幼儿姿势运动发育很难实现对称性和直线化发展。难以实现竖头,将双手向胸前聚拢,手、口、眼动作的协调,抗重力伸展和体轴的自由回旋。

(五) 运动障碍的多样性

因脑损伤部位和程度不同,导致运动障碍的特点不同。例如:锥体系损伤呈痉挛性瘫痪;锥体外系损伤呈不自主运动、肌阵挛或强直;小脑损伤呈平衡障碍、共济失调、震颤等。

(六) 异常发育的顺应性

由于得不到正常运动、姿势、肌张力的感受,不断体会和感受异常的姿势运动模式,形成异常的感觉神经通路和神经反馈,导致发育向异常的方向发展,并强化而固定下来,异常姿势和运动模式逐渐明显,症状逐渐加重。

婴幼儿期处于脑发育的关键期,脑在结构和功能上都有很强的适应和重组能力,其可塑性最强,是学习运动模式最具发展潜力的时期,是具备早期治疗的最佳条件。可通过一定的方法使患儿学习正常的运动模式,促使未成熟性向着成熟性发展,抑制异常姿势和运动模式的固定和发展,促进正常姿势和运动模式的建立和发展。因此,早期发现异常,早期干预和治疗效果最好。

第三节　粗大运动发育评定

一、评定的目的和原则

评定要以正常儿童整体发育标准为对照进行全面的评定。对于脑发育障碍或脑损伤的婴幼儿,重视异常发育特点即脑的未成熟性和异常性,区分原发损伤或继发障碍。评定应在治疗前、中、后各进行 1 次,根据评定的结果制订和修改治疗计划,并对康复治疗效果做出客观评价。

二、评定内容

(一) 姿势与运动发育评定

(1) 姿势评定:观察婴幼儿从一个动作转换成另一个动作时,身体各部位之间所呈现的位置关系,即克服地心引力所呈现的自然姿势。只有保持正常的姿势,才能出现正常的运动。

(2) 运动发育评定:主要观察婴幼儿是否遵循运动发育规律,即由上到下、由近到远、由粗到细、由低级到高级、由简单到复杂、连续不断的发育。评定时根据婴幼儿的年龄判断是否存在发育落后或异常。

(3) 异常姿势和运动发育评定:主要观察是否存在发育落后和发育的分离。发育的分离是指婴幼儿发育的各个领域之间存在很大差距,如精神与运动、各运动之间、各部位之间功能与模式的分离。

脑瘫患儿发育的主要特征如下：①运动发育延迟的同时伴有异常姿势和运动模式；②四肢和躯干的非对称性；③固定的运动模式；④抗重力运动困难；⑤做分离运动困难的整体运动模式；⑥发育不均衡，如上肢与下肢、仰卧位与俯卧位、左侧与右侧运动发育不均衡；⑦肌张力不均衡，如异常肌张力，姿势变化时的肌张力增高、降低或动摇；⑧原始反射残存，立直反射及平衡反应出现延迟或不出现；⑨感觉运动发育落后，感觉"过敏"而导致运动失调；⑩联合反应和代偿性运动。

（4）动态观察：应动态观察异常姿势和运动模式是否改善或恶化。如果异常模式改善，运动发育正常化的可能性就大。如果恶化进展，病态固定成型，脑瘫的可能性就大，或康复治疗效果差。通过评定婴幼儿姿势与运动发育情况，可以早期发现异常，也可以作为康复效果评定的客观指标。

（二）反射发育评定

婴幼儿反射发育可十分准确地反映中枢神经系统发育情况，是判断婴幼儿运动发育水平的重要手段。按神经成熟度，可分别进行原始反射、立直反射、平衡反应的评定。

（三）肌力评定

对于不同年龄段的婴幼儿，肌力评定的要求不同。婴幼儿前期，运动较少，对其进行肌力评定意义不大，当婴幼儿会坐、会爬甚至会站立对其做肌力评定有重要意义，能配合的婴幼儿采用徒手肌力检查法（manual muscle testing，MMT）。

（四）肌张力评定

肌张力的变化可反映神经系统的成熟程度和损伤程度。肌张力评定一般采用改良 Ashworth 痉挛量表（modified Ashworth scale，MAS）评定。婴幼儿肌张力评定的指标量化比较困难，评定中可采用以下方法。①通过观察、触摸及被动运动了解肌张力。如握住婴幼儿前臂摇晃手，握住小腿摇摆其足，通过观察手和足的活动范围判断肌张力。②根据关节活动范围判断，关节活动范围大，说明肌张力低，反之则肌张力高。③痉挛型脑瘫患儿肌张力增高，表现为"折刀式"。④不自主运动型脑瘫患儿表现为肌张力的动摇性变化，静止时正常或接近正常，活动时增高。⑤强直型脑瘫表现为"铅管状"或"齿轮状"肌张力增高。⑥共济失调型脑瘫肌张力多不增高或可能降低。⑦精神发育迟滞、精神运动发育迟滞、遗传代谢性疾病患儿多表现为肌张力降低。

（五）关节活动度评定

关节活动度是指关节向各个方向所能活动的角度，分为主动活动范围和被动活动范围。关节活动度的测量可采用目测法，但准确的测量多使用量角器进行。

临床上常用的检查和测量方法如下。

1. 头部侧向转动试验　正常时下颌可达肩峰，左右对称，肌张力增高时阻力增大，下颌难以达肩峰。

2. 臂弹回试验　使婴幼儿上肢伸展后，突然松手，正常时伸展上肢有抵抗，松手后马上恢复原来的屈曲位置。

3. 围巾征　将婴幼儿手通过前胸拉向对侧肩部，使上臂围绕颈部，尽可能向后拉，观察肘关节是否过中线，新生儿不过中线，4～6 个月时过中线。肌张力低下时，手臂会像围巾一样紧紧围在脖子上，无间隙；肌张力增高时肘不过中线。

4. 腘窝角（图5-19）　婴幼儿取仰卧位，屈曲大腿使其紧贴到胸腹部，然后伸直小腿，观察大腿与小腿之间的角度。肌张力增高时角度减小，降低时角度增大。正常4个月龄后应大于90°（1～3个月时为80°～100°、4～6个月时为90°～120°、7～9个月时为110°～160°、10～12个月时为150°～170°）。

5. 足背屈角（图5-20）　婴幼儿取仰卧位，检查者一手固定其小腿远端，另一手托住足底向背推，观察足从中立位开始背屈的角度。肌张力增高时角度减小，降低时角度增大。正常1～3个月时为60°、3～6个月时为30°～45°、大于等于7个月时为0°～20°。

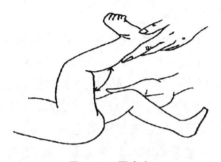
图 5-19　腘窝角

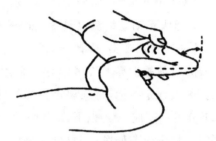
图 5-20　足背屈角

6. 跟耳试验　婴幼儿取仰卧位，检查者牵拉其足部尽量靠向同侧耳部，骨盆不离开床面，观察足跟与髋关节的连线与桌面的角度。正常4个月龄后应大于90°。

7. 股角（内收肌角）（图5-21）　婴幼儿取仰卧位，检查者握住其膝部使下肢伸直并缓缓拉向两侧，尽可能达到最大角度，观察两大腿之间的角度，左右两侧不对称时应分别记录。肌张力增高时角度减小，肌张力减小时角度增大。正常4个月龄后应大于90°（1～3个月时为40°～80°、4～6个月时为70°～110°、7～9个月时为100°～140°、10～12个月时为130°～150°）。

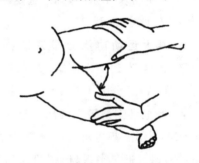
图 5-21　股角

8. 牵拉试验　婴幼儿取仰卧位，检查者握住其双手向前上方牵拉，正常婴幼儿5个月时头不再后垂，上肢主动屈肘用力。肌张力低时头后垂，不能主动屈肘。

（六）平衡功能评定

平衡反应是当身体重心或支持面发生变化时，为了维持平衡所做出的反应。平衡反应是站立和行走的重要条件之一。正常婴幼儿6个月就开始出现平衡反应，脑瘫患儿则出现延迟或异常。综合性平衡功能评定可采用Berg量表。

（七）协调功能评定

协调功能评定可采用以下方式：①指鼻试验；②指指试验；③跟-膝-胫试验；④轮替动作；⑤闭目难立征试验等。

（八）步态分析

必要时可对婴幼儿进行步态分析，主要采用目测观察的方法，获得资料，然后根据

Note

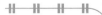

经验进行分析。步态分析主要观察踝、膝、髋、骨盆、躯干等在步行周期的表现,然后进行分析,必要时可采用美国加利福尼亚 RLA 医学中心提出的目测观察分析法进行详细观察和分析。

三、常用的评定量表

1. Peabody 粗大运动发育量表(Peabody developmental motor scale -gross motor, PDMS-GM) 该量表是目前在国外康复界和儿童早期干预领域中被广泛应用的一个全面的运动功能评估量表,适用于评估 0~72 个月的所有儿童(包括各种原因导致的运动发育障碍儿童)的运动发育水平。粗大运动评定量表共有 151 项,包括反射(8 项)、姿势(30 项)、移动(89 项)、实物操作(24 项)4 个方面。

2. 粗大运动功能测试量表(gross motor function measure,GMFM) 该量表通过不同体位的检查和观察,以评分的形式,较为全面地评定脑瘫患儿粗大运动功能状况,较易操作,目前被世界上许多学者所采用。该量表将不同体位的反射、姿势和运动模式分为 88 项评定指标,每项评定指标的评分为 0~3 分(表5-1)。0 分表示没有出现的迹象;1 分表示完成 10% 以下;2 分表示完成 10%~90%;3 分表示全部完成。共分 5 个功能区:仰卧位与俯卧位,总分 51 分(17 项);坐位,总分 60 分(20 项);爬和跪,总分 42 分(14 项);站立,总分 39 分(13 项);走、跑和跳,总分 72 分(24 项)。最后可得出原始分(5 个功能区原始分)、各功能区百分比(原始分/总分×100%)、总百分比(各功能区百分比总和/5)、目标区分值(选定功能区百分比总和/所选功能区数)。该量表还被修订为 66 项评定指标。

3. 粗大运动功能分级系统(gross motor function classification system,GMFCS) GMFCS 以自发运动为依据,侧重于坐(躯干控制)和行走功能,按照不同年龄段粗大运动功能的特点,分为Ⅰ~Ⅴ级,级别越高,功能越差。

4. 其他评定量表 临床上还可选用国内外公认的其他评定量表,如功能独立性评定(FIM)量表、新生儿 20 项行为神经测定(NBNA)量表和格塞尔发育诊断量表(GDDS)等。近年来,提倡按照国际功能分类(ICF)进行综合分析。

表 5-1 粗大运动功能评估表(GMFM-88)

项 目	得 分											
	第一次评估				第二次评估				第三次评估			
仰卧位与俯卧位(17 项)	0	1	2	3	0	1	2	3	0	1	2	3
1.仰卧位:头正中位,最大限度左右对称转动头部												
2.仰卧位:双手于正中位,双手合拢												
3.仰卧位:抬头 45°												
4.仰卧位:右侧髋关节、膝关节在生理活动范围内屈曲												
5.仰卧位:左侧髋关节、膝关节在生理活动范围内屈曲												
6.仰卧位:伸出右上肢、手,越中线抓玩具												
7.仰卧位:伸出左上肢、手,越中线抓玩具												
8.仰卧位:向右侧翻身到俯卧位												

续表

项　目	得　分		
	第一次评估	第二次评估	第三次评估
9.仰卧位:向左侧翻身到俯卧位			
10.俯卧位:竖直抬头			
11.肘支撑俯卧位:竖直抬头,肘部伸展,胸部离开床面			
12.肘支撑俯卧位:右前臂水平支撑躯体,左上肢充分向前伸直			
13.肘支撑俯卧位:左前臂水平支撑躯体,右上肢充分向前伸直			
14.俯卧位:向右侧翻身到仰卧位			
15.俯卧位:向左侧翻身到仰卧位			
16.俯卧位:使用四肢向右侧旋转90°			
17.俯卧位:使用四肢向左侧旋转90°			
	得分	得分	得分
	百分比	百分比	百分比
坐位(20项)	0　1　2　3	0　1　2　3	0　1　2　3
18.仰卧位:检查者握婴儿双手,自行牵拉成坐位,头部能控制			
19.仰卧位:向右侧翻身到坐位			
20.仰卧位:向左侧翻身到坐位			
21.坐于垫子上:检查者支撑胸部,头部保持正中位3 s			
22.坐于垫子上:检查者支撑胸部,头部保持正中位10 s			
23.用上肢支撑坐于垫子上,保持5 s			
24.坐于垫子上:没有上肢支撑,保持3 s			
25.坐于垫子上:身体前倾触摸玩具后,不用上肢支撑恢复坐位			
26.坐于垫子上:触摸右后方45°玩具后恢复坐位			
27.坐于垫子上:触摸左后方45°玩具后恢复坐位			
28.右侧坐:没有上肢支撑,保持5 s			
29.左侧坐:没有上肢支撑,保持5 s			
30.坐于垫子上:有控制的从坐位趴成俯卧位			
31.足向前坐于垫子上:向右侧转成四点支撑位			
32.足向前坐于垫子上:向左侧转成四点支撑位			
33.坐于垫子上:不使用上肢帮助,躯体旋转90°			
34.坐于椅凳上:不使用上肢和足支撑,保持10 s			
35.站立位:从站位坐到凳子上			
36.坐在地板上:从地板上坐到凳子上			

续表

项　　目	得　　分		
	第一次评估	第二次评估	第三次评估
37.坐在地板上:从地板上坐到椅子上			
	得分	得分	得分
	百分比	百分比	百分比
爬和跪(14项)	0　1　2　3	0　1　2　3	0　1　2　3
38.俯卧位:向前方腹爬1.8 m			
39.四点支撑位:用手与膝支撑身体,保持10 s			
40.四点支撑位:从四点位到坐位,不用手支撑			
41.俯卧位:转成四点支撑位,用手、膝负重			
42.四点支撑位:右上肢前伸,手高于肩			
43.四点支撑位:左上肢前伸,手高于肩			
44.四点支撑位:向前爬行或拖行1.8 m			
45.四点支撑位:向前交替性四点爬1.8 m			
46.四点支撑位:用手和膝/脚四点爬上4级台阶			
47.四点支撑位:用手和膝/脚后退爬下4级台阶			
48.坐垫子上:使用上肢支撑转成高跪位,不用上肢支撑,保持10 s			
49.高跪位:使用上肢支撑转成右膝半跪,不用上肢支撑,保持10 s			
50.高跪位:使用上肢支撑转成左膝半跪,不用上肢支撑,保持10 s			
51.高跪位:双膝行走10步,不用上肢支撑			
	得分	得分	得分
	百分比	百分比	百分比
站立(13项)	0　1　2　3	0　1　2　3	0　1　2　3
52.坐在地板上:扶椅子站立			
53.站立:不用上肢支撑,保持3 s			
54.站立:单手抓住椅子,右脚抬起,保持3 s			
55.站立:单手抓住椅子,左脚抬起,保持3 s			
56.站立:不用上肢辅助,保持20 s			
57.站立:不用上肢辅助,左脚抬起10 s			
58.站立:不用上肢辅助,右脚抬起10 s			
59.凳子坐位:转成站立位,不用手协助			
60.高跪位:通过右膝半跪到站立,不用上肢协助			
61.高跪位:通过左膝半跪到站立,不用上肢协助			
62.站立位:有控制的下降到地板坐位,不用上肢协助			

Note

续表

项 目	得 分		
	第一次评估	第二次评估	第三次评估
63.站立位:转成蹲位,不用上肢协助			
64.站立位:从地板上拾物后,恢复站立位,不用上肢协助			
	得分	得分	得分
	百分比	百分比	百分比
走、跑、跳(24项)	0 1 2 3	0 1 2 3	0 1 2 3
65.站立:双手扶栏杆,向右侧横走5步			
66.站立:双手扶栏杆,向左侧横走5步			
67.站立:牵双手向前走10步			
68.站立:牵单手向前走10步			
69.站立:不用扶持,向前走10步			
70.站立:向前走10步,停止,转身180°,返回			
71.站立:后退10步			
72.站立:双手提大物品,向前走10步			
73.站立:在20 cm宽的平行线之间,连续向前走10步			
74.站立:在2 cm宽的直线上,连续向前走10步			
75.站立:右脚跨过膝盖高度的木棒			
76.站立:左脚跨过膝盖高度的木棒			
77.站立:向前跑4.6 m,停止,返回			
78.站立:右脚踢球			
79.站立:左脚踢球			
80.站立:两脚同时跳高30 cm			
81.站立:两脚同时跳远30 cm			
82.右足单立:在直径60 cm圆圈内,右脚单跳10次			
83.左足单立:在直径60 cm圆圈内,左脚单跳10次			
84.站立:抓一侧栏杆,上4级台阶,交替出足			
85.站立:抓一侧栏杆,下4级台阶,交替出足			
86.站立:不用扶栏杆,上4级台阶,交替出足			
87.站立:不用扶栏杆,下4级台阶,交替出足			
88.站在15 cm高的台阶:两足同时跳下			
	得分	得分	得分
	百分比	百分比	百分比

Note

续表

项　目	得　分		
	第一次评估	第二次评估	第三次评估
评分标准： 　0分指完全不能完成（做）； 　1分指仅能开始会做（即完成动作＜10％）； 　2分指部分完成（10％＜完成动作＜100％）； 　3分指能顺利圆满完成（即100％完成）。 评分结果： 　①总原始分：5个功能区的原始分总和；②总百分比：5个功能区原始分占各自总分百分比之和/5。	总原始分	总原始分	总原始分
	总百分比	总百分比	总百分比
	评估者	评估者	评估者
	日期	日期	日期

（税晓平）

能力检测五

一、选择题

【A1 型题】

1. 觅食反射在正常新生儿即可见到，其存在时期为（　　）。
A. 2～3个月　　B. 0～4个月　　C. 0～6个月　　D. 4～6个月　　E. 0～8个月

2. 握持反射在出生后即出现，以后逐渐被有意识的握物所替代，其存在的时期为（　　）。
A. 2～3个月　　B. 3～4个月　　C. 0～4个月　　D. 4～5个月　　E. 0～6个月

3. 拥抱反射又称惊吓反射，其反应分为两型，其中拥抱型存在时期为（　　）。
A. 0～3个月　　B. 4～6个月　　C. 0～6个月　　D. 6～8个月　　E. 2～3个月

4. 拥抱反射又称惊吓反射，其反应分为两型，其中伸展型存在时期为（　　）。
A. 0～3个月　　B. 4～6个月　　C. 0～6个月　　D. 6～8个月　　E. 2～3个月

5. 放置反射又称跨步反射，其存在时期为（　　）。
A. 0～1个月　　B. 0～2个月　　C. 0～3个月　　D. 0～4个月　　E. 0～5个月

6. 踏步反射又称步行反射，其存在的时期为（　　）。
A. 0～1个月　　B. 0～2个月　　C. 0～3个月　　D. 0～4个月　　E. 0～5个月

7. 上肢移动反射存在的时期为（　　）。
A. 0～2周　　B. 0～4周　　C. 0～6周　　D. 0～8周　　E. 0～10周

8. 侧弯反射又称躯干内弯反射，其存在时期为（　　）。
A. 0～1个月　　B. 0～2个月　　C. 0～3个月　　D. 0～4个月　　E. 0～5个月

9. 紧张性迷路反射持续存在将影响婴儿自主抬头的发育，其存在时期为（　　）。
A. 0～1个月　　B. 0～2个月　　C. 0～3个月　　D. 0～4个月　　E. 0～5个月

10. 对称性紧张性颈反射头前屈的反应为（　　）。
A. 上肢屈曲、下肢伸展　　　　　　　　　　B. 上肢伸展、下肢屈曲
C. 上肢伸展、下肢伸展　　　　　　　　　　D. 上肢屈曲、下肢屈曲

E.上肢外旋外展、下肢内旋内收

11. 立直反射中枢位于（　　）。

　　A.脊髓　　　　B.延髓　　　　C.脑桥　　　　D.中脑　　　　E.间脑

12. 非对称性紧张颈反射存在时期为（　　）。

　　A.0～1个月　　B.0～2个月　　C.0～3个月　　D.0～4个月　　E.0～5个月

13. 对称性紧张性颈反射存在时期为（　　）。

　　A.0～1个月　　B.0～2个月　　C.0～3个月　　D.0～4个月　　E.0～5个月

14. 非对称性紧张性颈反射意义等同于（　　）。

　　A.对称性紧张性颈反射　　　　　　　　B.侧弯反射

　　C.紧张性迷路反射　　　　　　　　　　D.交叉伸展反射

　　E.踏步反射

15. 交叉伸展反射存在时期为（　　）。

　　A.0～1个月　　B.0～2个月　　C.0～3个月　　D.0～4个月　　E.0～5个月

16. 阳性支持反射存在时期为（　　）。

　　A.0～1个月　　B.0～2个月　　C.0～3个月　　D.0～4个月　　E.0～5个月

17. 降落伞反射的意义等同于（　　）。

　　A.平衡反应　　　　　　B.握持反射　　　　　　C.立直反射

　　D.紧张性迷路反射　　　　　　E.上肢移位反射

18. 平衡反应中枢位于（　　）。

　　A.脊髓　　　　B.延髓　　　　C.皮层　　　　D.中脑　　　　E.脑桥

19. 下列立直反射中不能持续终生的是（　　）。

　　A.躯干立直反射　　　　　　　　　　　B.视性立直反射

　　C.迷路性立直反射　　　　　　　　　　D.降落伞反射

　　E.颈立直反射

20. 正常婴儿俯卧位发育达到臀头同高，下肢伸展，下颏和肩部可抬起离开桌面，肘支撑抬头达45°的月龄为（　　）。

　　A.2个月　　　B.3个月　　　C.4个月　　　D.5个月　　　E.6个月

21. 正常婴儿俯卧位发育达到肘支撑，胸部离开桌面，抬头达45°～90°，十分稳定，下肢伸展，头高于臀部，身体的支点在腰部的月龄为（　　）。

　　A.2个月　　　B.3个月　　　C.4个月　　　D.5个月　　　E.6个月

22. 正常婴儿俯卧位发育达到前臂伸直，手支撑，胸部及上腹部可以离开桌面，抬头达90°以上，四肢自由伸展，支点在骶尾部，可由俯卧位翻身至仰卧位的月龄为（　　）。

　　A.2个月　　　B.3个月　　　C.4个月　　　D.5个月　　　E.6个月

23. 正常婴儿可用双手或肘部支撑，腹爬，可见下肢交替动作的月龄为（　　）。

　　A.4个月　　　B.5个月　　　C.6个月　　　D.7个月　　　E.8个月

24. 正常婴儿可以出现熊步或高爬的月龄为（　　）。

　　A.5个月　　　B.6个月　　　C.7个月　　　D.9个月　　　E.11个月

25. 正常婴儿发育达到四爬的月龄为（　　）。

A. 5 个月　　　B. 6 个月　　　C. 7 个月　　　D. 8 个月　　　E. 10 个月

26. 正常婴儿坐位发育为全前倾,头不稳定的月龄为(　　)。

A. 新生儿期　　B. 2～3 个月　　C. 4～5 个月　　D. 6 个月　　E. 7 个月

27. 正常婴儿坐位是脊柱向前弯曲呈半前倾姿势,头可竖直的月龄为(　　)。

A. 新生儿期　　B. 2～3 个月　　C. 4～5 个月　　D. 6 个月　　E. 7 个月

28. 正常婴儿扶持成坐位时脊柱伸展,为扶腰坐阶段,头部稳定的月龄为(　　)。

A. 新生儿期　　B. 2～3 个月　　C. 4～5 个月　　D. 6 个月　　E. 7 个月

29. 正常婴儿可以独坐,但需双手在前支撑,脊柱略弯曲,呈拱背坐的月龄为(　　)。

A. 3 个月　　　B. 4～5 个月　　C. 6 个月　　　D. 7 个月　　　E. 8 个月

30. 正常婴儿脊柱伸展与床面成直角,是坐位的稳定阶段,称为直腰坐阶段的月龄为(　　)。

A. 3 个月　　　B. 4～5 个月　　C. 6 个月　　　D. 7 个月　　　E. 8 个月

31. 正常婴儿直腰坐位稳定,可以左右回旋身体,称为扭身坐阶段。可以在坐位上自由玩耍,也可以由坐位变换成其他体位的月龄为(　　)。

A. 3 个月　　　B. 4～5 个月　　C. 6 个月　　　D. 7 个月　　　E. 8～9 个月

32. 正常婴儿立位时阳性支持反射逐渐消失,下肢出现半伸展、半屈曲的状态而不能支持体重的月龄为(　　)。

A. 1 个月　　　B. 2 个月　　　C. 3 个月　　　D. 4 个月　　　E. 5 个月

33. 正常婴儿立位时膝部与腰部屈曲,可以短暂支持体重的月龄为(　　)。

A. 1 个月　　　B. 2 个月　　　C. 3 个月　　　D. 4 个月　　　E. 5 个月

34. 正常婴儿立位时由于伸肌张力较高,下肢伸展并支持体重,多呈足尖支持体重的月龄为(　　)。

A. 1 个月　　　B. 2 个月　　　C. 3 个月　　　D. 4 个月　　　E. 5 个月

35. 正常婴儿立位时出现跳跃动作,此阶段称为立位跳跃阶段的月龄为(　　)。

A. 1 个月　　　B. 2 个月　　　C. 3 个月　　　D. 5～6 个月　　E. 7 个月

36. 扶持正常婴儿腋下站立,多数可站立,髋关节多不能充分伸展,称为扶站阶段的月龄为(　　)。

A. 6 个月　　　B. 7～8 个月　　C. 9 个月　　　D. 10 个月　　E. 11 个月

37. 正常婴儿抓物站立或抓住检查者的手后自行站起,脊柱充分伸展,称为抓站阶段的月龄为(　　)。

A. 6 个月　　　B. 7～8 个月　　C. 9 个月　　　D. 10 个月　　E. 11 个月

38. 在抓站的基础上,由于立位平衡功能的逐渐完善,婴儿可以独自站立,开始时间较短,逐渐延长,称为独站阶段的月龄为(　　)。

A. 6 个月　　　B. 7～8 个月　　C. 9 个月　　　D. 10 个月　　E. 11 个月

39. 婴儿站立稳定后,可以牵手向前迈步,称为牵手走阶段的月龄为(　　)。

A. 6 个月　　　B. 7～8 个月　　C. 9 个月　　　D. 10 个月　　E. 11 个月

40. 婴儿可以独自步行,称为独走阶段的月龄为(　　)。

A. 8 个月　　　B. 9 个月　　　C. 10 个月　　D. 11 个月　　E. 12 个月

41. 拉起时头挺起并稳定的年龄为（　　）。

A.2 周　　　　　B.3 周　　　　　C.5 周　　　　　D.6 周　　　　　E.9 周

42. 能够直腰坐的年龄为（　　）。

A.4 个月　　　B.5 个月　　　C.6 个月　　　D.7 个月　　　E.8 个月

【X 型题】

43. 与婴幼儿粗大运动发育密切相关的反射发育包括（　　）。

A.原始反射　　　　　　　　B.踏步反射　　　　　　　　C.立直反射

D.平衡反应　　　　　　　　E.上肢移动反射

44. 原始反射中枢位于（　　）。

A.脊髓　　　　B.延髓　　　　C.脑桥　　　　D.小脑　　　　E.脑干

45. 立直反射的主要功能是（　　）。

A.保持身体正常姿势　　　　　　　　B.维持头在空间的正常姿势

C.头颈和躯干间的正常协调关系　　　D.躯干与四肢间的正常协调关系

E.促进对称发育

46. 肌张力分为（　　）。

A.静止性肌张力　　　　　　　　B.姿势性肌张力

C.运动性肌张力　　　　　　　　D.紧张性肌张力

E.松弛性肌张力

47. 仰卧位姿势运动发育的特点是（　　）。

A.由屈曲向伸展发育　　　　　　　　B.从反射活动到随意运动发育

C.手、口、眼的协调发育　　　　　　D.抗重力伸展发育

E.与平衡反应密切相关

48. 产伤分为（　　）。

A.颅外产伤　　B.颅骨外伤　　C.脑水肿　　　D.姿势异常　　E.性别

49. 下列影响立直反射建立的原因有（　　）。

A.肌张力异常　　　　　　　　B.身高

C.原始反射残存　　　　　　　D.姿势异常

E.性别

二、名词解释

1. 粗大运动发育

2. 紧张性迷路反射

3. 非对称性紧张性颈反射

4. 降落伞反射

三、简答题

1. 简述仰卧位姿势运动发育的特点。

2. 简述俯卧位姿势运动发育的特点。

3. 简述坐位姿势运动发育的特点。

4. 简述立位姿势运动发育的特点。

5. 简述姿势运动发育的顺序遵循的规律。

Note

第六章　精细运动发育

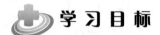

学习目标

1. 掌握抓握动作和双手协调动作发育的过程以及抓握动作发育的规律。
2. 熟悉手眼协调能力发育的过程和特征。
3. 了解精细运动发育常用量表,精细运动发育的影响因素和精细运动异常发育。

案例引导

　　患儿,男,7个月,系第二胎,孕35周行剖宫产出生,出生体重为2430 g。患儿运动发育落后于正常同龄儿:竖头不稳,不能左右回旋视物,俯卧位只可抬头数秒,可完成肘支撑,但不能翻身,紧张时双上肢呈内旋、后伸姿势,双手握拳。辅助检查:头颅CT检查示交通性脑积水。

　　请思考:①引起该患儿运动发育落后的可能原因有哪些?②正常7个月婴儿俯卧位姿势特点有哪些?③正常7个月婴儿精细运动特点是什么?④试分析该患儿的这些异常姿势和原始反射对他的精细运动发育的影响。

第一节　精细运动发育规律

　　精细运动能力(fine motor skills)是指个体主要凭借手或手指等部位的小肌或小肌群的运动,在感知觉、注意等心理活动以及上肢其他部位的配合协调下完成特定任务的能力。例如,伸手抓握东西、捏东西、放下手中物品、折叠纸张、翻书、穿针引线等都属于精细运动。可见,人的精细运动主要由上肢完成,同时需要视觉和认知活动的参与。

　　人体基本姿势和移动能力的发育是上肢精细运动发育的基础,视知觉活动不仅参与精细运动,同时也促进了上肢精细运动的发育,而视觉功能的发育同样也受到姿势和移动能力发育的影响。所以,姿势和移动、上肢功能、视觉功能三者之间是相互作

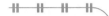

用、相互促进、共同发育的关系。

一、上肢功能发育

（一）上肢功能发育的特征

手是直接完成精细运动的主要器官，也是人认识客观世界、与外界交往的一种重要工具。手具有操作便利的各种特征：① 手掌呈拱形，手指能对掌运动，这是手能够抓住和把持物体的基础；②由肩关节、肘关节、腕关节构成的上肢使得手能够到达的范围明显扩大，使个体能自由地随处伸手取物或放下物品等；③两只手的协调运动增加了操作性能并提高了工作效率，使个体具备很强的日常生活活动能力（ADL）；④5个手指从功能的角度上来说是必要而且是充分的，缺少任意1个手指，都会影响手的操作能力；⑤拇指和示指的长度比例使得抓取物体更为容易，这是与其他灵长类动物不同的身体结构特点之一；⑥手掌的特殊结构，如皮下组织、皮肤、指甲、汗腺等也有助于提高手的可操作性能；⑦上肢来自大脑感觉和运动皮层的神经纤维较身体其他部位分布广泛，1个神经纤维所支配的肌肉纤维数和感受器的数量越少，则手的精细动作能力越高；⑧上肢的白肌纤维较多、收缩快，具有辨别和操作物体的特点，但较下肢容易疲劳。

知识链接

　　肌纤维分为红肌纤维与白肌纤维。红肌纤维也称Ⅰ型纤维、慢缩肌纤维；白肌纤维又称Ⅱ型纤维、快缩肌纤维。人的红、白肌纤维大概维持各50%的比率。慢缩肌纤维在力量与爆发力方面逊色于快肌纤维，但其拥有很好的耐力。

　　原始反射具有双刃剑的作用，虽然妨碍身体的自由活动，但对协调运动起到促进作用。触摸手指甲和手掌尺侧会出现逃避反应，表现为腕关节背伸和手指伸直外展。随后出现握持反射并逐渐增强，而握持反射则表现为腕关节掌屈和手指屈曲内收。由于两种反射的相互拮抗作用，最初的握拳姿势逐渐发育成为具有腕关节背伸和手指屈曲、内收能力的功能手。

（二）婴儿期手功能发育

手的精细动作过程主要如下：手伸向物体→抓握物体→放下物体或操作物体。婴儿期精细运动的发育主要表现在手的抓握动作、双手协调动作及手感知觉的发育。

手的抓握动作是个体最初的和最基本的精细动作，在此基础上发展为写字、画画和生活自理动作。抓握动作分为力性抓握与精细抓握，力性抓握包括球形抓握、柱状抓握及拉，精细抓握包括指尖捏、指腹捏、侧捏及三指捏。任何阶段的抓握动作都包括以下4个连续动作过程：视觉搜索物体→手接近物体→抓住物体→放开物体。

双手协调是指同时使用双手操作物体的能力，如将物体从一只手传递到另一只手，同时使用双手进行游戏，如穿珠子、拍手等。随着双手协调动作的发育，每只手可以完成不同的动作，使精细运动更加协调，为更好地掌握手操作技能奠定了基础。

Note

人的很多信息是通过视觉和听觉获取的。除此之外，手的触觉也是人们认识事物的重要途径。触觉识别是人类单凭用手触及物体而无需用眼看就能识别物体的能力，是手指的精细感觉。婴儿期的手的触觉很敏感，发育初期触觉识别能力是优先发展的，功能完善后再通过视觉功能弥补。婴儿出生时痛觉已存在，但较为迟钝，两个月后逐渐改善。婴儿的温度觉很灵敏，尤其是对冷的反应，对物体的质地、重量和形状探索较晚。手的知觉功能发育与手的动作发育密切相关，新获得的动作技能与越来越精确的感知功能均在彼此的进一步发育中发挥重要作用。同时，手的动作和触觉识别的发育，又可以促使大脑思维更活跃，并且还可以代替其他感觉器官，如手语或在黑暗环境中用手的触觉代替眼睛的视觉。

1. 手的抓握动作、双手协调动作及手感知觉的发育过程

婴儿期手功能发育过程见表 6-1。

表 6-1　婴儿期手功能发育过程

月龄	抓握动作	双手协调动作	手的感知觉
新生儿	握持反射（紧握拳）（图 6-1）		
1 个月	常常握拳（图 6-2）		
2 个月	手偶尔能张开，给物体能握住		
3 个月	手经常张开，给物体能握住数秒，是无意识的抓握，标志着手的动作开始发育（图 6-3）		手对一些物体属性的触觉，如温度、尺寸在出生后前几个月就发育很好
4 个月	常常去抓物体，但抓不到（图 6-4）		
5 个月	①5 个月初，能触碰物体但不能抓握；②5 个月末尺侧手掌抓握（拇指和其余四指向尺侧圈住物体），即原始抓握阶段（图 6-5）	能有意识地控制伸手，可能会同时向物体伸出双臂，并用双手抓住物体保持在中线水平	
6 个月	用全手掌抓握（弯曲手指包住物体），即真正意义的抓握，也是不成熟的抓握（图 6-6）	①可以用双手抓住物体或夹在手指与手掌之间，能根据物体的大小张开手；②仰卧位时会抓住自己的脚，将其放在嘴里；③当婴儿手中拿一块积木再给另一块积木时，婴儿会扔掉原有积木，然后去接另一块积木	对物体质地、重量等属性的感知在 6~9 个月之后，对物体形状的探索更晚。可通过触摸，了解手部动作与身体部位之间的空间位置关系
7 个月	①桡侧手掌抓握（抓握时拇指保持与其余四指基本平行，重心在桡侧），并且使物体离开地面或桌面（图 6-7）；②可表现初步的"对指"能力（拇指指腹与其余四指指腹相对）	可以同时摆弄两个物体（图 6-11），将玩具从一只手传递到另一只手（称为"倒手"）（图 6-12）；当婴儿手中有积木再给另一块积木时，能保留手中原有的那块积木（双手开始协调动作阶段）	

续表

月龄	抓握动作	双手协调动作	手的感知觉
8个月	桡侧手指抓握（拇指接触立方体的一个平面，示指和中指接触与拇指所在的平面平行的另一个平面，三个手指共同努力抓起立方体）（AR图6-8）	可在物体上做挤、拍、滑动、捅、擦、敲和打的动作；可涂抹或倒出流质物体	对物体质地、重量等属性的感知在6~9个月之后，对物体形状的探索更晚。可通过触摸，了解手部动作与身体部位之间的空间位置关系
9个月	拇指与示指对指抓（把东西夹在拇指和示指之间，拇指与示指相对），属于成熟的抓握模式（图6-9）	能双手拿物体对敲，能拍手（图6-13），可准确地把大多数实物（脚、手指、塑料盖子玩具等）放入嘴中，开始玩一些游戏	
10个月			
11个月		能打开包裹积木的纸，将积木放入杯中（图6-14）	
12个月以后	可以用拇指尖和示指尖捏起物体（图6-10）	可一只手固定容器，另一只手从中取出或向其中放入物体；会打开瓶盖，会翻书等（图6-15）	

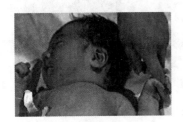

图6-1　握持反射（新生儿）

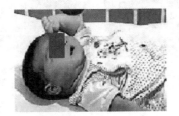

图6-2　握拳（1个月）

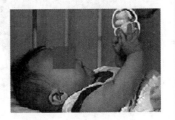

图6-3　手握物数秒（3个月）

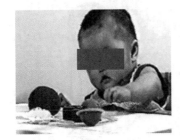

图6-4　常抓物抓不到（4个月）

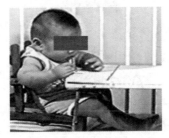

图6-5　尺侧手掌抓握（5个月）

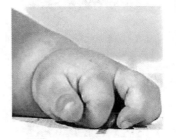

图6-6　全手掌抓握（6个月）

2. 婴幼儿期抓握动作发育规律

（1）由无意识抓握向有意识抓握发育：婴儿大约3个月时，随着握持反射的消失，开始出现无意识的抓握，如无意识握拳、无意识抓握衣服或被子等，这标志着手的动作开始发育。由于无意识的抓握动作不断反复，同一个动作总是引起同一个结果，从而使动作具有一定的随意性。6个月左右时，婴儿注意到自己的手的存在而且能随意张开，开始出现有意识的抓握动作。有意识抓握动作的出现标志着手动作发展的一个重

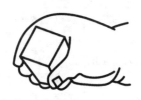 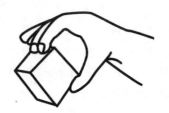 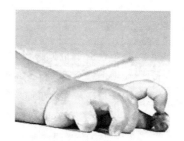

图 6-7　桡侧手掌抓握(7 个月)　　AR　图 6-8　桡侧手指抓(8 个月)　　图 6-9　对指抓(9 个月)

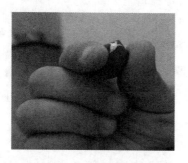 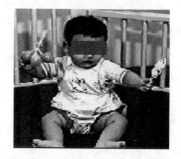

图 6-10　拇指尖和示指尖捏起物体(12 个月)　　图 6-11　两手同时摆弄两个物品(7 个月)

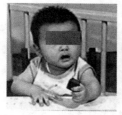 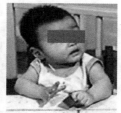 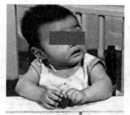 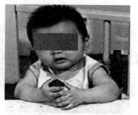

图 6-12　倒手过程(7 个月)

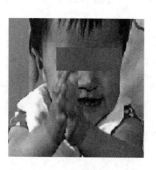 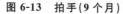 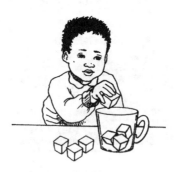 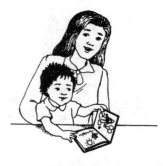

图 6-13　拍手(9 个月)　　图 6-14　将积木放入杯中　　图 6-15　翻书(12 个月以后)
　　　　　　　　　　　　　　　　(11 个月)

大飞跃,主要表现为拇指和其余四指对立的抓握动作,在抓握动作过程中手眼逐渐协调。

　　(2)由手掌的尺侧抓握向桡侧抓握发育:开始抓握时,往往是用手掌的尺侧抓握,然后是全手掌抓握,后来逐渐向桡侧抓握或抓捏动作发展,最后发展到用拇指和示指对指捏物(图 6-16)。由此可以看出,手的动作是从小拇指侧向大拇指侧发展的。

（3）由全手掌抓握模式向对指抓握模式发育：此阶段是抓握手向抓捏手发育的阶段（图 6-16）。全手掌抓握模式即拇指向下或在与手背平行的高度弯曲取物的模式，这是不成熟的抓握模式，在上肢动作未分化阶段，婴儿常常采取这种模式抓握。

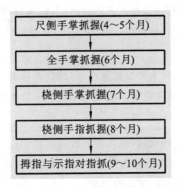

图 6-16　抓握动作由手掌的尺侧抓握向桡侧抓握发育示意图

婴儿 7 个月后，随着稳定点由近端关节向远端关节移动，逐步学会拇指与其余四指对立的抓握动作，手指能够捏住物体。同时，在抓握动作过程中，手眼协调运动能力得到了发展，在此基础上，手的抓握动作有了进一步的发展，逐渐学会拇指与其余四指对指抓握的成熟抓握模式。

（4）由抓握物体向放开物体发育：人类首先会抓握动作，然后逐渐学会张开手放开物体。也就是说婴幼儿先会拿起物体，然后才会把物体放到某处。放开较抓握更为精细，更具有目的性。

3．婴儿期抓握动作发育的意义

（1）通过抓握动作来掌握使用物体的方法，初步体验使用工具的方法。

（2）通过抓握动作，认识了物体的属性，如形状、大小、质地、冷热等。

（3）抓握动作丰富了婴幼儿探索环境的方式，拓展了获得信息的途径，使其能够主动、有效地探索环境。

（4）抓握动作是个体最初的和最基本的精细动作，在此基础上发展为写字、画画和生活自理动作技巧。

4．婴儿期精细运动发育顺序　见表 6-2。

表 6-2　婴儿期精细运动发育顺序

月龄	精 细 运 动
新生儿	①紧握拳，触碰时收缩；②可引出握持反射，持续 2～3 个月，主动握物动作出现时，此反射消失
1 个月	双手常常握拳，物体碰到手时，握得更紧
2 个月	①偶尔能张开手，给物体能拿住；②偶尔把手或手里的物体送到口中
3 个月	①用手摸物体，触到时偶尔能抓住；②手经常呈张开姿势，能握住放入手中的物体数秒钟

续表

月龄	精 细 运 动
4个月	①仰卧清醒状态时,双手能凑到一起并在眼前玩弄手指,称之为"注视手的动作",此动作6个月以后消失;②常常去抓东西,但距离判断不准;③用整个手掌握持物体,手握物体的时间较以前长些,而且会摇晃,并用眼睛看手里的物体片刻,出现最初的手眼协调
5个月	①物体碰到手时出现主动抓握动作,但动作不协调、不准确;②会玩衣服,把衣服拉到脸上;③能玩玩具并将玩具抓握较长时间;④往往用双手去拿东西,把东西放到口中
6个月	①迅速伸手抓面前的玩具,玩具掉下后会再抓起;②用全手抓积木,能握奶瓶,玩自己的脚;③准确地拿取悬垂在胸前的物体;④会撕纸玩;⑤给另一块积木时,会扔掉手中原有的积木然后去接新的一块
7个月	①可用拇指及另外两指握物;②会用一只手去触物,能自己将饼干放入口中,玩积木时可以将积木从一只手中换到另一只手上(传递);③给另一块积木时,能保留手中原有的一块不扔掉;④会模仿堆击积木
8个月	①桡侧手掌或桡侧手指抓握,用拇指和三指捏起桌上的小物体;②会用多种方法玩同一个玩具,如放在口中咬、敲打、摇晃等;③能将物体传递给旁边的人,但还不知道怎样松手、怎样传递;④喜欢故意让物体从高处掉下去
9个月	①能将双手拿的物体对敲;②可用拇指和示指捏起小物体
10个月	①能熟练地使用拇指与另一手指准确捏起0.6 cm的串珠;②可用示指触物,能扔掉手中的物体或主动将手中物体放下,向其索取时不松手
11个月	①喜欢将物体扔在地上听响声;②能主动打开包方积木的花纸
12个月	①能用拇指与示指捏较小的物体,能单手抓2~3个小物品,会轻轻抛球;②会将物体放入容器中并拿出另一个;③全手握住笔并能在纸上留下笔道

二、手眼协调能力发育

手眼协调(eye-hand coordination)是指在视觉配合下手的精细动作的协调性。手眼协调能力的发育随神经心理发育的成熟而逐渐发展起来,体现了发育的成熟度。

(一)手眼协调能力发育过程

1.0~3个月:手张开及双手抱握阶段

(1)俯卧位:婴儿出生后由于紧张性迷路反射的作用,俯卧位时全身呈屈曲状态,四肢活动较多。由于上肢不可能做分离运动,一旦紧张稍有缓解就会出现腕关节背伸、五指张开,同时全身乱动。由于上肢的运动受颈部活动的影响显著,随着月龄的增大,全身屈曲状态有所缓解时,手掌会慢慢地开始张开。但是由于俯卧位时颈部尚不能保持稳定,会再次出现手掌握拳状态。此外,2个月的婴儿俯卧位时可抬头达45°,眼睛可以朝前看物体。

(2)仰卧位:拥抱反射、非对称性紧张性颈反射有利于上肢的伸展,所以,当仰卧位两肩成为对称状态后,手腕可以移到正中线位置。2个月的婴儿会注视自己的一只手

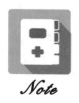
Note

或两只手。随着颈部控制能力的提高,婴儿可以看到自己运动着的手,视线会从手移向物体,再从物体移向手。

(3)坐位:2个月的婴儿被家长环抱成坐位,可以从左向右或从右向左追视滚动的物品。

2. 4～6个月:手功能开始发育阶段

(1)仰卧位:从颈部到肩部乃至躯干的抗重力伸展活动得到进一步发育,身体的姿势位置对上肢活动的影响逐渐减弱,仰卧位时手能向前方伸出。此时,随着躯干稳定性的提高,上肢能够带动肩部一起向前伸出,如4个月的婴儿能伸手抓玩具,6个月的婴儿能双手抱自己双脚玩耍等。

(2)俯卧位:当需要将一侧上肢向前伸展时,与仰卧位不同,为了支撑躯干维持姿势平衡,会诱发整个腕关节呈过度伸展状态。因为在这一时期,无论上肢或是下肢,只要有某个关节出现伸展或屈曲动作就会引起其他所有关节的伸展或屈曲,即各关节间还未出现分离运动。同样,不仅仅是上下肢,躯干的伸展也会诱发四肢的伸展以致波及全身。随着躯干向抗重力方向的伸展幅度增加,要使俯卧位时髋关节呈完全伸展状态,必须使身体重心转移至臀部下方,只有这样,才能比较容易地完成向前伸出一侧上肢的动作。如6个月的婴儿可以胸部抬起,重心移向一侧,非支撑手举起,伸向玩具(AR图6-17)。这样,婴儿在俯卧位时一侧上肢可自由活动,有利于精细动作的进一步发展。

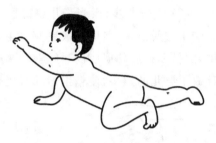

AR 图6-17　俯卧位重心的下移

(3)坐位:6个月的婴儿可完成双手在前支撑,脊柱略弯曲的拱背坐。婴儿眼球的运动已经平稳,能够在视觉诱导下伸手和握持前方物体。随着视线对手和物体两方面的注视,使得手的活动、手的感觉和视觉信息有机地统合在一起,最终经视觉神经通道,对物体产生感知觉和认知觉。即只要是看到过的物体,就能回想出该物体的形状、大小、颜色等。

(4)机制:在上肢支撑还不充分阶段,常通过颈部过度伸展状态、利用对称性紧张性颈反射来增加上肢的支撑能力。婴儿早期上、下肢运动受颈部活动的影响较大,随着用手支撑并抬高身体,使得身体重心可以向左右移动,上肢渐渐出现选择性动作的发育。通过不断的俯卧位维持及姿势变换的练习,使上肢支撑能力的增强,从而促进手的伸展、物体握持及维持动作的发育。

3. 7～9个月:手功能多样化发育阶段

7个月的婴儿一般能独坐。独坐能力的获得解放了婴儿的双手,使婴儿手眼协调能力和双手协调自主控制动作得到迅速发育,即进入了用眼睛引导手的动作、手功能呈现多样化发育的阶段。如7个月的婴儿可以倒手;8个月的婴儿可以看见木板上的木钉后用手拔出;9个月的婴儿喜欢一手拿着一块积木互相碰撞。

(1)姿势变换对手功能多样化发育的作用:坐位和跪位姿势有利于婴儿对环境的探索,姿势变换(如从卧位到坐位、从坐位到跪位)时常通过伸展上肢动作作为支撑,跌倒时常通过伸展上肢动作以保护身体,这样可以使手功能得到迅速发育和提高。随着抗重力伸展姿势的稳定发育,腕关节背伸和伸手功能得到了发育。由于目测距离准确性的提高,伸手抓物时手够不到或伸过头的情况开始减少,逐渐发育成手能准确伸向目标物体。

(2)爬行对手功能多样化发育的作用:爬行练习使得手掌逐渐具备了支撑体重的能力,同时也促进手掌拱形形状的形成,便于稳固地抓住物体。承重与手功能发育关系密切,承重可提供信息反馈使婴儿注意到手,同时有助于手张开,上肢伸出。婴儿通过手掌向前后、左右做爬行运动,也促进手指的外展、伸展,以及手掌桡侧和尺侧功能的分离。这些活动均促进了拇指与其他手指对指功能的发育,也为手指的抓捏或翻阅动作发育奠定了基础。

4. 10～12个月:手功能熟练阶段

(1)坐位:10个月的婴儿坐位时不再需要上肢的支撑保持身体平衡,使腕关节和手指得到解放,逐渐能用指尖转动物体,使手指功能得到进一步发育。例如,11个月的婴儿可以坐位脱自己的袜子,12个月的婴儿可以坐位翻书等。

(2)立位与步行:当婴儿获得稳定的立位平衡后,上肢运动功能发育逐渐从姿势的影响中摆脱出来,能够完成更有自主选择性的够取、抓握、放下等动作。但在学步过程中,需借助上肢伸展(挑担样姿势)来保持步态的平衡。独立行走能力的获得更进一步解放了婴儿的双手,使精细运动有机会得到进一步发育。

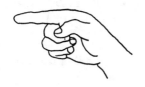

图 6-18　手指分离动作

(3)手指分离动作发育:当尺侧三个手指能够屈曲之后,使得尺侧有了较好的稳定性,能够完成使用示指指物的动作(图 6-18),此外,还能将小的物体放入比较小的容器内等,这些动作的获得为分离动作的完成提供保证。开始时,使腕关节保持在悬空的位置进行手指动作非常困难,可以先将手放在容器的边缘以固定腕关节,然后再进行操作。此外,由于手指伸展常常会引起前臂旋后的联合运动,因此,当前臂旋后时可能会出现手指张开、手中物体掉落的现象。手的动作开始前,一般先由视觉引导手指活动,熟练后,即使眼睛不看手指也能顺利完成操作。

5. 1～3岁:手眼协调能力快速发展阶段

1～3岁的幼儿经常玩积木、穿珠子、捏橡皮泥、涂鸦、翻书、穿脱袜子等可以进一步加强手眼协调能力的发展。幼儿手眼协调能力发育过程见表 6-3。

表 6-3　幼儿手眼协调能力发育过程

年龄	堆积木、穿珠子、翻书等活动	握笔、绘画	生活自理
12～18个月	①幼儿 15 个月时能搭 2～3 块积木(边长 2.5 cm 的正方体,下同);②打开盒盖(不是螺纹的)	幼儿 12～15 个月时能手掌向上握笔(图 6-19),自发乱画(获得绘画必需的手眼协调能力)	①幼儿 12 个月时穿衣服可伸手配合;②15 个月时能用匙取物

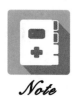

Note

续表

年龄	堆积木、穿珠子、翻书等活动	握笔、绘画	生活自理
18个月	①搭3～4块积木；②能几页几页地翻书；③用小线绳穿大珠子孔或大扣子孔；④自发地从瓶中倒出小珠子；⑤在30 s内放入6个圆柱体于插洞板中	由手掌向上握笔逐渐转变为手掌向下握笔（图6-20）	①捧杯饮水；②用匙外溢
21个月	搭4～5块积木	模仿画线条，但不像	①稳稳地拿住茶杯；②双手端碗
24个月	①搭6～7块积木；②转动门把手；③剥开糖果纸；④旋开盖子；⑤能一页一页地翻书；⑥穿直径1.2 cm的串珠	①开始用手指握笔（图6-21），主要依靠肩关节活动进行绘画；②模仿画垂直线	①很好地使用杯子喝水（图6-22）；②能拿稳匙，不倾斜（图6-23）；③用匙稍外溢；④穿上衣和外套；⑤很好地戴帽子；⑥自己穿上或脱下简单的衣服
27个月	拆装简单的拼插玩具	手指握笔，握笔部位逐渐靠近笔尖，依靠肘部动作模仿画直线	脱鞋袜
30个月	①搭8～9块积木；②较准确地把线绳穿入珠子孔，练习后每分钟可穿入20个珠子	手指握笔，握笔部位逐渐靠近笔尖，依靠手指活动模仿画水平线和交叉线	①穿裤子、短袜和便鞋；②解开衣扣
32个月			在帮助下穿衣服
36个月	①搭9～10块积木；②能将珠子放入直径5 cm的瓶中；③折纸，折成正方形、长方形或三角形，边角整齐；④依样式搭积木——拱桥	①模仿画圆形、"十"字形；②临摹"○"形和"十"字形	①从水罐中倒水，控制流量；②独立进餐，几乎没有食物外溢；③大小便自理；④洗脸；⑤左右脚鞋子常穿反；⑥解开能够到的纽扣；⑦扣上纽扣；衣服常穿反

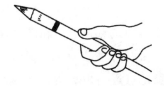

图6-19 手掌向上握笔

6. 学龄前期和学龄期：手眼协调能力的继续发展

3～4岁幼儿能系上并解开扣子，张开双臂接球，剪纸，用拇指和示指、中指持笔；5岁左右能用手抓住球，能用线穿珠子，握笔熟练，能用前臂模仿画三角形；6岁左右握笔的姿势纯熟，能用线穿针等。

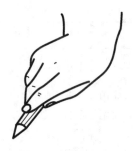

图 6-20　手掌向下握笔

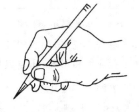

图 6-21　手指握笔

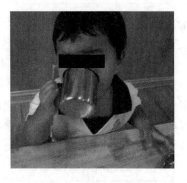

图 6-22　用杯子喝水

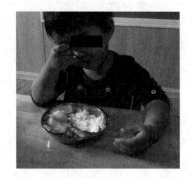

图 6-23　拿稳匙

学龄期儿童的视觉输入、大脑信息加工的本体运动通路的发育更成熟,传入和传出的协调性更好,因而精细运动的反应速度更快,精确性更高。6～7岁儿童的小肌群尚未发育好,手脚并不很灵活。到8岁时可熟练进行小肌群的精细运动,如书写、绘画及使用剪刀和乐器的能力都迅速发展起来。但学龄期儿童的手眼协调能力尚未达到很高的水平,所以精细运动在速度、强度和协调性上还不及青少年和成人。

（二）手眼协调能力发育的特征

1. 整体运动向分离运动发育　随着躯干稳定性的增加,手和眼不再受姿势的影响,由最初的手腕整体运动逐渐向手指的精细运动分化发育。

2. 抓握的稳定点由近端逐渐向远端发育

（1）手外旋抓握（1～2岁）:稳定点在躯干,由肩部带动上肢,方可完成手的外旋抓握。

（2）手内旋抓握（2～3岁）:稳定点在肩和上臂,由肘部和前臂的运动完成手的内旋抓握。

（3）三指静态抓握（3～4岁）:稳定点在肘部和前臂,由手指关节的运动,出现三指的静态抓握;最后是三指的动态抓握（4岁以后）:手指关节稳定保障手指运动,手指的运动带动笔尖的运动。因此,稳定点逐渐由近端向远端发育（图6-24）,最终发育成能够画画、写字的手的抓握形态（图6-25）。

3. 眼和手发育的共同形式　眼和手的发育过程具有共同的特征,其发育过程可表示为:无目的（random）→到达（reach）→注视、抓握（grasp）→操作（manipulation）。

（1）不随意的动作,即无目的阶段,如视觉主要以视觉反射、不规则的眼球转动为主,上肢以全伸展或全屈曲等共同运动形式或反射为主。

Note

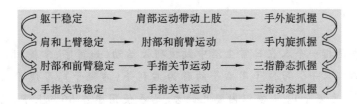

图 6-24 抓握稳定点的发育

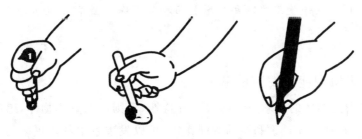

图 6-25 抓握动作的发育

（2）定向运动，即到达阶段，此时，视觉发挥了定向作用，上肢功能是能将手伸向目标物体。

（3）抓握阶段，双眼注视物体，上肢功能是紧紧抓牢物体。经过这一阶段最后达到操作阶段。

（4）操作阶段，视觉操作是指调节辐辏和视线移动，上肢功能操作是指抓、捏、回旋等手的精细动作的操作。手与眼之间的关系是视觉先于上肢，上肢接受视觉引导的同时共同协调发育。

幼儿在 6 个月以前，由于还不会坐，卧位摆弄物体时，多数情况下眼睛看不见手上的物体，手的活动范围与视线不交叉。6 个月后，能坐起来玩时，双手可以在视线的监控下摆弄物体，此时手的活动范围与视线交叉。这样，通过手和眼的作用，可以发现物体更多的特性，更快地了解环境。例如，对于一个玩具，眼睛能看到它的颜色、形状，手能摸到它的软硬、质地。在眼睛的监控下，通过手的摆弄，还可以发现物体各方位的特性等。

4. 从防御向功能发育 当手遇到危险刺激时会做出防御反应，从最初只具有感觉、防御的手向具有探索、功能的手方向发育。

5. 从手到眼的发育 在发育早期手活动主要有回避反应、握持反应，由本体感觉和触觉刺激诱导产生，逐渐发育到由视觉刺激诱导，最终发育成为触摸物体后就能像看见物体一样感知物体。

6. 利手的发育 对称姿势的获得促进双手动作发育，当手能越过中线伸展时，不论哪只手都可作为利手优先使用，而另一只手作为辅助手使用。婴儿出生后的 6 个月内，表现不出哪一只手优先，但是大多数婴儿头向右侧偏的概率比向左侧偏的概率大一些。随着协调能力的提高，具有了动手能力，一定会表现出常用的那只手，这属于正常现象。一般需到动态三指捏阶段（4～6 岁）才能判断哪只手为利手。如果父母都是左利手，子女约有 30％ 的可能是左利手；如果父母都是右利手，子女左利手的可能是 10％。

知识链接

　　利手是指一个人在日常生活中做技巧性活动(如写字、拿筷、刷牙等)时习惯使用的那只手。习惯于用右手的称为右利手(右撇子),习惯于用左手的称为左利手(左撇子)。1岁以内婴儿的左、右手使用率在50%上下,随年龄增长右手使用率逐渐增加,2岁猛增为70.3%,3岁达79.2%,以后增长缓慢,至7岁为85.1%;左手使用率随年龄增长而相应下降。世界上90%以上的人是右利手。

(三) 手眼协调能力发育的意义

　　眼睛可以看到物体的色彩、形状、大小等特性,手则可以触摸物体,感受它的软硬、粗糙度、冷热等特性。通过手和眼的共同作用,可以发现手中物体更多的特性,可以更快更全面地了解周围环境。另外,在眼睛的监控下,通过手的动作,还可以发现物体上下、左右、前后等空间特性。

　　眼睛的单独活动与手的单独活动对幼儿的成长没有特别的意义,只有手眼协调活动才能真正有效地促进幼儿各项能力的全面发展,因此,手眼协调能力的发育对促进运动能力、智力和行为的发育起着非常重要的作用,对小儿发育来说具有划时代意义。

第二节　精细运动发育评定

　　精细运动发育评定的目的如下。

　　(1) 评定儿童精细运动发育的水平。

　　(2) 及时发现精细运动发育过程中存在的问题与缺陷。

　　(3) 为制订康复治疗计划供客观依据。

　　(4) 对康复治疗效果进行评价。

　　为了达到上述目的,可根据患儿功能障碍、受试对象的不同,选用不同的评定内容、方法和评定量表。

一、评定内容及方法

(一) 手功能发育评定内容和方法

　　1. 不同年龄手功能发育评定方法　可以通过精细运动年龄评价表(表6-4)对婴幼儿的精细运动能力进行评定。年龄范围为4个月至6岁,共有42个检查项目,总分为72分。得分越少,说明精细运动发育水平越低。

表 6-4　精细运动年龄评价表

姓名		性别		月龄		诊断	
月龄	检 查 项 目					得分	评分
4 个月	轻轻地握拳（单手）					4	
7 个月	握住边长 2.5 cm 的骰子					1	
	用拇指握住边长 2.5 cm 的骰子					1	
	将握住的边长 2.5 cm 的骰子转移至另一只手					1	
10 个月	能用拇指和其他手指正确地捏起直径 0.6 cm 的珠子					3	
12 个月	捏起珠子放入直径为 5 cm 的瓶中					1	
	能将 2 个边长 3.7 cm 的正方体叠起					1	
18 个月	能将 3 个边长 3.7 cm 的正方体叠起					6	
21 个月	能将 5 个边长 3.7 cm 的正方体叠起					3	
	能将 6 个边长 3.7 cm 的正方体叠起					1	
24 个月	能用手翻书（6 页中翻 4 页）					1	
	用线穿直径 1.2 cm 的珠子					1	
30 个月	能将 8 个边长 3.7 cm 的正方体叠起					3	
	握住蜡笔书写					3	
36 个月	能将 9 个边长 3.7 cm 的正方体叠起					3	
	将珠子放入瓶中（10 个,30 s）					3	
	将珠子放入瓶中（10 个,25 s）					3	
	用笔画圆					3	
48 个月	健手按 3 个按钮（10 s 内完成 9 次）					1.5	
	患手按 3 个按钮（10 s 内完成 8 次）					1.5	
	将 45 根小棒竖起（180 s）					3	
60 个月	用笔画四方形					6	
	将珠子放入瓶中（10 个,20 s）					6	
66 个月	绕线团（30 s）					0.6	
	将 45 支钉竖起（140 s）					0.7	
	用镊子将 5 支钉竖起（60 s）					0.7	
	健手按 3 个电按钮（10 s 内完成 10 次）					0.7	
	患手按 3 个电按钮（10 s 内完成 9 次）					0.7	
	水平按 2 个电按钮（10 s 内按 6 次）					0.7	
	垂直按 2 个电按钮（10 s 内按 6 次）					0.7	
	健手拧螺丝（55 s）					0.6	
	患手拧螺丝（55 s）					0.6	

续表

月龄	检 查 项 目	得分	评分
	用笔画五角星	0.6	
	绕线团(15 s)	0.6	
	用镊子在35 s内将5支钉竖起	0.6	
	将45支钉竖起(130 s)	0.6	
72个月	健手按3个电按钮(10 s完成11次)	0.6	
	患手按3个电按钮(10 s完成10次)	0.6	
	水平按2个电按钮(10 s按8次)	0.6	
	垂直按2个电按钮(10 s按7次)	0.6	
	健手拧螺丝(50 s)	0.6	
	患手拧螺丝(55 s)	0.6	
合计	72分为满分(72个月)		

2. 按精细动作发育顺序进行评定

精细动作发育顺序见表6-5。

表6-5　精细动作发育顺序

项 目	年龄	婴儿实现的手功能
抓握动作	新生儿	握持反射存在,1个月内攥得很紧(拇指放在其他手指的外面)
	2个月	用拨浪鼓柄碰婴儿手掌,能握住拨浪鼓柄2～3 s不松手
	3个月	握持反射消失,将拨浪鼓柄放在婴儿手掌中,能握住数秒钟
抓住动作	3个月	仰卧位时婴儿能用手指抓自己的身体、头发和衣服
	4个月	手与拨浪鼓接触时,婴儿手会主动张开来抓,并握住、摇动及注视拨浪鼓
	5个月	能伸手抓住近处的玩具
	6个月	两只手能同时各抓住一个小玩具
	7个月	能伸手抓住远处的玩具
耙抓动作	6个月	能伸手去触摸小玩具并抓住拿起来,而不仅仅是接触
	7个月	所有的手指都可弯曲,做耙抓的动作,并能成功地抓住玩具
倒手动作	7个月	先给一个小玩具,待婴儿拿住后再给另一个玩具,其会把第一个玩具换到另一只手里,再去接第二个玩具
	8个月	倒手的动作更加熟练
对捏动作	8个月	逐渐形成拇指和其他手指,特别是拇指和示指的对捏;如果将一粒珠子放在桌面上,能用拇指和其他手指捏起珠子
	9个月	将珠子放在桌面上,能用拇指和示指捏起珠子
	10个月	能用拇指和示指的指端捏起珠子,动作比较熟练、迅速
	12个月	给一粒珠子,会捏起并往瓶子里投放,但不一定准确
翻书动作	15个月	在大人鼓励下出现翻书动作
	24个月	能用手捻书页,每次一页,可以连续翻3次以上

续表

项　目	年龄	婴儿实现的手功能
折纸动作	24个月	能将一张纸折成两折或三折,但不成规则
	30个月	能将纸叠成方块,边角基本整齐
	36个月	能折正方形、长方形和三角形,边角整齐

3. 其他评定方法

（1）手粗大抓握功能评定:该检查项目主要测试患儿手的屈伸、全手掌取物的能力及姿势情况。康复治疗师观察患儿抓取大号木钉(直径为 2.5 cm 的木圆柱体)的情况如下。

①可将五指自然伸展抓住大号木钉;②可抓住大号木钉,但拇指内收,只用四指抓握;③可抓住大号木钉,但掌指关节伸展,指间关节屈曲如"猿掌样"抓握;不能抓住大号木钉,只有将木钉放到患儿手中时才可用手握住;④即使将木钉放到患儿手中,也不能握住。

（2）手精细抓握功能评定:该检查项目主要测试患儿用手指捏取较小物品和用指尖捏取细小物品的能力和姿势情况。康复治疗师观察捏取中号木钉(直径为 1 cm 的木圆柱体)和小号木钉(直径为 0.5 cm 的木圆柱体)的情况。

①指腹捏:a. 可用拇指的指腹和示指的指腹捏起中号木钉;b. 可用拇指的指腹和示指的指侧捏起中号木钉;c. 可四指屈曲将木钉"捞"到手中;d. 不能使用手指取物。②指尖捏:a. 可用拇指和示指指尖捏起小号木钉;b. 用手指先将小号木钉移至桌边,再用指腹捏起;c. 不能运用手指指尖捏取细小物品。

（3）传递物体功能评定:该检查项目主要测试患儿将一只手的物品传递到另一只手的情况。康复治疗师取一个边长为 2.5 cm 的方形积木,观察患儿玩积木的能力。

①可随意自如地将一只手中的积木传递到另一只手中去玩,而不会让积木掉到地上;②可完成双手间传递积木的动作,但是用另一只手从这只手中将积木抽出来的;③可偶尔将一只手中的积木传递到另一只手中,有时积木会掉到地上;④不能用双手传递积木。

（4）双手协调性评定:

①双手粗大的协调性评定:a. 双手可在体前正中线自如地将两块拼插块拼插在一起;b. 双手可完成拼插动作,但不能在体前进行,而是在体侧完成;c. 先将一块拼插块放在体前,再用另一只手抓住另一块拼插上去;d. 不能完成拼插动作。

②双手精细的协调性评定:a. 双手可在体前正中线将螺丝拧下来;b. 只能用一只手固定,另一只手去拧,反过来就不能完成;c. 在体侧完成拧螺丝动作;d. 只会双手同时转来转去,不能将螺丝拧下来。

（二）手眼协调功能发育评定

1. 按手眼协调能力发育顺序评定　婴幼儿手眼协调能力按照一定的顺序发育,每个小儿手眼协调能力发育的早晚不尽相同。可以根据表6-6的婴幼儿手眼协调能力发育情况进行评定。

表 6-6　手眼协调能力发育情况

年龄	手眼协调能力
3～4 个月	开始看自己的手和辨认眼前目标
5～7 个月	①6 个月前,手的活动范围与视线不交叉;②6 个月后,手的活动范围与视线交叉,但手眼协调能力仍然比较差
9 个月	①能用眼睛去寻找从手中掉落的物品;②喜欢用手拿着小棒敲打物品,尤其喜欢敲打能发出声音的各类玩具与物品
10～12 个月	能够理解手中抓着的玩具与掉落在地上的玩具之间的因果关系,因此喜欢故意把抓在手中的玩具扔掉,并且用眼睛看着、用手指着扔掉的玩具
12～18 个月	开始尝试拿笔在纸上涂画,翻看带画的图书
18～24 个月	发展出更高级的手眼协调动作:①能够独自把积木垒高;②拿着笔在纸上画长线条;③把水从一只杯子倒入另一只杯子等
3 岁以上	手眼协调能力大幅度发展

2. 手眼协调功能评定　该检查项目主要测试患儿手和眼的配合能力。康复治疗师取检查用具,让患儿将带孔的圆木块插到木棍上,观察患儿的操作情况。

①可准确将圆木块插到木棍上,头部始终保持在身体正中直立位;②可完成插木块动作,但头转向一侧,用眼的余光视物;③可完成插木块动作,但头转向一侧,用手去触摸木棍的位置,然后插上;④无法完成这个动作。

二、常用的评定量表

1. 格塞尔(Gesell)发育诊断量表　此表适用于 4 周至 3 岁的婴幼儿,测试内容包括适应性行为、大运动、精细动作、语言和个人-社交 5 个方面,结果用发育商(development quotient,DQ)表示婴幼儿的生长发育程度。

2. 贝利(Bayley)婴儿发育量表(BSID)　此表适用于 2～30 个月的婴儿,包括 3 个分量表。其中运动量表可测试双手和手指的操作技能。BSID 被认为是目前全面评定婴幼儿发育水平的最为有效的诊断性工具之一。

3. 丹佛发育筛查测验　此表测试的年龄范围为 0～6 岁,测试项目包括个人-社会、精细动作-适应性、语言发育、大运动发育 4 个领域。测试的精细动作包括跟过中线、抓住拨浪鼓、坐着会找毛线团、拇指-示指抓握、拇指-他指抓握、模仿画"○"形、模仿画"＋"字形、模仿画"□"形等项目。

4. Peabody 粗大运动发育量表　此表测试 0～6 岁儿童的运动技能,包括反射、姿势、移动、实物操作、抓握及视觉运动整合 6 个分测验。其中抓握及视觉运动整合属于精细运动功能评定。抓握方面有 26 个测试项目,视觉运动方面有 72 个测试项目,如运用手或手指及在一定程度上运用上臂来抓握物体、搭积木、画画和操作物体的能力。精细运动商(FMQ)是评定小肌肉系统使用抓握及视觉运动整合两个测验结果的综合分。

5. 精细运动功能测试量表(FMFM)　此表测试的年龄范围为 0～3 岁,测试项目包括视觉追踪、上肢关节活动能力、抓握能力、操作能力、手眼协调能力 5 个分测验 61

个小项目,主要用于评定脑瘫患儿的精细运动能力。

6. 上肢技巧质量评定量表(QUEST)　主要用于 18 个月至 8 岁痉挛型脑瘫患儿上肢技巧质量的测试。该量表分为 4 个计分测试(分离运动、抓握、负重、保护性伸展反射)和 3 个非计分测试(手功能分级、痉挛分级、合作性分级)。

知识链接

一、影响精细运动发育的因素

1. 围生期危险因素

(1)母亲孕期尤其是前 3 个月吸烟,酗酒,饮浓茶、浓咖啡,服用药物,忧郁等。

(2)早产儿及出生低体重儿出生时脑发育不成熟、功能不健全,因此易发生精细运动发育迟缓甚至异常的情况。

2. 遗传　有些小儿 3 个月时就可以随意抓握,但有些正常足月儿 6 个月了还不怎么会随意抓握,这可能与遗传有关。

3. 性别　一般认为女婴精细运动优于男婴,说明婴儿运动发育不仅与脑的形态及功能发育有关,还与脊髓和肌肉的发育密切相关。

4. 父母文化程度　文化程度较高的父母对子女的智力发育、运动发育特别重视,从小给予有序的、符合小儿发育规律的运动训练,提供适宜的活动场所,对小儿精细运动能力发育、认知能力发展有很大的促进作用。

5. 抚养人　非父母抚养者,往往较注意小儿的卫生,更多考虑的是小儿的安全,如担心摔跤、异物吸入等意外伤害,特别是祖父母们过度溺爱孙子、孙女,从而剥夺了小儿运动的权利,导致运动发育水平偏低。

6. 感觉输入、姿势控制以及粗大运动模式

(1)手部感觉功能减退。

(2)原始反射的残存影响手功能的发展,如握持反射的残存。

(3)骨盆、躯干、上肢、手的异常姿势及运动模式影响伸手、抓握、释放以及精细运动功能的发育。

(4)由于平衡功能不佳,需使用单手或双手支撑体重,导致手活动机会减少,影响手功能的发育。

(5)释放动作不成熟或异常,例如,肌张力增高的脑瘫患儿放下物体时出现屈腕,手指伸展;中度痉挛伴不随意运动的脑瘫患儿屈曲上肢,手张开,手指过伸展放下物体。

7. 视觉发育异常　最常见及最主要的是各种先天性异常,如先天性白内障、屈光不正(近视、远视、斜视、散光)、后天性眼病及外伤等,还见于某些眼病、营养不良(尤其是偏食造成的摄入不均衡)、非母乳喂养引起的微量元素作用失调、琴棋书画幼年化、视觉负担过重等。过近过久看电视,用眼环境不佳(如光线过亮或过暗),新生儿的室内过度照明,通宵开灯也可造成视觉发育不良。

Note

二、典型的精细运动异常发育

1. 运动功能的特殊发育障碍(SDD-MF)

(1) 概念：存在于儿童发育早期,在完成精细运动与粗大运动时的动作协调水平显著低于正常同龄儿童水平,协调困难,也称发育性协调障碍(DCD),包括共济失调、动作运用障碍、张力减退等几种亚型。

(2) 主要表现:

①共济失调主要表现:a.动作不稳及轻微震颤,仅手部出现有规律、小幅度摆动,或者在握笔和用笔时出现震颤,下肢无此表现;b.手眼协调有问题,如距离辨别困难,难以在精确的距离内够取物体,难以准确画出线段等。

②动作运用障碍主要表现:难以将一个一个分散动作按正确的顺序连成连贯的动作,因此无法完成流畅、完整的动作技能。

③张力减退主要表现:在清醒状态下眼睛呈半闭半睁的困倦状态;出现书写、绘画困难。

2. 脑性瘫痪　精细运动发育异常主要表现在以下几个方面。

(1) 精细运动发育落后:精细运动未按照正常规律发育,达不到同一年龄段小儿精细运动发育水平。

(2) 精细运动发育障碍:脑瘫患儿常出现上肢姿势异常,主要表现为手指关节掌屈、手握拳、拇指内收、腕关节屈曲、前臂旋前、肘关节屈曲、肩关节内收。上肢姿势异常可导致手的抓握动作、手的知觉功能、双手协调动作、手眼协调功能等精细运动障碍。

3. 精神发育迟滞(MR)　大多数患儿精细运动发育较正常儿童延迟,但患儿不存在异常姿势,都能够学会粗大运动的基本功能。

4. 注意缺陷多动障碍(ADHD)　常出现扣纽扣、系鞋带、画圈、用剪刀等精细动作发育缓慢且不灵巧。

5. 其他　假肥大型肌营养不良、福山型先天性肌营养不良等神经肌疾病,急性脊髓进行性肌萎缩病、遗传性运动感觉神经病等神经源性疾病都可影响精细运动发育。

(李小玲)

能力检测六

一、选择题

【A1 型题】

1. 精细抓握不包括(　　)。

A. 指尖捏　　　B. 约束　　　C. 三指捏　　　D. 侧捏　　　E. 指腹捏

Note

2. 无意识抓握出现的时间约为(　　　)。

A. 1 个月　　　B. 2 个月　　　C. 3 个月　　　D. 4 个月　　　E. 5 个月

3. 儿童握笔动作技能迅速发育的阶段是(　　　)。

A. 2～3 岁　　　B. 2～4 岁　　　C. 2～5 岁　　　D. 2～6 岁　　　E. 2～7 岁

4. 绘画动作发育阶段不包括(　　　)。

A. 乱涂阶段　　　B. 组合阶段　　　C. 集合阶段　　　D. 乱画阶段　　　E. 图画阶段

5. 关于婴幼儿精细运动发育顺序,下列叙述错误的是(　　　)。

A. 7 个月可将积木从一只手倒换到另一只手上

B. 9 个月可用拇指和示指捏起小物体(葡萄干等)

C. 10 个月可用示指触物

D. 12 个月可将物体放入容器中并拿出另一个

E. 24 个月搭 2 块或 3 块块积木(边长 2.5cm 的正方体)

6. 可用拇指和示指捏起小物体(葡萄干等)的时间为(　　　)。

A. 6 个月　　　B. 7 个月　　　C. 8 个月　　　D. 9 个月　　　E. 10 个月

7. 熟练用拇指与另一手指准确捏起 1.6cm 串珠的时间为(　　　)。

A. 6 个月　　　B. 7 个月　　　C. 8 个月　　　D. 9 个月　　　E. 10 个月

8. 能几页几页翻书的时间为(　　　)。

A. 12 个月　　　B. 18 个月　　　C. 24 个月　　　D. 30 个月　　　E. 36 个月

9. 能一页一页翻书的时间为(　　　)。

A. 12 个月　　　B. 18 个月　　　C. 24 个月　　　D. 30 个月　　　E. 36 个月

10. 自发地从瓶中倒出小珠子的时间为(　　　)。

A. 12 个月　　　B. 18 个月　　　C. 24 个月　　　D. 30 个月　　　E. 36 个月

11. 向杯中倒水并能控制流量的时间为(　　　)。

A. 12 个月　　　B. 18 个月　　　C. 24 个月　　　D. 30 个月　　　E. 36 个月

12. 精细辨认物体阶段发育在出生后的(　　　)。

A. 6 个月以后　　　　　B. 7 个月以后　　　　　C. 8 个月以后

D. 9 个月以后　　　　　E. 10 个月以后

13. 倒手动作出现在出生后的(　　　)。

A. 5 个月　　　　　B. 6 个月　　　　　C. 7 个月

D. 8 个月　　　　　E. 9 个月

14. 开始尝试拿笔在纸上涂画,翻看带画的图书的时间为(　　　)。

A. 6～12 个月　　　　　B. 12～18 个月　　　　　C. 18～24 个月

D. 24～30 个月　　　　　E. 30～36 个月

【B1 型题】

题 15～16 共用备选答案。

A. 0～3 个月　　　　　B. 4～6 个月　　　　　C. 7～9 个月

D. 10～12 个月　　　　　E. 12～15 个月

15. 手功能开始发育阶段为(　　　)。

16. 手功能多样化发育阶段为(　　　)。

题17~18共用备选答案。

A.7个月　　　B.9个月　　　C.15个月　　　D.24个月　　　E.30个月

17. 开始在大人鼓励下出现翻书动作的时间为（　　）。

18. 能将纸叠成方块，边角基本整齐的时间为（　　）。

题19~20共用备选答案。

A.主要是获得绘画所必需的手眼协调能力

B.主要是图形的出现与混合

C.将几个图形、图像组合

D.混合的图形数量增多，内容更为复杂

E.出现最初无目的涂抹动作

19. 绘画动作发育的集合阶段（　　）。

20. 绘画动作发育的图画阶段（　　）。

【B2型题】

题21~25共用备选答案。

A.12个月　　　B.18个月　　　C.24个月　　　D.30个月　　　E.36个月

21. 能用拇指与示指捏较小的物体的时间为（　　）。

22. 能几页几页翻书，用小线绳穿进大珠子孔或大扣子孔的时间为（　　）。

23. 能全手握笔，自发乱画的时间为（　　）。

24. 能临摹"〇"形和"十"字形；会穿珠子、系纽扣、向杯子倒水的时间为（　　）。

25. 能模仿画水平线和交叉线，会穿裤子、短袜和便鞋，会解开衣扣的时间为（　　）。

【X型题】

26. 抓握动作分为（　　）。

A.力性抓握　　　B.精细抓握　　　C.压　　　D.触　　　E.钩状抓握

27. 连续的抓握动作过程包括（　　）。

A.视觉搜索物体　　　　　　B.接近物体　　　　　　C.抓住物体

D.操作物体　　　　　　E.放开物体

28. 关于抓握动作发育规律，下列叙述正确的是（　　）。

A.尺侧手掌抓握（3个月）　　　　　　B.全手掌抓握（5个月）

C.桡侧手掌抓握（6~7个月）　　　　　　D.桡侧手指抓握（8个月）

E.拇指、示指对指抓握（9~10个月）

29. 关于生活自理动作发育时间顺序，下列叙述错误的是（　　）。

A.稳稳地拿住茶杯（18个月）　　　　　　B.穿鞋（24个月）

C.解开能够到的纽扣（36个月）　　　　　　D.穿上衣和外套（24个月）

E.独立进餐，几乎没有食物外溢（24个月）

30. 脑瘫患儿上肢姿势异常包括（　　）。

A.拇指内收　　　　　　B.手握拳　　　　　　C.前臂旋前

D.手指关节掌屈　　　　　　E.肩关节内收

31. 常见的婴幼儿精细运动异常发育包括（　　）。

A.精神发育迟滞　　　　　　B.脑性瘫痪

C.注意缺陷多动障碍　　　　　　　　　D.学习障碍

E.发育性协调障碍

32.15个月小儿精细运动包括(　　)。

A.搭3～4块积木(边长2.5 cm的正方体)　　　B.可用匙取物

C.全手握笔,自发乱画　　　　　　　　D.会打开盒盖(不是螺纹的)

E.能倾斜瓶子倒出小物体,然后用手去捏

33.标准化心理测验量表评定方法包括(　　)。

A.格塞尔发育诊断量表　　　　　　　　B.贝利婴儿发育量表

C.丹佛发育筛查测验　　　　　　　　　D.Peabody粗大运动发育量表

E.粗大运动功能评定量表

二、名词解释

1.精细运动能力

2.手眼协调

3.触觉识别

三、简答题

1.简述手的基本动作。

2.简述抓握动作发育规律。

3.简述握笔姿势与动作发育。

4.简述绘画动作发育阶段。

5.简述手眼协调能力发育过程。

第七章　言语语言发育

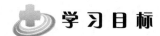

学习目标

1. 掌握言语发育的分段及语言发育的特点。
2. 熟悉言语的基本概念、言语活动的形式、语音发育的过程、语言发生发育的生理基础。
3. 了解影响言语语言发育的评定。

案例引导

幼儿,女,2岁3个月,自发表达单词12~15个,用单词、发声和动作表示需求,理解部分日常会话,好动,注意力不集中,与家人能主动交流,在家主要玩积木,不愿意看书和图片,不愿意听故事。作为康复治疗师评定幼儿语言发育时,需要思考以下问题:宝宝在出生后,什么时候才能够发出声音?什么时候才能够开口讲话?说话迟是不是不正常?

第一节　言语语言发育规律

语言是人类社会中约定俗成的一种符号系统,是思维、交际、交流的工具。语言具有音、形、义3个基本特征,以语音或字形为物质外壳,以词汇为建筑材料,以语法为结构规律而构成的体系。

言语是人们的语言实践,是人运用语言材料和语言规则所进行的交际活动的过程。言语活动既包括表达过程,也包括感知与理解过程。言语的形式包括用来进行交际的外部言语和伴随思维进行的、不出声的内部言语。外部言语可分为口头言语和书面言语,口头言语包括对话言语和独白言语。

言语不同于语言,但二者又密不可分。言语活动要以语言作工具,离开了言语的语言也就变成了"死"的语言。二者概念的区分主要是为了治疗人员能够对各种语言障碍和言语障碍进行正确理解并准确地制订康复治疗计划。

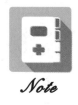

Note

　　儿童语言获得是指对母语的理解和获得能力的发育,即主要指儿童对母语口语中听话能力和说话能力的发展。因此,儿童语言的获得是对语言形式、语言内容和语言运用的综合习得。

一、与言语功能有关的生理发育

　　言语活动的形成可以用图 7-1 来解释,图 7-1 说明了言语活动的产生需要多个系统共同作用才能完成。外界各种事物的信号或刺激经过眼、耳等器官反映到大脑的语言中枢;经语言中枢加工处理后,言语产生的过程就开始了,再经神经系统将运动指令传递到语言表达器官,产生言语声。这就是言语的生成过程,包括言语感知、大脑综合分析和言语表达 3 个过程。

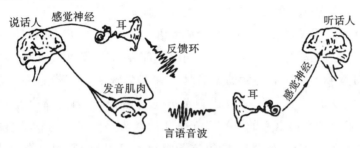

图 7-1　言语链

(一) 语音听觉系统的发育

　　掌握语音,必须依靠语音听觉的发育。研究表明,儿童的听觉发育较早。幼小的婴儿已能辨别语音的细微差异。

　　人的听觉器官主要包括外耳、中耳和内耳。婴幼儿耳的构造跟成人相比有许多不同之处。婴幼儿外耳道比较狭窄,鼓膜较厚。5 岁时外耳道壁还未完全骨化和愈合,这个过程一直到 10 岁才能完成。婴幼儿咽鼓管较成人粗短,近水平位。因此,当鼻咽腔受到感染时,能引起中耳炎,同时鼓室内的脓液也容易流到鼻咽腔。内耳的耳蜗是产生听觉的重要部分。幼儿时期耳蜗基膜纤维的感受能力较成人强,所以婴幼儿的听觉较成人敏锐。

　　人耳的结构与它感受声音的能力是相适应的。研究表明,人类发出声音的范围与听觉的范围是相符合的。人耳对语音的各种频率特别敏感,使人在感知语言时有可能区别细微的差异。在个体发育过程中,听觉发育得比较早。研究发现,妊娠 20 周的胎儿,就已具备听觉能力。

知识链接

　　美国心理学家特鲁布指出,6 个月以上的胎儿对母亲的语言有反应,甚至对不同的乐曲声也有不同的反应。比如“听到”贝多芬的乐曲以及各种摇滚乐曲时,胎儿会用力踢腿。法国心理学博士贝尔纳·蒂斯曾做过一个有趣的实验,他从孕妇妊娠第 8 个月起定期让幼儿听俄罗斯作曲家普罗科菲耶夫的作品《彼得与狼》和巴松管的录音(声源放在母腹上方 2.5 cm 处),这时胎儿会移动,显然这是对音乐的反应。当婴儿出生后,一旦听到这些乐曲,就会停止叫喊和哭闹,大有“似曾相识”之感。

婴儿对人类发音器官发出的各种声音,在出生后1~4个月,就产生了特殊的敏感性,使其易于感受母亲或周围成人声音中的细微差别,也就是说婴儿对母亲的嗓音比对其他成人的更敏感,说明婴儿对语音信号的频率特征的分析是非常精细的。这种对嗓音的敏感性和已经逐渐发育的听觉器官及发音器官,为婴儿与成人的早期对话提供了条件,所以从出生一两个月就可以开始母婴之间的对话,成人要创设条件让婴儿多听多说多交流,给予多种方式的语言刺激和语言交流,这种方式可以一直延续到1岁以后,尽量使婴儿在正确、清楚地发出这些音之前,已能正确辨别这些音。

(二) 发声器官的发育

发声器官包括呼吸器官,喉头和声带,口腔、鼻腔和咽腔及口部运动器官等,发声器官的成熟是儿童言语产生、发展的重要生理前提。

1. 呼吸器官　呼吸器官产生的气流是言语发音的原动力。从口腔、鼻腔,通过咽喉、气管到达肺的一组管道均是呼吸器官的组成部分,其中肺和气管是主要部分。

2. 喉头和声带　声带是主要的发音体。儿童的喉头和声带是在不断成熟、发展的。新生儿虽能发出声音,但不能发出音节分化的语音,是因为新生儿的发音器官还没有发育到能够达到发出语音的水平。新生儿的喉头是由很薄的软骨组成的,位置比成人高3个颈椎平面,会厌软骨和膈的位置都比较高,膈的肌肉部分也非常不发达。此外,儿童的声带比成人的短,所以儿童的声音比成人的高。

3. 口腔、鼻腔和咽腔　口腔、鼻腔、咽腔不仅是人类发音的"共鸣器",也是不同声音的"制造厂"。其中鼻腔是固定的形式,而口腔有形式上的变化,口腔中的舌、小舌、软腭等部位可以自由活动,使共鸣器的容积和形状发生种种变化,这就使声音产生各种不同的语音和音色。在语音中以口腔共鸣的音占绝大多数,鼻腔共鸣的音较少。一般来说,声音的高低取决于声带的长短和松紧程度,语音的强度受空气压力改变的制约,声音节奏的快慢和清晰度则受口腔中舌、小舌、软腭等部位活动程度的制约。儿童这些部位发育不健全,也影响其正确发音。

知识链接

婴儿具有发声器官的遗传素质,但要完全发出清晰语音,需要在社会环境中,经过3~4年的成熟过程。婴儿的哭就是发声器官的运动,也是发音功能的练习。有研究表明,婴儿一个哭声的平均长度相当于一个音节的长度。婴儿在不断地发音练习中,逐渐使各部分肌肉趋于协调,发音趋向正确。

---

4. 口部运动器官　口部运动器官主要由下颌、唇、舌和软腭组成,它们的运动即口部运动,是影响构音的最主要因素。

口部运动器官发育很早,如足月新生儿出生不久就会张口、吸吮等,之后发育遵循由粗大运动向精细运动发育的规律。如ba音的产生,最初下颌以大幅度运动模式进行上下运动,唇几乎不动,发音成熟时,下颌运动幅度减小,唇运动幅度相对较大。

口部运动器官发育也遵循由整体运动向分离运动发育的规律。下颌、唇、舌和软腭等部位的分离运动是产生成熟言语的前提和基础。如发l音时舌尖抬向上腭,同时上唇向上运动,下颌、下唇向下运动。如果各部位之间不能做分离运动,就必定用其他方式来发 l 音,幼儿常常用 w 代替 l。

口部运动器官发育也遵循由近端向远端发育的规律。出生至 2 个月,婴儿开始发声,是由言语子系统中最近端的肺和喉的运动控制产生的。2～3 个月时,婴儿开始发现从嘴巴和鼻孔里分别导出气流和声音的方法,对喉来说,是由言语子系统中距离中心更远的软腭的控制运动产生的。4～6 个月时,婴儿开始通过下颌、唇和舌的运动来进行发音,是由言语子系统中最远端的口部运动控制产生的。因此婴幼儿习得构音位置的顺序,从声门(发出咕噜声)开始,之后在软腭(发出软腭摩擦音)处,然后是舌(发出舌的咂咂声),最后是双唇(发出双唇的咂咂声)。

口部运动器官发育也遵循先中间、后两侧、最后旋转的运动发育规律,在进食发育过程中尤为明显。如舌首先做前后运动(吸吮吞咽模式),几个月后舌开始做左右运动(可以追踪到位于两侧的食物,然后将食物从一侧推向另一侧),最后舌能做旋转运动(舌充分从下颌分化出来获得独立运动能力),为获得成熟的构音技能奠定了基础。

节律性是口部运动器官发育的基础和关键,首先让婴幼儿学会吸吮-呼吸的协同运动模式和呼气-发声的协同运动模式,数月后又让婴幼儿学会咿咿呀呀有序地发辅音和元音。

(三) 大脑神经中枢的发育

言语器官的活动受大脑皮层的调节与控制。例如:说话由位于额下回的运动性言语中枢 Broca 区控制;书写、绘画动作由位于额中回后部的书写中枢控制;听理解由位于颞上回后部的听觉性言语中枢 Wernicke 区控制;视理解由位于角回的视觉性言语中枢(阅读中枢)控制。大脑言语中枢定位的发育相对缓慢。儿童两侧大脑半球单侧性的形成,即把言语中枢单侧化于左半球,通常发生在 2～12 岁之间,这是语音定型的年龄,也是语言发育的最佳时期,这与利手分化相一致。儿童大脑皮层的发育顺序决定了儿童言语发育顺序。如大脑皮质从后到前发育(即中央后回部的各皮层区先发展,逐渐向中央前回部推进,额叶最后发育完成),决定了婴儿的听音、辨音能力和对词意最初的理解能力的发展,早于发音能力和表达能力。儿童的言语能力依赖于大脑的整体功能,并以言语中枢的机能成熟作为物质基础。人脑的结构和机能需要在社会实践环境中生长发育并逐步趋向成熟,人脑的遗传信息决定了言语发展的潜在趋势,后天的言语刺激使得这种趋势成为现实。因此,儿童言语发育也必须在合适的语言环境下才能获得。

二、言语语言发育

心理学的观察和研究表明,儿童语言获得的发展遵循一定的规律,即具有阶段性。虽然不同的儿童达到某一阶段水平的时间有早晚,但发展的基本阶段和先后顺序是一致的。

(一) 前语言阶段

有研究者把儿童单词句出现以前的阶段称为前语言期,并把这一时期分为几个不同的阶段。

1. 前语言阶段感知能力 前语言阶段感知能力是儿童获得语言的基础,分为3个层次,即辨音、辨调、辨义。

(1)辨音水平(0~4个月):从出生到4个月左右,婴儿基本掌握了听单一语音的本领。首先婴儿学会分辨言语声音和其他声音(约出生10天);其次获得辨别不同话语声音的感知能力(约24天后);大约2个月后,比较清晰地感知语音学意义上的单纯语音,这是因为发音位置和发音方法造成的差异。

(2)辨调水平(4~10个月):婴儿开始时注意的是整块语音的不同音高、音长变化,并从中感知话语声音的社会意义(这时对区别汉语字词的声调并不敏感,而是对说话人说话时的语调十分注意,能从不同语调的话语中判断出交往对象的态度)。大约6个月时,婴儿能同时感知3种不同的语调,用微笑和平淡对愉快的、冷淡的语调作出反应,而听到恼怒的语调时,无论实在的语义内容如何,他们或者愣住、紧张、害怕,或者用发脾气的"嗯"声予以回应。

(3)辨义水平(10~18个月):随着感知能力的发展,婴幼儿在感知人们说话时越来越多地能将语音表征和语义表征联系起来,从而分辨出一定语音的语义内容。这时学习汉语的儿童开始学习通过汉语声、韵、调整合一体的感知来接受语言。10个月大的婴儿可以理解10个左右表示人称、物体和动作的词。12个月之后的幼儿会对成人用恼怒的语调说"宝宝你好,我们喜欢你!"表现出诧异、思索的行为反应。在之后的几个月中,幼儿说得少,说得也不清楚、不准确,但他们却"懂得"很多,已经为正式使用语言交往做好了"理解在先"的准备。

2. 前语言阶段发音能力 在出生后的1年半时间里,前语言阶段发音是儿童语言学习的另一种主要现象,指的是儿童正式说话前的各种语音发声,类似说话前的语音操练。由于观察的角度不同,不同的研究者把前语言语音发展分为几个不同的阶段。国外使用的五分法(J. Gleason)包括反射性发声阶段(0~8周)、偶偶作声阶段(8~20周)、发音游戏阶段(16~30周)、重叠呀呀学语阶段(25~50周)、非重叠呀呀学语阶段(9~18个月)。国内通常使用的三分法列举如下。

(1)单音发声阶段(0~4个月):第1个月,哭叫是主要发音,婴儿学会了调节哭叫声的音长、音高和音量,能用几类不同的哭叫声表示饥饿、疼痛、无聊等意思,用以表达要人抱或要吃奶等不同需求。2个月时,出现偶偶作声情况(自言自语),此时多为简单的元音,类似汉语单韵母(a、u、o、i、e),但也有少量复韵母(ai、ei、en、an、ao、ou),还能发出4个辅音n、h、g、k;除n之外,其余3个辅音均与元音结合,出现汉语音节类化的趋向(he、hei、ge、ka 等)。

(2)音节发声阶段(4~10个月):此阶段一方面婴儿发音有了一定的指向性,较多的是对成人的社会性刺激做出反应;另一方面发音内容与以前不同,出现了许多辅音和元音的组合。4~7个月,婴儿的发音大多为单音节,类似汉语音节中的零声母音节和部分声母加韵母的音节(如拉长音的 ya、ao、wa、ba、bei、da、dei、hi、ke、gong、ma、ni);同时发音的调也开始在音节中出现,这种情况反映婴儿发音结构和中枢神经系统的变化。自6个月之后,婴儿的音节发声中出现较多的重叠双音节和多音节现象,某些由辅音和元音结合的音节在一个确定的形态下重复,这是婴儿对发音结构更高级的控制的反映(婴儿独自待着的时候,或对成人逗弄作出反应的时候,他们会用更接近成人说话的语音,如 mama-ma-mama、a-baba-ba)。

(3) 前词语发声阶段:这个阶段,婴儿能够发出一连串变化不同的辅音加元音的音节。有重音和声调,似乎在说某个句子。发音往往是一种固定情境的学说话活动,他们力图使自己的发音接近某些词语发声,出现了前阶段未出现的辅音(x、j、q、s、z)。

3. 前语言阶段交际能力　前语言阶段交际能力是儿童获得语言之前,用语音及伴随动作或表情代替语言进行交往的现象。这种特定的能力与儿童的语言感知和发音经验有密切的联系。

(1) 产生交际倾向(0~4 个月):1 周至 1 个月期间,婴儿已经能够用不同的哭声表达他们的需要,以吸引成人的注意。交际倾向主要产生于生理需要。2 个月左右,婴儿会在生理需要得到满足后,对成人的逗弄报以微笑,用偶偶作声来吸引抚养者的注意。如果成人对他们的发音较长时间予以忽视,婴儿会用蹬腿、改换表情或发不同的音来表达自己的不耐烦情绪。

(2) 学习交际规则(4~10 个月):4 个月左右的婴儿在与成人的交往中开始出现这样的变化:对成人的话语逗弄给予语音应答,仿佛开始进行说话交谈;在用语音与成人"对话"时,婴儿呈现与成人轮流"对话"的倾向,这表明婴儿开始敏锐地感觉到语言交往的基本要求;当成人与婴儿的一段轮流"对话"结束后,婴儿会发一个或几个音来主动地引起另一段对话,从而使这种交流延续下去;在 4~10 个月期间婴儿逐渐学会使用不同的语调来表达自己的态度,而这种表达往往伴以一定的动作和表情。这时的交际已具备明显的"社会性"成分。

(3) 扩展交际功能(10~18 个月):从交际倾向看,出现坚持表达个人意愿的倾向(当婴幼儿用某种声音表达自己的需求但未得到成人的了解时,婴幼儿会重复这种行为直至成人弄明白);从交际习惯上看,此时不同的婴幼儿会开始自己创造相对固定的"交际信号",重复声音表达一种意思。这个时期的婴幼儿还会逐步使用语音、语调和动作表情来达到各种交际目的,除了具备指令、要求、情感表达和评论情境的交际功能外,还具有表达陈述、否定、疑问、感叹、祈使等句式意义的功能。

(二) 言语形成阶段

在这个阶段,儿童开始大量地理解语言,并且经过一段时间的沉默之后开始主动说出有一定意义的词,随着词汇量的不断增加,掌握了一定的语言表达技能。其基本规律是先听懂,后会说。儿童最初的言语活动是从听懂成人说的话开始的,在听懂的基础上开始模仿、使用语言。1~1.5 岁,儿童理解言语的能力发展很快,并在此基础上开始主动说出一些词。2 岁以后,儿童言语表达能力迅速发展,并表现出以下明显的阶段性特征。

1. 单词句阶段(1~1.5 岁)　1 岁以后,幼儿能在听懂词的基础上说出第一个词,此时,他的语言开始执行最初的交际功能。此阶段幼儿说出的词有以下特点。①单音重叠:在这一阶段,幼儿喜欢说重叠的音,如"抱抱、灯灯、帽帽、娃娃、饭饭"等。出现这一特点是因为大脑发育尚不成熟,发音器官还缺少锻炼。②一词多义:由于这个年龄的幼儿对词的理解还不够精确,说出的词往往代表多种意义,如见到妈妈叫"妈妈",见到其他女性也叫"妈妈"。③以词代句:用一个词来代表一个句子,如幼儿说出"妈妈要"这个词,有时告诉妈妈他要吃东西,有时则代表他要某件玩具,有时还代表他要别人手中的食物或玩具。

2. 双词句阶段(1.5~2岁)　幼儿到1.5岁左右开始出现使用双词或三词组合在一起的句子,如"宝宝袜袜""吃饭饭"等,其特点如下。①句子简单:这时的句子简单、短小,如简单主谓句"妈妈来",简单谓宾句"要娃娃""给老师",简单主谓宾句"宝宝吃饭""爸爸开车"等。②句子不完整:有时只是用一个词组来表示一句话,如表达的"小明的火车",意为"那是小明的火车"。将两个词在一定的情境下联用,尽管句子不够完整,但能够让人了解其含义。③词序颠倒:1~2岁的孩子,时常有颠倒词序的情况,如将"对不起"说成"不对起",这是因为孩子还不懂得正确的语法规则。随着语言的应用和实践以及在生活中获得正确的语言示范,其表达性语言会有进一步的发展。

3. 电报句阶段(2岁或2.5岁开始)　这一阶段儿童句子的表现形式是断续的、简略的,结构不完整的,如"爸爸牛奶喝""宝宝袜袜穿",类似于成人的电报文本,因此称为"电报句"或"电报式语言"。相对于成人语法来说,儿童这一阶段的语句仍然比较简单,这是因为此期儿童语言能力不足而形成的。儿童用来构句的单词仍主要是实词。

4. 完整句阶段　1.5~2岁的儿童在说出双词句、电报句的同时,开始说出结构完整但无修饰语的简单单句,如"娃娃觉觉""妹妹吃糖糖"。2~2.5岁的儿童能使用一定数量的简单修饰语,如"两个娃娃玩积木""奶奶在做操"。在2~6岁的儿童语言中出现了3类复杂单句,由几个动词结构连用的连动句,由一个动宾结构和主谓套叠的兼语句,主语或宾语中又包含主谓结构的句子,如"小朋友看见了就去告诉老师""老师教我们做游戏""我看见他在哭"。研究表明,幼儿复合句的出现稍迟于简单句,是在幼儿简单句还不十分完善的时候(2.5岁左右)少量出现的。复合句出现后与简单句并行发展。

研究表明,1.5~2岁的复合句比例为7.3%,2~2.5岁为30.5%,2.5~3岁的比例为42.3%。在复合句的类型分布中,2~6岁儿童的复合句大多为联合复句,占复合句的76.92%。具体来说,联合复句中出现最多的是并列复句,其次是连贯复句和补充复句。主从(偏正)复句中出现较多的是因果复句,有少量转折、条件、目的复句,而递进、让步复句极少。相对于关联词的使用,2岁组的复合句中无关联词,2.5岁组开始出现关联词,6岁组使用关联词的复合句才占复句的25%。使用最多的关联词如下:3岁前使用"还有(还要)、也(也是、也要、也有)、又、就(就是)";3.5岁增加"只好、非要、偏要";5~6岁出现"因为、结果、为了、要不然、反正、其实、原来、如果"等反映事物间因果、转折、条件、假设等关系的连接词。此外还有前后呼应的连接词,如"没有……只有、如果……就、一边……一边"等。

(三)学龄前期语言的发育

随着社会实践活动进一步复杂化,与成人交往的范围日益扩大,学龄前期儿童言语能力也获得了进一步的发展。此期语言发育的主要表现有以下几方面。

1. 语音的发育　学龄前期是儿童学习语音的最佳时期,声母、韵母发音的准确性随着年龄的增长逐步提高。

2. 词汇的发育　词汇数量不断增加,内容不断丰富,词类范围不断扩大,积极词汇

（主动词汇）不断增加。

3．语法的发育　语法的发育主要体现在语言表达能力得到了进一步发展。学龄前期，简单句所占比例随着年龄增加而逐渐下降，而复合句所占的比例随着年龄增加而逐渐上升；口头表达能力顺序性、完整性和逻辑性得到进一步提高；连续性表达能力随着年龄的增加不断增强。

4．内部语言的发育　学龄前期儿童逐步从有声语言向无声语言过渡，并有可能初步掌握书面语言。

学龄前期儿童言语的迅速发育为这个阶段的思维发展提供了基本前提，促进此期的思维不断发展。

（四）学龄期语言的发育

学龄期儿童的言语发育是词汇的持续增加，更主要的在于更正确地使用语句和掌握复杂的语法形态，主要体现在以下方面。①句子的使用更加准确，学龄儿童能使用更长、更复杂的句子。5～6岁出现了使用"因为""为了""结果"等表明因果、转折、条件假设的连词，以及"没有……只有……""如果……就……"等成对连词，但使用连词的句子仅占复合句总数的1/4左右，关联词的使用并不十分确切。7岁以后能恰当地使用被动语态和条件语句。②言语表达能力进一步增强。儿童进入学校以后，在新的生活条件，即以学习为主导活动的条件下，言语能力开始得到进一步发展。首先在教学条件下，对儿童的口头言语提出新的要求，要求儿童的言语必须富有自觉性和连贯性。

（五）儿童语言的发展特点

儿童语言的发展表现在语音、词汇、语法、口语表达能力及言语机能的发展等方面。

1．迅速掌握本族的全部语音　儿童发音的正确率随年龄的增长而提高，错误率随年龄的增长不断下降，3～4岁为语音发展的飞跃期。儿童对韵母发音较易掌握，正确率高于声母。大多数3岁以上孩子对声母不感到困难，部分3岁儿童对发辅音感到困难。据我国调查发现，儿童发音错误最多的是翘舌音（zh、ch、sh、r）和平舌音（z、c、s）。在正常情况下，4岁的儿童能够基本掌握正确的发音。

2．词汇的数量、种类不断增加和扩充　儿童早期词汇量的增加呈现阶段性，这是由量的积累到产生质的飞跃的发展规律所决定的。李石君的研究显示：1.5岁儿童的词汇量最多为70个，2岁为270个，3岁为950个，3岁比2岁增加3倍多。史慧中的研究显示：3～4岁儿童的词汇量约为1730个，4～5岁为2583个，5～6岁为3562个，4～5岁比3～4岁增长了49.3％，5～6岁比4～5岁增长了37.9％。

另外，早期儿童的词汇中以实词占绝大多数，实词中以名词和动词占绝大多数。

（1）名词的发展。史慧中的研究表明，具体名词与名词总量的比率如下：3～4岁为85％，4～5岁为84％，5～6岁为81％，具体名词中，又以日常生活用品的名词占多数，占总使用量的43.9％（3～4岁）、41.6％（4～5岁）和41.5％（5～6岁）。李宇明教授归纳出儿童名词的发展中具体形象的名词早于且快于抽象名词的发展。3～6岁儿童所掌握的具体名词的比例在80％以上，而抽象名词的比例为20％以下。

（2）动词的发展。李教授的研究表明，早在1岁之前，儿童已经能对118个动词（动词性语元）发生理解反应，约占此阶段语元理解的51.3%，稍高于名词性语元的理解量。此期儿童理解的动词性语元绝大多数是表示身体动作的（63.55%），其次是表示事件、活动的（11.01%），而表示其他意义的动词性语元数量极少。

根据郭小朝、许政援关于《儿童早期语言发展中动词和动词结构的运用与句子的建构》的研究发现：动作动词是3岁前儿童掌握最多的动词（77.4%），其次是趋向动词（7.9%）、心理动词（5%）和存现动词（5%）。在趋向动词中，儿童较早获得的是"上、下、进、出"等简单趋向动词。1岁8个月后儿童才获得"出去、进来、上去、下来"等复合趋向动词。1岁7个月时，儿童开始出现能愿动词和判断动词来对事件做出判断说明。能用"请、帮"等使令动词来支配他人，并有了表示事物存在状态、增减变化和出现消失的存现动词。

（3）形容词的发展。形容词在学龄前期儿童的词汇量中居第三位，儿童使用最多的30个形容词依次为"小、好、快、多、大、红、坏、高、早、新、白、长、热、干净、脏、香、黑、黄、真、轻、兰、亮、甜、花、老、圆、绿、胖、饱、满"。儿童形容词的发展过程表现如下。①物体特征的描述到事件情境的描述。从年龄来看，2岁出现对物体特征的描述，2.5岁出现表达饿、饱、痛等关于机体感知的词，3岁出现形容动作的词，3.5岁出现对人体外形描述的词，4.5岁出现对个性品质、表情、情感及其事件情境描述的词。从各类形容词使用的比率（人词数之比）看，对物体的描述的使用率最高占32.8%，对动作的描述占28.5%，对人体外形的描述占25.7%，其他（主要是机体觉）占29.7%，对个性品质的描述占13.2%，使用率最低的为事件情境的描述，占5.98%。②从单一到复杂特征。如"胖、瘦"等词3.5岁就能使用，"老、年轻"等词要到4.5~5.5岁才先后使用。③普通话口语到书面语言词汇。以上海地区调查的几组同义词为例，按各词最早使用的年龄排列，表现顺序为"好看（2岁）、漂亮（3岁）、美丽（4.5岁）、清爽（3岁）、干净（4.5岁）、清洁（5.5岁）、开心（3岁）、高兴（4.5岁）、快乐（5.5岁）、愉快（6.5岁使用人数只达44%）"，其中"好看、清爽、开心"等词都是上海地区的方言，"漂亮、干净、高兴"等词在普通话口语中常使用，"美丽、清洁、快乐、愉快"等词接近书面语言词汇。④形容词的简单形式到复杂形式。如儿童从会讲"红"（2岁）到会讲"红红的"（4.5岁）再到讲"红彤彤"（6.5岁），又如2.5岁会说"干净"，4.5岁时能说"干干净净"。该调查还发现，儿童使用形容词往往有较大的个别差异。儿童使用形容词时不一定掌握其完整的词义，在使用中往往出现扩大或缩小现象。

（4）量词的发展。应厚昌等的研究表明，儿童对量词的掌握随年龄增长而提升，并表现出由个体量词（"个、只"等）到临时量词（"×碗饭、×盆花"等）再到集合量词（"×串葡萄、×对枕头"等）的发展顺序。"个"是最活跃的量词。6岁时儿童的临时量词的正确率已赶上个体量词而跃居首位。

儿童的语言水平的发展总是滞后于语言表达的需要的。为满足语言表达的需要，在量词的发展中，儿童经常会采用如下一些策略。①泛用已经掌握的量词。如在前面提到的"个"，经常被儿童泛用的量词还有"只、辆、双"等。②用动词或形容词做量词。

（5）人称代词的发展。许政援、闵瑞芳的《汉语儿童人称代词的获得》研究提示了儿童人称代词发展的3个阶段。

①"我"的产生。第一人称代词"我"是儿童最早使用的人称代词,大约在 1.5 岁时出现。在此之前,儿童用名字来指自己,用称呼等来指他人。儿童一开始将"我"作为主语和宾语来使用,而且与儿童的名字有一个同用时期。在这一同用时期中,儿童用"我"时往往有特定的使用意向,如想得到东西等。

②"我""你"的混分。在"我"出现不久,儿童也开始使用"你"。这时的"你"一般用在宾语的位置上,而且"你"的意义其实是"我"。到了接近 2 岁时,儿童才能正确区分"我"和"你","你"也开始出现在主语和定语的位置上。

③"他"的发展。第三人称代词"他"在 2 岁前的儿童话语中偶然见到,但多是模仿性的。"他"的正确使用是在 2 岁的时候。早期的"他"多限于指称儿童读物中的人或动物,而且在使用时往往有参照不明或做复数用之类的现象。大约到了 3 岁,儿童才开始用"他"指称现实生活中的人。到了 3 岁 3 个月时,"他"的使用才较为合乎指代清楚、前后照应等用语规范。

（6）指示代词的发展。指示代词主要是近指代词"这"和远指代词"那",以及在"这""那"及其后面添加上量词、方位性词语等所形成的"这个""那个""这边""那里"等复合指示代词。儿童大约在 2 岁之前就开始使用指示代词,而且在实际话语中的使用频率还比较高。根据李宇明教授的研究,儿童指示代词的发展主要有如下一些规律。近指的发展优于远指的发展,单纯指示代词的发展先于复合指示代词的发展。在复合指示代词的使用中,指代个体事物的（"这个、那个"）使用频率最高,其次是指代方位、处所的（"这里、那里、这儿、那儿、这边、那边、这面、那面"）,再次指代群体事物和情况的（"这些、那些、这样、那样"）,指代动作的（"这次、那次"）、种类（"这种、那种"）和时间（"这时、那时"）的发展最为缓慢。

（7）对疑问词理解的发展。朱曼殊等人研究的对象为 3～7 岁的儿童,调查过程如下。用含有"什么""谁""什么地方""什么时候""怎样"和"为什么"等词向幼儿提问,要求幼儿回答相关内容和生活中的问题,结果表明:3 岁儿童基本上已理解并能回答"谁""什么""什么地方",可见他们已具有人、物和空间的概念;4 岁儿童基本理解并能回答"什么时候""怎样",说明他们已具有"时间"和"事物状态、方式"的概念;5 岁儿童已基本理解并回答"为什么",说明已具有因果的概念。

（8）对空间词语理解和使用的发展。根据张仁俊的研究,儿童获得各空间词的年龄大致如下:里——从 3 岁开始,3.5 岁基本掌握;上——始于 2 岁,4 岁基本掌握;下、后——从 3 岁开始,4 岁基本掌握;前——从 4 岁开始,4.5 岁基本掌握;外——3 岁开始,4.5 岁基本掌握;中间——4～5 岁基本掌握;左、右——起始年龄为 4 岁,但到 6 岁尚未基本掌握。

（9）对时间词语理解的发展。朱曼殊等在对时间词语的研究中发现了以下特点。

①对事件发生次序的理解顺序:3 岁能理解"先、后、同时"的顺向句（如"轿车先开,卡车后开"）。3～4 岁能理解"先、后、同时"的逆向句（如"卡车后开,轿车先开"）和"以前、以后"的顺向句,4～6 岁能逐步理解"以前、以后、同进"的顺向、逆向的一般形式和包含形式（如"大娃娃上车以前,小娃娃上车"）。

②对时间词语的理解顺序:3～5 岁掌握"今天、昨天、明天";4～6 岁掌握"上午、下

午、晚上";5～6岁掌握"上午×时、下午×时、晚上×时、今年、明年"。

③对动作时态词的掌握顺序:3～4岁理解"正在";3～5岁理解"已经";4～6岁理解"就要"。

④持续时间长短的判断:研究表明,5岁儿童开始能完成如"A、B两车以相同速度同时从同地开出,A车先停,B车后停"这样的作业。

3. 句子的表达从简单到复杂　吴天敏、许政援、彭祖智等的研究表明,2岁以前儿童句长以5字以下的为主(84.4%),没有16字以上的句子,2岁后的句长以6～10字最多(2～2.5岁为53.3%,2.5～3岁为48%,3～3.5岁为55%,3.5～4岁为58%,4～4.5岁为54.7%,4.5～5岁为57.3%,5～5.5岁为56.1%,5.5～6岁为50.7%),并且有了16字以上乃至20字以上的长句子。

朱曼殊等人的研究也显示,儿童使用句子的平均长度随着年龄的增长而增长,2岁儿童的平均句子长度(MLU)(含词数)为2.91,2.5岁为3.76,3岁为4.61,3.5岁为5.22,4岁为5.77,5岁为7.87,6岁为8.39。

两个实验都表明,句长随年龄的增长而增长,4～5岁是句子长度发展比较明显的时期。

4. 语言的交往功能逐渐发展　3岁前幼儿的语言多为情境性对话语言,3岁开始出现了独白式语言,这个时期的叙述常常没头没尾、很不完整。随着年龄的增加,其连贯性的讲述逐步发展起来。研究表明,4岁的幼儿使用连贯性语言往往占幼儿语言的32.5%,情境性语言占66.5%;7岁时连贯性语言达到58.0%,而情境性语言占42.0%。可见随着年龄的增长,幼儿的连贯性语言比例逐渐上升。整个幼儿期是情境性语言向连贯性语言的过渡时期,6～7岁的儿童才能比较连贯地进行叙述,但其发展水平也不很高。连贯性语言的发展,使幼儿能够独立、清楚地表达自己的思想,在此基础上,独白式语言也发展起来。

5. 语言调节功能的发展　用于调节功能的语言是与用于交往的外部语言相对的内部语言,是指自己思考问题时所用的一种特殊的语言形式,是幼儿进行思维的媒介之一。在3岁以前,处于直觉行动思维状态的儿童没有内部语言,只有到了3岁以后,在外部语言充分发展的基础上才有可能产生内部语言。随着内部语言的发展,儿童语言的调节功能才逐渐形成和发展起来。

知识链接

　　缄默不语是指原先具有正常的言语能力,由于精神障碍而表现沉默不语,对任何人的询问均不回答,不与别人交往谈话。缄默不语常见于儿童精神分裂症和儿童孤独症、癔症性缄默。癔症性缄默往往是失声,多为一过性缄默,在学龄前儿童较少见。部分儿童可能是由于与家庭成员不和及有对立情绪,虽在一起生活和相处,但闭口不与对方交谈,这种情况其本质不属于缄默症。

第二节 言语语言发育评定

目前针对儿童言语语言方面的评定,多数检查者借助设备来评估,尽可能地获得有助于诊断和制订治疗方案的相关信息。当前,临床诊断模式一般包括以下几个部分。

1. 个案史的信息收集 询问儿童的病史信息是言语语言评估的第一步,主要包括了解儿童的出生及发展进程、健康记录、学业成绩、目前表现及家族史和环境等。在这里,家长可能需要提供儿童第一次爬行、行走及单词的发音等信息,以便检查者充分掌握导致儿童言语语言障碍原因的相关资料,为进行矫治提供有用的依据。

2. 临床检查 在了解病史的基础上进行有选择的检查,便于确定是否有器质上的病变。如果儿童存在器质性的言语语言问题,应先转诊接受相应的医学治疗。这种检查通常包括以下几种。

(1)一般生理检查:包括对口、咽、呼吸道等参与言语发声的器官的检查,确定言语语言障碍的生理原因。

(2)听力测试:目的在于判断可疑的言语语言障碍是否是由听力问题所引起的。

(3)言语语言测试:常见的测试有 PPVT、MSCA-CR、WPPSI、WISC-R 等。我国专家近期研究出了两种语言障碍评定量表,即汉语言语流畅度诊断测验和学龄儿童语言学习能力诊断量表。

(4)其他相关检查:如脑影像学检查、认知检查、情绪适应的评价等。

3. 自然环境观察 自然环境观察是言语语言评定的重要组成部分,是指检查者在各种不同的环境中采集儿童交流行为样本,观察儿童社会化语言运用能力,包括对事物的关注、交往和表达等。

附:

学前儿童语言障碍评定量表

序号	语言理解分测验的评定项目	理解		
1	你先点点头,再把眼睛闭起来(内容、次序都对)。	1	0	不反应
2	报纸在哪里?指指看。	1	0	不反应
3	苹果、香蕉、牛奶在哪里?	1	0	不反应
4	我喜欢吃苹果,猴子喜欢吃什么?指指看。	1	0	不反应
5	指一指在苹果下面的东西。	1	0	不反应
6	这里有没有小狗?	1	0	不反应
7	这里有没有飞机?	1	0	不反应
8	可以戴在手上的是哪一个?	1	0	不反应
9	你只要指出手套和香蕉,其他的不要指。	1	0	不反应
10	你不要指苹果和报纸,你只要指牛奶。	1	0	不反应
11	这些哪一个是黄色?	1	0	不反应

Note

133

序号	语言理解分测验的评定项目	理解		
12	把水果统统指出来。	1	0	不反应
13	指一指在中间的东西。	1	0	不反应
14	哪些是红色？	1	0	不反应
15	指一指在报纸上面的东西。	1	0	不反应
16	我指雨伞，你指草莓。	1	0	不反应
17	你先指耳朵，再指蝴蝶。	1	0	不反应
18	雨伞的旁边是什么？	1	0	不反应
19	老虎的左边是什么？	1	0	不反应
20	你的左脚在哪里？	1	0	不反应
21	你的右手在哪里？	1	0	不反应
22	哪一个人在玩皮球？	1	0	不反应
23	哪一幅图是发生车祸了？	1	0	不反应
24	哪一个人是和小动物在玩？	1	0	不反应
25	哪一个是工程？	1	0	不反应
26	哪些人在工作？	1	0	不反应
27	哪一个是存钱用的？	1	0	不反应
28	车祸很好玩，对不对？	1	0	不反应
29	小华好胖，小明好瘦，谁比较胖呢？	1	0	不反应
30	"火车就要开了"就是"火车开走了"，对不对？	1	0	不反应

说明：语言理解共30分，每小题1分。第2～15题用图卡1测试，第16～19题用图卡2测试，第22～28题用图卡3测试。

（引自：林宝贵. 语言障碍与矫治. 台北：五南图书出版公司，1984）

构音检查词汇表

序号	口语表达分测验的评定项目	表达			构音	
1	你叫什么名字？你今年几岁？你家里有些什么人？	1	0	不反应	—	
2	你从1数到10。	1	0	不反应	—	
3	你说"a——"，越长越好。	1	0	不反应	—	
4	这是什么？（苹果）	—			p/ing	g
5	这是什么？（香蕉）	—			x/iang	j
6	这是什么？（牛奶）	—			n	ai
7	这是什么？（报纸）	—			b/ao	zh
8	这是什么？（肥皂）	—			f/ei	z
9	这是什么？（机器人）	—			q/i	r/en
10	这是什么？（蝴蝶）	—			h	d/ie
11	这是什么？（雨伞）	—			u	s/an
12	这是什么？（耳朵）	—			r	e

续表

序号	口语表达分测验的评定项目	表达			构音	
13	这是什么？（老虎）	1	0	不反应	l	u
14	这是什么？（草莓）	1	0	不反应	c	m
15	这是什么？（卡车）	1	0	不反应	k/a	ch/e
16	这是什么？（手套）	1	0	不反应	sh/ou	t
17	香皂是做什么用的？（清洁或卫生）	1	0	不反应	—	—

　　说明：语言理解共 30 分，每小题 1 分。第 4～7 题用图卡 1 测试，第 8～15 题用图卡 2 测试，第 16 题用图卡 3 测试。

　　（引自：黄昭鸣，杜晓新.言语障碍的评估与矫治.上海：华东师范大学出版社，2006）

黄昭鸣-韩知娟词表

序号	词	目标音	序号	词	目标音	序号	词	目标音	序号	词	目标音
例1	桌 zhuō	zh √	12	鸡 jī	j	25	菇 gū	g	38	拔 bá	a
例2	象 xiàng	iang	13	七 qī	q	26	哭 kū	k	39	鹅 é	e
1	包 bāo	b	14	吸 xī	x	27	壳 ké	k	40	一 yī	i
2	抛 pāo	p	15	猪 zhū	zh	28	纸 zhǐ	zh	41	家 jiā	ia
3	猫 māo	m	16	出 chū	ch	29	室 shì	sh	42	浇 jiāo	iao
4	飞 fēi	f	17	书 shū	sh	30	字 zì	z	43	乌 wū	u
5	刀 dāo	d	18	肉 ròu	r	31	刺 cì	c	44	雨 yǔ	ü
6	套 tào	t	19	紫 zǐ	z	32	蓝 lán	an	45	椅 yǐ	i
7	闹 nào	n	20	粗 cū	c	33	狼 láng	ang	46	鼻 bí	i
8	鹿 lù	l	21	四 sì	s	34	心 xīn	in	47	蛙 wā	1
9	高 gāo	g	22	杯 bēi	b	35	星 xīng	ing	48	娃 wá	2
10	铐 kào	k	23	泡 pào	p	36	船 chuán	uan	49	瓦 wǎ	3
11	河 hé	h	24	倒 dào	d	37	床 chuáng	uang	50	袜 wà	4

Note

语言发育进程(语言发育迟缓儿童与正常儿童对比)表

正常儿童		语言发育迟缓儿童	
年龄/月	达到的水平	年龄/月	达到的水平
13	第1个词	27	第1个词
17	50个词	38	50个词
18	2个词组合(开始)	40	2个词组合(开始)
22	2个词组合(最后)	48	2个词组合(最后)
24	句长平均2个词	52	句长平均2个词
30	句长平均3.1个词,开始用"是"(联系两种事物的"是")	63	句长平均3.1个词
37	句长平均4.1个词,开始用间接请求	66	开始用"是"
40	句长平均4.5个词	73	句长平均4.1个词
		79	句长平均4.5个词,开始用间接请求

(引自:姜泗长,顾瑞.言语语言疾病学.北京:华夏出版社,2005)

(丁　燕)

能力检测七

一、选择题

【A1型题】

1. 人类言语活动的两大形式是(　　)。

A.书面言语和口头言语 B.内部言语和外部言语

C.对话言语和独白言语 D.肢体言语和口头言语

E.内部言语和书面言语

2. 儿童的前语言阶段,是一个在语言获得过程中的(　　)核心敏感期。

A.语义 B.语法 C.语汇 D.语音 E.语用

3. 儿童最早获得的是(　　)。

A.名词 B.动词 C.形容词 D.代词 E.连词

4. 处于句法结构发展(　　)阶段的儿童常常用"球球"表示"这是一个球""我要球球"等。

A.不完整句 B.完整句 C.双词句 D.电报句 E.简单单句

5. 人类语言学习的关键期一般在(　　)。

A.1~2岁以前 B.2~3岁以前 C.3~4岁以前

D.4~5岁以前 E.5~6岁以前

6. 能讲述简单的故事情节的年龄为(　　)。

A.2岁 B.3岁 C.4岁 D.4.5岁 E.5岁

7. 婴儿最早说出第一个有意义的词语的年龄为(　　)。

Note

A. 6～7 个月　　　　　　　B. 7～8 个月　　　　　　　　C. 8～9 个月

D. 9～10 个月　　　　　　E. 10～11 个月

8. 关于学前儿童言语发育,不正确的叙述为(　　　)。

A. 学龄前期是儿童学习语言的最佳时期

B. 词汇数量不断增加,词汇的内容不断丰富

C. 逐步掌握语法结构

D. 语言表达能力进一步发展

E. 从内部语言逐步向外部语言过渡

9. 3 岁的学前儿童,使用简单句与复合句的比例约为(　　　)。

A. 3 倍　　　　　B. 4 倍　　　　　C. 2 倍　　　　　D. 1 倍　　　　　E. 5 倍

10. 学前儿童掌握句子的字数进一步增加,4～5 岁以含(　　　)的句子占多数。

A. 3 个词以下　　　　　　B. 7～10 个词　　　　　　　C. 4～6 个词

D. 13～16 个词　　　　　　E. 16 个词以上

11. 一般 6 岁儿童的词汇数量为(　　　)。

A. 3500～4000　　　　　　B. 4000～4500　　　　　　　C. 5000～6000

D. 2500～3500　　　　　　E. 7000～8000

12. 10 岁儿童自发性地应用复述比例为(　　　)。

A. 10%　　　　　B. 50%　　　　　C. 75%　　　　　D. 85%　　　　　E. 100%

【X 型题】

13. 言语发展的影响因素有(　　　)。

A. 遗传学因素　　　　　　B. 语言学因素　　　　　　　C. 生理学因素

D. 心理学因素　　　　　　E. 社会学因素

二、名词解释

1. 语言

2. 言语

3. 语言发育迟缓

4. 构音

三、简答题

1. 简述汉族儿童语音发展的顺序。

2. 简述儿童句型的发展顺序。

3. 简述儿童言语功能的发展。

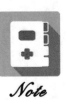

第八章　认知功能发育

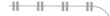

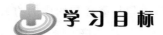

学习目标

1. 掌握认知功能的概念、上肢发育对婴幼儿认知功能发育的意义、游戏的概念及作用。

2. 熟悉婴幼儿认知功能的发育规律。

3. 了解其他年龄阶段认知功能的发育。

认知(cognition)即个体认识客观世界的信息加工活动,是一种高级心理功能。个体在接触客观世界和主观世界的过程中,必须了解各种各样事物的特征、状态及其相互联系,以及事物对人的意义和作用。认知既包括了解事物的形态、颜色、数量、质量、重量等具体属性,也包括了解时间、空间、因果关系、言语、意义、价值等抽象性概念。人类通过认知活动,认识、理解事物或现象,保存认识结果,并利用有关知识经验判断和解决问题。认知是人们制订和执行计划的最重要的心理条件。

在个体与环境的作用过程中,个体认知的功能系统不断发展,并趋于完善。心理学将个体认知的功能系统不断完善的变化过程称为认知发展。

第一节　认知功能发育规律

案例引导

患儿,难产儿,2岁半。10个月时才会坐,1岁多才会站,2岁半基本能独立步行,但不能维持平衡。患儿不会说话,只能发一些单音,不能说出自己的年龄、姓名、父母姓名,随地大小便。患儿对声音一般没有反应,对玩具没多大兴趣,爱发脾气,扔东西。作为康复治疗师,应回答以下问题:①是什么原因导致该患儿各方面发育明显迟缓?②如何评价该患儿的智力发育程度?③对该患儿的教育和康复治疗应该从哪些方面着手?④如何预防类似疾病的发生?

Note

一、认知功能概述

（一）基本概念

现代认知心理学主要以信息加工的观点来解释认知过程，它将人看作是一个信息加工系统，认为认知就是信息的接收、编码、储存、加工、提取和使用的过程。认知过程建立在感知觉基础上，通过注意、记忆、思维、概括、推理、想象等心理过程完成对外界事物本质的把握及其规律的了解。

1. 感觉　感觉是人脑对直接作用于感觉器官的客观事物的个别属性的认识。世界上每个事物都有许多个别属性，颜色、声音、香味等都是事物某一方面的个别属性，当直接作用于眼睛、耳朵、鼻子、皮肤等感觉器官时，就引起相应的视觉、听觉、嗅觉、皮肤感觉等，如看到颜色、听到声音、闻到气味、感到温暖等。感觉是整个认知过程的起点。

每一种感觉都有特定的感觉器官。感觉器官将感受到的内外环境中的各种刺激转化为生物电信号，并通过一定的信息传导通路传递到大脑中枢的特定区域，从而产生相应的感觉。根据感觉器官在机体的不同部位和接受刺激的特点不同，人的感觉可分成两类，即外部感觉和内部感觉。外部感觉包括视觉、听觉、嗅觉、味觉和皮肤感觉，内部感觉包括机体觉、平衡觉和运动觉等。

2. 知觉　知觉是人脑对客观事物的各个部分和属性及其相互关系的综合的、整体的反映，它把从环境中得到的各种信息，如光、声音、味道等转化为对物体、事件等的整体认识的过程。例如，将手伸入口袋，触摸到一枚扁圆形的、表面光滑质硬的物体，这时机体认识到可能是"硬币"，这就是知觉。知觉在很大程度上依赖于个体的态度、知识和经验。知觉具有整体性、恒常性、选择性和理解性等特征。从解剖结构来看，知觉的形成是感觉信息到达大脑中枢的特定区域后，与大脑皮层、额叶、间脑等脑部广泛区域联系后，产生对信息的辨别和确认。

根据知觉对象的不同，知觉可分为物体知觉和社会知觉。前者以物质或物质现象为知觉对象，包括空间知觉、时间知觉和运动知觉；后者以社会生活中的人为知觉对象，包括自我知觉、对别人的知觉和人际知觉。

感觉和知觉是有区别的，感觉得到的信息，是未经整合的各种具体信息，而知觉则是有组织的信息，它对感觉信息进行整合并赋予意义。感觉和知觉的最大区别在于知觉是确定人所接受到的刺激信息并给予它们意义和诠释信息的过程。知觉与感觉也是密不可分的。感觉是知觉的基础，没有感觉就没有知觉；知觉是多种感觉的有机整合，感觉越多样，知觉越丰富越完整。

3. 注意　注意是指人的心理活动对一定对象的指向与集中。注意的基本功能是能对刺激信息进行选择。在人的生活环境中存在着极其丰富的刺激信息，注意能使得机体对环境中的刺激做出选择性的反映，从而获得更多有价值的信息，是获得知识和提高工作效率的前提。注意的方向和强度受客观刺激物特点的影响，也受个人知识经验和个性特征的制约。人的注意力常有选择性地集中于其最感兴趣、对其最有意义的事物上。不同的人有不同的兴趣、气质、性格、信念和世界观等，因此他们注意的方向和紧张度不同，认识事物的范围和深刻程度也就有所不同。

4．记忆 记忆是在头脑中对于过去经验的识记、保持和应用过程，是对信息的选择、编码、储存和检索、提取过程。人类的记忆过程可分为以下 3 个连续的步骤。①编码：获得信息并加以处理和组合；②储存：将组合整理过的信息做永久记录。③检索和提取：将被储存的信息取出，回忆一些暗示和事件。在认知活动中，人的过去经验有重要的作用，没有记忆的参与，人就不能分辨和确认周围的事物。在解决复杂问题时，由记忆提供的知识经验起着重大作用。记忆联结着人们的心理活动的过去和现在，是人们学习、工作和生活的基本机能。按记忆的材料在脑中保持的时间可以把记忆分为瞬时记忆、短时记忆、长时记忆。

5．思维 思维是人脑对客观事物的间接的、概括的反映，是认识的高级形式。它反映的是客观事物的本质属性和事物间规律性的联系。思维同感知觉一样是人脑对客观事物的反映。感知觉所反映的是事物的个别属性、个别事物及其外部的特征和联系，属于感性认识，而思维所反映的是事物共同的、本质的属性和事物间内在的、必然的联系，属于理性认识。思维具有间接性和概括性两个特征：间接性是指人们借助一定的媒介和知识经验对客观事物进行间接的认识；概括性是指在大量感性材料的基础上，把一类事物共同的特征和规律抽取出来，加以概括。

（二）认知的特点

1．多维性 对同一个人或事物，不同的人因为自身经验和经历不同会产生不同的认知和看法，即使是同一个人，从不同角度去看一个事物，也会有不同理解。对事物认知的形成应该考虑其多维性。

2．相对性 许多事物都是由两个相对的部分组成，如动物有雄雌之分，事物有好坏之分，时间有昼夜之分等。人们常常会因为某事而出现"大喜大悲"的情感表现，其实质可能只是认识到事物的一方面，并未认识到事物的相对性。

3．联想性 人类的认知活动并不仅仅是感知觉的活动，还与人的经验、理解能力等有关，其中包含了个体的想象和思维成分，并且渗入了情感的因素。

4．发展性 由于认知活动与一个人的知识结构、文化程度和所处的社会文化环境等因素相关，因此人的认知功能有其历史性或发展性的特点。因此，认知活动与一个人的知识发展水平有关，即认知也是不断发展改变的。

5．先占性 在日常生活中，人们的认识活动或认知过程经常会发生先入为主的现象，或以第一印象来判断和解决问题，这便是认知的先占性。一般来说，认知的先占性与个体的既往经历和个性特征有关，个性敏感、拘谨、内向的人易产生认知的先占性。

6．整合性 所谓整合，就是个体最终表现出对某一事物的整体认知或认识，往往是综合了有关感知、记忆、思维、理解、判断等心理过程之后获得的。一般来说，正常成人因为认知整合性的特点会经常自我修正一些认知错误和偏见，学会自我调节。

（三）认知和情绪

来自内、外环境的信息，经感受器接收信息并将其转变成电信号后，传导至大脑，在大脑内由两个不同感觉处理系统进行整合和处理，产生认知和情绪。

1．感觉处理系统

（1）认知处理系统：感觉神经—丘脑感觉中继核—新皮质—运动中继核（基底

Note

节)—运动神经,即新皮质系回路。经由此系统,产生对特定事物的认识。

(2)情绪处理系统:感觉—知觉—认识—情绪处理系统,感觉神经—中脑—丘脑下部感觉中继核—梨状叶、海马、齿状回—运动中继核(杏仁核、中隔核)—运动神经,即旧皮质系回路。经由此系统,产生对特定事物的情绪。

2. 认知和情绪的关系 情绪是以个体的需要为中介的一种心理活动,它反映的是客观事物与人需要之间的关系。它不同于认知,认知是以形象或概念的形式来反映客观事物的。长期以来,人们一直认为二者之间相互对立。但是,近几十年的心理学、神经生物学研究表明,认知与情绪并不是彼此分离和相互对立的系统。虽然它们具有各自独特的功能和加工机制,但是它们之间也相互依赖和相互影响,存在明显的交互作用。感觉是诱发情绪的首要条件,注意与思维决定着情绪的产生与表现,注意能唤醒情绪的产生,思维能影响情绪反应的方式和速度;情绪能激发人的认知和行动。例如,人的注意会被自动地导向具有显著情绪意义的刺激,而且负性情绪刺激比正性情绪刺激能更有效地吸引人的注意。

知识链接

情感计算研究

认知与情绪的交互作用不仅为我们认识人类自身提供了新的视角,同时也为计算机科学和人工智能领域带来了新的契机。目前全世界有多个实验室在进行情感计算的研究,我国清华大学计算机系合作开展了该项研究。该研究试图将认知与情感的交互作用的研究结果应用到计算机系统,赋予计算机识别、理解、表达和响应人的情感的能力,进而建立更和谐、自然的人机交互环境,使计算机具有更高的、更全面的智能。

皮亚杰认知功能发育理论

皮亚杰是近代著名的心理学家,是认知学派的创始人。他创立的认知发育阶段理论,是20世纪影响最为广泛和深刻的儿童心理发展理论。皮亚杰认为人类的认知是从儿童时期开始发育发展的。认知的发育,既不是源于先天成熟,也不是源于后天经验,而是个体与环境相互作用的一种不断建构的过程。个体通过动作对外界环境的适用是认知发育的根本原因。

皮亚杰认为,在环境的影响下,人体的动作图式经过不断的同化、顺应、平衡的过程,形成了本质不同的心理结构,这也就形成了心理发展的不同阶段。皮亚杰把人的认知发育过程分为感知运动阶段、前运算阶段、具体运算阶段和形式运算阶段。

二、婴幼儿认知功能的发育

对于婴儿认知功能的发育,人们主要关注感知觉、注意功能发育,而到了幼儿期后,幼儿的记忆力、思维等能力得到了初步发展。

(一)感知觉的发育

在婴幼儿认知功能中,感知觉是最先发育且发展速度最快的一个领域,在婴幼儿认知活动中占主导地位。婴幼儿通过感知觉获取周围环境的信息并适用周围环境。婴幼儿感知功能的发育有3个特点：从无意感知向有意感知发展；从整体和部分知觉分离向统一发展；感知觉和情感的联系由未分化向分化发展。

1. 视觉的发育　新生儿已经具备了一定的视觉能力，获得了视觉基本过程，并具备了原始的颜色视觉。

（1）眼球运动发育：出生2～3周之后，眼球运动开始协调，儿童开始能够注视客观事物，但注视时间很短。约2个月时，儿童能注视距离较远的物体，注视时间增长，并且出现了移视、追视现象。3个月时，视觉更为集中而灵活，能用眼睛搜寻附近的物体。5～6个月时，儿童开始能注视远距离的物体，如飞机、月亮、街上行人等。

（2）视觉敏度发育：整个婴幼儿期视觉敏度是不断提高的。1～2岁儿童的视力为0.5～0.6，3岁时视力可达1.0，4～5岁后趋于稳定，6岁左右达到正常成年人的视力范围。

（3）颜色视觉的发育：约从第4个月起，儿童开始能对颜色产生分化反应，特别是红色的物体最能引起儿童的兴奋。儿童开始能够正确地辨别各种基本颜色（如红色、黄色、蓝色、绿色），但是对一些混合色（如紫色、橙色等）和色度不同的颜色（如粉红色、大红色、深红色等）还不能很好地辨别。从4岁开始，儿童区分各种色调细微差别的能力才逐渐发展。

2. 听觉的发育　新生儿对于声音刺激可引起各种应答性反射活动。强烈的声音刺激甚至引起儿童肌肉、呼吸以及脉搏等方面的变化。3个月时，婴儿出现明显的集中性听觉，能感受不同方位发出的声音，并将头转向声源。3～4个月时，能倾听音乐的声音，并且对乐音（如催眠曲）表示愉快的情绪。从第4个月开始，婴儿能分辨成人发出的声音。8～9个月时，婴儿可以认识各种声音，如能分辨严厉的声调与和蔼的声调，并作出不同的反应。1岁以后，儿童在感知、辨别简单的词音方面有巨大发展，但这一时期词音的感知还不够精确。对某些难以区别辨认的词音，如汉语拼音的声母c和z、s和sh等还不易分清。5～7岁的幼儿已能辨别两个音高的差别。

3. 知觉的发育　相对感觉来说，婴幼儿知觉的发育要慢一些。

（1）空间知觉：

①大小知觉：10～12周婴儿已有了一定程度的大小恒常性。3岁幼儿一般已能判别图形大小，但完全不能判别不相似的图形（如三角形和正方形）的大小，即使到6岁也很困难。幼儿判别大小的能力随年龄增长而提高。幼儿判别大小的方法是按照从简单的目测到多方面的比较再到借助中介物的顺序发展的。

②形状知觉：幼儿辨认形状的能力随年龄增长而迅速发展。幼儿辨认物体形状时配对最容易，指认次之，命名最难。幼儿掌握各种形状自易到难的次序是：圆形、正方形、三角形、长方形、半圆形、梯形和菱形等。儿童一般在2～3岁时就能辨认圆形、方形和三角形；4岁时能把两个三角形拼成一个大的三角形，把两个半圆形拼成一个圆形；5岁时能认识椭圆形、菱形、五角形、六角形和圆柱形，并把长方形折成正方形，把正方形折成三角形。

③方位知觉：3岁幼儿已能辨别上下方位，4岁幼儿已能辨别前后方位，5岁开始能以自身为中心辨别左右方位，6岁已能完全正确地辨别上下前后4个方位，但以自身为

中心的左右方位辨别能力尚未发展完善。

④深度知觉:吉布森等创设了"视觉悬崖"试验,通过试验发现,6个月婴儿具有深度知觉,但无法判断深度知觉是否是先天性的还是可能是在6个月左右学会的。

(2)数的知觉:有人对2～5岁的儿童的辨数、认数与点数进行测试,结果表明,辨数、认数及点数能力是随年龄增长而提高的。数的感知的发展有一定顺序,即最早是辨数,而后是认数,最后是点数。

(3)时间知觉:婴儿最早的时间知觉主要依靠生理上的变化产生对时间的条件反射,也就是人们常说的根据生物钟所提供的时间信息而出现的时间知觉。例如,婴儿到了吃奶的时候,会自己醒来或哭喊,这就是婴儿对吃奶时间的条件反射。以后逐渐学习借助某种生活经验(如生活作息制度、有规律的生活事件等)和环境信息(自然界的变化等,如幼儿知道天快黑了就是傍晚,太阳升起来就是早晨等)反映时间,学前晚期,在教育影响下,儿童开始有意识地借助计时工具或其他反映时间流程的媒介认识时间。由于时间的抽象性特点,幼儿知觉时间比较困难且水平不高。

(二)注意的发育

婴儿一生下来就有无意注意,具备了对外界进行扫视的能力。1～3个月婴儿的注意已经明显地偏向曲线、不规则图形,以及对称、集中的或复杂的刺激物和所有轮廓密度大的图形;3～6个月婴儿的视觉注意能力在原有基础上进一步发展,平均注视时间缩短,探索活动更为积极,可看见和可操作的物体更能引起他们的兴趣;6个月以后的婴儿,注意不再只表现在视觉方面;1岁以后,出现有意注意的萌芽,但是从整体上说,无意注意仍占主要地位;3岁时开始有意注意。1～3岁幼儿注意稳定性仍然较差,注意力易分散,要到5～6岁才能较好地控制自己的注意力,但注意力集中时间也只能维持10～15 min。

(三)记忆的发育

新生儿期是记忆发生时期。4个月的婴儿开始能"认识"周围的物体和人。5个月的婴儿明显地表现出"认生",能够把熟悉的人和生疏的人区分开来。婴儿的记忆,主要以无意记忆为主,有意记忆刚刚萌芽。婴幼儿的再认能力也逐步发展,1岁时,只能再认相隔几天或十几天的事物,到了3岁已经能再认相隔几十天或几个月的事物了。

(四)想象的发育

儿童最初的想象出现在2岁左右。从3岁开始,随着生活经验的积累和游戏活动的发展,想象有了进一步的发展。幼儿想象发展的主要特点如下:无意想象占主要地位,有意想象有了初步发展;再造想象占主要地位,创造想象开始发展。

(五)思维的发育

2岁左右的儿童想象能力刚刚萌芽,这时期的儿童还只能在狭小的生活范围内进行简单的判断和分类,具有直觉性和行动性。3岁以后想象能力增强,儿童开始利用头脑中的形象进行思维,形象思维是此期儿童思维的特点,如学计算时,利用物体的具体形象(实物或图形),能较好地掌握数的实际意义。4～5岁儿童随着大脑发育越来越成熟,逐步形成更强的独立思考能力,如在陌生环境中会吵嚷着"要妈妈"和"要回家"。

143

5～6岁时判断能力得到发展,儿童能进行直觉判断。他们或倾向于认为一块完整的面积比被分割开的同样的面积大,或相反认为被分割开的面积要更大一些。7岁左右儿童大部分能进行间接推理判断。

三、上肢功能与认知的发育

上肢功能主要是指上肢精细运动能力,即个体主要凭借手以及手指等部位的小肌肉或小肌群的运动,在感知觉、注意等心理活动的配合下完成特定任务的能力。上肢精细运动功能的发育和人类的认知、语言的发育有着密切的关系。人类很早就认识到了这一点,古希腊谚语提到"多动手有利于健脑""脑子好使的人手用得多",中国也有类似的说法,如"心灵手巧"等。精细运动能力的发展依赖于感觉、认知等其他智能发育,同时精细运动技能的快速发育也促进视觉、触觉等感知系统发育,进而影响认知能力发展。

(一)上肢的精细运动功能与手的知觉能力发育

手是最复杂精巧的器官,是人类认识客观世界、与外界进行交往的重要器官。手的精细动作主要包括伸手取物,手掌大把抓握较大物品,拇指和其他手指分开取一些小的物品等。上肢运动功能的细化使得手具备了操作能力,随着操作过程的不断练习,手的知觉能力也随之提高。

手的知觉能力是人们认识事物的重要途径,人类单凭用手触及物体就能识别物体。用手识别物体不同于视觉识别,通过用手触摸物体后能够了解物体的属性,如性质、形状、大小、质地等,同时也能感觉手的动作和其与身体部位之间的空间位置关系。早期婴儿手的知觉能力是优先发展的,婴儿对事物的观察不仅仅是通过眼看、耳听,更需要通过双手触摸、摆弄,才能理解事物的含义。

有了手的知觉能力,婴儿就能够有意识地开展大量精细运动。同时,手的精细运动的发育,扩大了活动空间,增强对事物的感知能力,并促进了感知能力及思维能力的发展。

(二)上肢的精细运动功能与视觉发育

视觉是人体最重要的感知觉之一,当视觉功能发育完善后,个体对外部环境的大多数感知信息都由视觉提供。研究发现,刚出生的新生儿就已具备了视觉功能,眼球运动的控制能力在出生后6个月左右完成,视敏度在6岁左右达到成人水平。

视觉功能的发育引导了精细运动能力的发育,使其更加精细准确、更为协调迅速。手眼协调能力是指在视觉配合下手的精细动作的协调性,随着精细运动功能的发育,手眼协调能力越来越占重要地位,这是精细运动功能发育的关键。手眼协调能力的发展,使得儿童能熟练地完成精细操作,例如完成够物的动作,甚至可以抓住运动着的物体。

对大脑皮层的研究发现,在精细运动过程中,大脑皮层除运动区、感觉区活化外,与认知发育密切相关的前额叶也同时被激活。前额叶不仅是记忆等多种认知功能的基础,而且在运动技能学习过程中也有一定作用,提示精细运动过程可能通过直接激活大脑皮层认知部位进而促进认知发展。所以,婴幼儿精细运动功能的发育,对促进其认知功能和开发智力具有重要意义。在教育中,应该注意让儿童多动手、多操作,训练儿童手的技能。

四、游戏与认知功能发育

在婴幼儿时期,主导活动是游戏,学习对于此期儿童不是主要任务,多在游戏过程中不知不觉地学习,在压力不大的情况下,可进行有意识的教育。游戏是最适合婴幼儿身心发展的活动类型,对婴幼儿的认知发展有着极其重要的作用。

(一) 游戏在幼儿认知发展中的作用

游戏是激动人心的、使人得到愉快的活动,因为它是满足探索内驱力的一种途径。幼儿在游戏活动中,通过自身积极、主动、自由的探索与操作,知识经验不断扩大,认知能力也不断得到提高。游戏是儿童学会观察、认识、理解、说话和活动的最佳工具。通过游戏,能加深幼儿对知识的理解,巩固记忆,发展有意记忆能力,促进幼儿思维能力和语言能力的发展,促进幼儿想象力和创造力的发展。

此外,游戏还对幼儿情感发育和个性形成有促进作用。因此,成人不应忽视对孩子游戏、运动能力的发展和训练,要尽量为孩子创造适宜的环境、条件,鼓励孩子去做游戏、去运动,从而促进其智力的发展。

(二) 儿童游戏的发展

皮亚杰认为,儿童游戏的发展是与其认知发展水平相适应的,儿童游戏的发展可以分为以下 3 个阶段。

1. 练习性游戏阶段(0~2 岁)　练习性游戏阶段或称为机能性游戏阶段。这是游戏发展的第一阶段和最初形式。2 岁前婴幼儿的认识活动主要依靠直接感知和实际动作,因此游戏中几乎不存在任何象征性活动。婴幼儿只是简单地重复某种活动或动作,反复地抓、摸、拿或绕着物体跑是这种游戏的典型表现。机能性游戏随年龄增长而逐渐减少。

2. 象征性游戏阶段(3~7 岁)　儿童的游戏在这一阶段达到高峰。这时候的儿童,语言能力有了很大的发展,但还不能完全依靠语言这种抽象的符号进行思维,而主要依靠象征性符号来思维。儿童通过以物代物、以人代人,以假想的情境和行动方式将现实同化于自我。通过这种游戏达到自我的开展和欲望的实现。

研究表明,儿童集体象征性游戏的发展趋势呈现倒"U"形。5 岁时达到高峰,占全部游戏的 71%;6 岁时为次高峰,约占 65%;而 4 岁和 7 岁时,出现的比例低于 5 岁和 6 岁。儿童独自象征性游戏的发展趋势则呈正"U"形,即 5 岁时处于低谷,4 岁和 6 岁时独自象征性游戏均多于 5 岁时所占的比例。

3. 规则游戏阶段(8~12 岁)　由于抽象思维能力的发展,儿童开始逐步解除"自我中心性",能站在别人的立场上看问题,利用别人的观点去校正自己的观点,所以游戏中大家共同遵守一定的规则便成为可能。这时候的游戏以一些有规则的竞赛性游戏为主,如下棋、打球等。有研究表明,规则游戏的发生频率在 6~10 岁儿童中呈稳定上升趋势,但是 10 岁以后就开始下降了。

Note

五、学龄前期儿童认知发育

学龄前期儿童认知虽然具体性和不随意性仍占主导地位,但抽象概括性和随意性也在逐步发展。

(一)观察力

学龄前期儿童观察力缺乏随意性、独立性、细致性,持续性和稳定性较差,易受无关刺激的干扰而转移观察的目标,其观察的概括性也较差。

学龄前期儿童观察的有意性可以分为以下 4 个阶段。

第一阶段(3 岁):不能接受所给予的观察任务,不随意性起主要作用。

第二阶段(3~4 岁):能接受观察任务,主动进行观察,但深刻性、坚持性差。

第三阶段(4~5 岁):接受观察任务后,开始能坚持一段时间,进行观察。

第四阶段(6 岁):接受任务后,能不断分解目标,坚持较长时间反复进行观察。

(二)注意

此期儿童的无意注意已有高度发展,而且相当稳定,有意注意处于逐步形成的阶段,但稳定性差,容易分散且范围较小,并且经常带有情绪色彩。但任何刺激都会引起此期儿童的兴趣,分散他们的注意。如果重视学龄前期教育和培养,有意注意可提高,并可迅速发展起来。儿童 5 岁左右开始能独立控制自己的注意,5~7 岁时能集中注意力的平均时间为 15 min。3 岁时只注意事物的外部较为鲜明的特征,4 岁时开始注意事物明显的特征、事物之间的关系,5 岁后能够注意事物的内部状况、固定关系。

(三)记忆

3 岁儿童的记忆以无意记忆为主,有意记忆一般在 3~4 岁开始出现并逐渐发展,5 岁后可以运用简单的记忆方法来帮助记忆,如重复、联想等。学龄前期儿童机械记忆占主导地位,无意记忆的效果优于有意记忆的效果。此期儿童的记忆另一个重点是形象记忆,他们对具体形象的东西比较注意,也容易记忆,在游戏中或者通过讲故事的方式能得到较好的效果,而单跟他们讲抽象的道理是不容易记牢的。

(四)思维

形象思维是借助事物的形象和表象来实现对事物的概括性认识,其特点是离不开具体事物和形象。3 岁以后儿童开始利用头脑中的形象进行思维,形象思维是此期儿童思维的特点,如学计算时,借助物体的具体形象(实物或图形),能较好地掌握数的实际意义。

(五)游戏、学习和劳动

此期主要的活动是游戏,各种游戏活动有利于儿童智力的发展,儿童的许多学习活动是寓于游戏之中的。学习对于此期儿童不是主要任务,多在游戏过程中不知不觉地学习,在压力不大的情况下,可进行有意识的教育。学龄前期儿童劳动的形式主要为自我服务性劳动,如穿脱衣服、自己吃饭等。

(六)想象和好奇喜问

学龄前期儿童逐渐能按要求进行想象,其想象表现出一定程度的目的性和有意

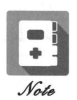
Note

性,但有意想象还只是初步发展。此期儿童的想象有以下特点:①想象容易与现实混淆;②想象主题容易变化,如正在用积木搭大桥,忽而又想搭房子等;③创造想象开始发展,但仅是萌芽阶段。好奇多问是学龄前期儿童的突出特点之一,他们会提出各种各样的问题,家长对于儿童的提问应表现出耐心,并用通俗、简洁的语言回答。

六、学龄期儿童认知发育

进入小学开始,儿童就开始进行正规的学习,系统地掌握人类关于自然和社会的知识经验。在学习的过程中,儿童认知过程中的有意性和抽象性也随之得到进一步发展。

(一) 观察力

学龄期儿童观察能力的发展表现为下列 4 个阶段。

(1) 认识个别对象阶段:只看到各个对象或各个对象之间的一个方面。

(2) 认识空间联系阶段:可能看到各个对象之间能直接感知的空间联系。

(3) 认识因果联系阶段:可以认识对象之间不能直接感知到的因果联系。

(4) 认识对象总体阶段:能从意义上完整地把握对象总体,理解图画主题。

(二) 注意

(1) 注意的选择性:入小学后有意注意进一步发展,更能控制自己的注意,注意具有更高的选择性和目的性。在学习的开始阶段,有意注意很大程度上还是被迫的,需要老师或家长的监督,以后逐渐能够自学。

(2) 注意的稳定性:低年级的儿童对于具体的、活动的事物以及操作性的工作,注意力容易集中且稳定,中、高年级的儿童容易注意一些抽象的或引起思考的事物。

(3) 注意的持久性:一般而言,5～7 岁的儿童能集中注意力的平均时间为 15 min,7～10 岁为 20 min,10～12 岁为 25 min,12 岁以后为 30 min。当儿童有明确的要求,并积极参加紧张的操作活动,注意力就能保持更长的时间。儿童的注意力也与所注意的具体对象、活动内容、兴趣等因素有关。

(4) 注意的广度:注意的广度指在同一时间里能注意到对象的数量。小学儿童注意的广度较小,但随着年龄的增长、知识经验的丰富而扩大。研究表明,用速示器在1/10 s时间内呈现圆点图,二年级的儿童能清楚地知觉到的圆点数一般少于 4 个,五年级的儿童在 4 个到 5 个之间,成人能达 8 个或 9 个。

(三) 记忆

入学后,儿童开始了系统的学习,需要记住大量新东西,此时记忆发生了质的变化,储存和提取信息的能力获得发展。此期记忆功能的发育特点如下:有意记忆逐渐占主导地位;理解记忆逐渐占优势;对抽象记忆的材料逐渐增多。

低年级儿童由于思维发育水平较低而且知识经验较少,还是以机械记忆的方法为主,随着年龄增长,理解记忆逐渐占据优势,理解记忆和机械记忆常共同作用,以达到记忆效果的互相渗透。对于那些理解困难的材料,形象记忆的作用大些,对于理解了的东西,以理解记忆为主。儿童对形象性材料的记忆效果一般优于抽象性材料的记忆效果。

Note

（四）思维

学龄初期儿童的思维由具体形象思维发展到抽象思维，是思维发展过程中的质变，这种质变的演变过程较长，开始时常带有很大的具体性及不自觉性。在整个学龄期，儿童的抽象思维水平不断提高，发展的总趋势是抽象逻辑思维越来越占主导地位，但对于各种具体的事物来讲，儿童思维又表现出很大的不均衡性，一般对于比较熟悉的、较容易与具体形象相联系的概念，思维水平较高，对于比较生疏而距具体形象较远的概念，思维水平较低。

经过学习，儿童概念不断得到发展，特别是字词概念和数字概念日益丰富。儿童不仅对概念本身进行充实和改造，而且还能掌握概念系统，即掌握有关概念之间的区别和联系。儿童掌握概念系统的过程，也就是学习系统知识的过程，使儿童的智力活动从孤立、片面日益向精确、全面、系统的方向发展。

学龄期儿童的推理能力是随着儿童掌握比较复杂的知识经验和语法结构而逐渐发展起来的。小学儿童首先掌握的是比较简单的直接推理，如由"甲比乙高"推理出"乙比甲矮"。在教学的影响下，儿童逐渐掌握演绎、归纳、类比能力，即间接推理，如由"甲比乙高，丙比乙矮"推理出"甲比丙高"。

七、青少年期认知发育

（一）青少年感知、注意与记忆的发展

青少年各种感知的发展达到完善，感受性的发展达到或超过成人水平。初中学生的视觉感觉性比一年级小学生的视觉感受性增加60%以上。到少年后期，视觉和听觉感受性甚至高于成人水平。少年区别音阶高低的能力也大大超过小学生。

青少年注意的品质也有了良好的发展。从初一到初二年级，学生注意的稳定性有了迅速且显著的提高，并且从小学三年级开始一直到初三年级，女生注意的稳定性均高于男生；初一年级学生的学习成绩与他们的注意稳定性高度相关。另外，青少年的注意广度、注意分配、注意转移等方面也有了很大发展，已基本接近成人水平。

青少年在记忆的有意性、记忆的理解性、记忆保持的时间、短时记忆的广度等方面都有了很大的提高。到初中二年级，学生的短时记忆广度已经相当大，尤其是对那些依靠机械记忆的内容，初二学生与高二学生相比持平甚至超出。高中生的理解识记达到中学阶段的最高水平，而机械记忆在初中已达最高，高中呈下降趋势。9～18岁期间，对各种不同材料记忆的效果随年龄增长而发展，到16～17岁记忆趋于成熟，对各种材料的记忆成绩都达到最高值，可以说这个时期记忆的发展达到鼎盛时期。

（二）青少年思维的发展

整个中学阶段，青少年的思维能力得到迅速发展，抽象逻辑思维处于优势地位。但少年期（主要是初中生）和青年初期（主要是高中生）的思维是不同的。在少年期的思维中，抽象逻辑思维虽然开始占优势，但在很大程度上还属于经验型，其逻辑思维需要感性经验的直接支持。而青年初期的抽象逻辑思维则更多属于理论型，高中生已经能够用理论作为指导来分析综合各种事实材料，从而不断扩大知识领域。同时，从少

年期开始,已有可能初步了解矛盾对立统一的辩证思维规律,到青年初期,则基本上可以掌握辩证思维。

第二节　影响认知功能发育的因素及异常发育

一、影响认知功能发育的因素

影响儿童认知功能发育的因素众多,这些因素构成了一个统一协调的整体,共同影响着儿童心理和认知的发展。

1. 遗传因素　染色体畸变,如 21-三体综合征、18-三体综合征,都伴有认知功能障碍及智能障碍。多种单基因遗传病包括先天性代谢病,如半乳糖血症、结节性硬化、神经节苷脂沉积症等,都影响神经发育,伴有精神发育迟滞、肌张力改变以及运动障碍。故应重视遗传因素及遗传咨询。

2. 妊娠期和围生期危险因素

(1) 妊娠期危险因素:妊娠期妇女的健康直接影响胎儿的正常发育。妊娠期主要的有害因素是感染,尤其是妊娠早期的感染,如巨细胞病毒和单纯疱疹病毒感染,孕妇接触动物引起的弓形体、原虫病感染。另一个值得注意的是有害理化物质对胎儿的影响,如药物的不当使用、酒精中毒、辐射、工业污染所致汞和铅等重金属造成水质污染等。另外妊娠期妇女患严重慢性疾病,如心脏病、糖尿病、高血压、慢性肾脏疾病及严重贫血,均可使胎儿缺血缺氧,导致不成熟儿、宫内生长迟缓、低体重儿或神经系统损害、宫内窒息和颅内出血。

(2) 围生期危险因素:早产、分娩过程中脐带绕颈、胎盘前置、胎盘早剥、胎粪吸入等导致胎儿脑部缺氧,难产或过期胎儿产程过长,产钳损伤和颅内出血、新生儿核黄疸等,以及出生后严重的中毒、感染、缺氧、外伤等,使脑组织受到的直接或间接的损伤,会影响儿童的健全发育,并使认知功能和智力功能发育受到影响,影响的程度取决于脑组织损伤的程度。

因此加强母亲孕、产期保健,积极防治儿童早期易致中枢神经系统损伤的疾病,以利于其大脑的健全发育,这对儿童日后认知功能和智力功能的正常发育十分重要。

3. 营养因素　在神经细胞的发育阶段,有赖于各种营养素为其提供充足的能量和材料。几乎所有的必需营养素在认知发育过程中起着重要作用,这些营养素包括碳水化合物、脂类、蛋白质和氨基酸、微量元素以及维生素。这些营养素促进神经系统的发育及构成。在大脑发育的关键时期,脑细胞的平均增殖速度可达每分钟数 10 万个。在这个阶段如果得不到充分的营养供应,就可能引起神经细胞分裂减慢,细胞数量减少,或者使神经元的增大和成熟减缓,细胞平均体积减小。必需营养素缺乏最终影响情感和认知行为的发展。

Note

知识链接

铁和儿童认知发育之间关系

法国国家乳制品行业协会请求欧盟食品安全局膳食、营养与过敏症专家组(NDA Panel)提供一份关于"铁和儿童认知发育之间关系的健康声明"的科学意见。

铁具有很重要的代谢功能,如运输氧气和参与许多氧化还原反应等。缺铁引起的认知性营养缺乏症主要包括注意力不集中、反应迟缓、健忘和口吃等。铁摄入不足会引起缺铁性贫血,不利于精神运动和认知功能的发育。专家组指出:铁摄入与儿童和青少年的认知发育之间的因果关系成立,所推荐使用的健康声明措辞是"铁可以促进儿童的正常认知发育,是儿童认知发育的必需矿物质元素"。

4. 慢性疾病　疾病对儿童认知发育的影响也十分明显。内分泌疾病,如甲状腺功能减退症对生长发育的影响更为突出,常引起骨骼生长和神经系统发育迟缓(呆小病)。长期慢性疾病有些可使儿童产生不适、疼痛,有些影响会限制儿童的日常活动和社会交往,有些会使儿童感到恐惧和焦虑、自卑等。以上种种变化对儿童自身行为和情绪产生不良影响,最终影响到儿童认知发育。

5. 家庭环境因素

(1)家庭社会经济状况:一般认为,家庭社会经济状况较好的家庭,小儿的语言、适用能力和智力的发育均优于社会经济状况较差的家庭,而后者家庭中所暴露出的紧张事件较前者多。另外,在这种家庭中,心理和社会交往机会少,儿童像成人一样易产生焦虑和抑郁情绪。

(2)父母的文化程度与职业:父母的文化程度与职业对儿童认知和智力发育起着不可忽视的作用。父母不仅通过自身的文化素质对子女产生潜移默化的作用,还通过对子女教育的形式与投资产生影响。因此,提高父母的文化素质,对儿童的认知和智力的充分发展是十分有利的。

(3)父母对子女的态度:父母对子女的过分溺爱、过分担心和过分保护,以及歧视或对子女有不切实际的过分期望等均对儿童行为有影响。父母之间的矛盾甚至家庭破裂,对儿童也会造成巨大的影响。

6. 社会环境　良好的居住环境和卫生条件(如阳光充足、空气新鲜、水源清洁等)有利于儿童认知发育,反之则带来不利影响。合理的生活制度、良好的保健及体格锻炼、早期学校教育等对儿童体格生长和智力发育也起着重要的促进作用。

二、异常发育

精神发育迟滞(mental retardation,MR)临床表现为不同程度的智力发育落后和社会适应能力不良。其特征为显著的智力缺陷。我国精神疾病分类方案与诊断标准(CCMD-2-R)根据智商(intelligence quotient,IQ)将精神发育迟滞分为 4 个等级,即轻度、中度、重度、极重度与非特定的精神发育迟滞。①轻度:智商为 50～70 分,言语、身体发育较晚,用词简单,缺乏逻辑性,计算力差,在训练和帮助下也可以从事简单工作。②中度:智商为35~49分,只会计算个位数的加、减法,可从事简单工作,词汇贫乏。③重度:智商为20~34分,不能学习和劳动,不会计数,生活不能自理,动作笨拙,不能进行有效的交谈。④极重度:智商在25分以下,不会讲话或只能发出个别单音节的词,无防御能力,生活完全不能自理,大多早年夭亡。中度以上的患者常有躯体上的畸形。

精神发育迟滞是由多种原因和疾病所致的一种临床现象,以下介绍几种代表性疾病。

1. 地方性克汀病(endemic cretinism)　地方性克汀病又称地方性呆小病,发生在地方性甲状腺肿(endemic goiter)流行区。由该病所导致的精神发育迟滞,其智力低下的程度比较严重。有资料表明,中度和重度在60%以上。临床表现大多以安静、迟钝、萎靡、活动减少者为常见,少部分性情暴躁、哭笑无常。体格发育迟缓、发育不良是本病的另一特征。患者身材矮小且不匀称,身体下部短于上部,骨骼发育迟缓,表现为骨核出现迟,发育小,掌指骨细小,不少患者合并运动功能不良,重者可见瘫痪。检查可见:血清蛋白结合碘及丁醇提取碘大多降低,甲状腺^{131}I吸收率升高,呈碘饥饿曲线,血清胆固醇正常或偏低。X线检查示骨龄落后于正常年龄,颅骨脑回压迹可增多,蝶鞍偶见增大。

胎儿期缺碘和碘缺乏纠正不足,碘摄入每天小于20 U,则会有地方性克汀病出现。为此,应提倡病区育龄妇女注射或口服碘油,同时对新生儿进行微量脐血T_3、T_4、TSH检测,以早发现、早诊断、早治疗,使之对患者智力和外形的影响降到最小。

2. 苯丙酮尿症(phenylketonuria,PKU)　这是一种氨基酸代谢病,是遗传缺陷所致精神发育迟滞较常见的类型。由于先天缺乏苯丙氨酸羟化酶,体内苯丙氨酸不能转化成酪氨酸而引起一系列代谢紊乱。临床表现主要有智力缺损,而且一般损害严重。但出生时往往正常,在出生数月后即见患儿发育延迟,烦躁、易激惹、易兴奋、反应迟钝,有明显的语言障碍。神经系统体征见震颤、肌张力异常、共济失调、腱反射亢进甚至瘫痪,25%患儿合并癫痫。

本病若能在出生后短期内及时发现,及早予以饮食控制或给予低苯丙氨酸蛋白,智力发育可望正常。早期诊断:可在新生儿出生48 h后取足跟血滴于滤纸上,用细菌抑制法进行检测,如血中苯丙氨酸含量大于4%,可视为阳性结果,这时可进一步进行定量检查,一般大于20%诊断意义较大。

3. 染色体异常所致精神发育迟滞　染色体异常在精神发育迟滞的发病中占有相当重要位置。在中、重度的患儿中可达35%,轻度为8%。染色体异常的种类很多,常染色体异常引起的躯体症状和智力损害较重,性染色体引起的症状较轻,有的只是部分患者涉及智力损害。

不同类型染色体发育不全预后不尽相同,但多数治疗困难,预后不良,患儿出现智力低下和生长发育迟滞。因此,预防显得更为重要,预防措施包括推行遗传咨询、染色体检测、产前诊断和选择性人工流产等,防止患儿出生。孕妇应该定期做产前检查,如果胎儿有问题,至少能及早发现。抽羊水诊断是能检验胎儿是否患有先天性染色体缺陷的其中一个方法。

第三节 认知功能发育评定

一、新生儿认知功能发育评定

新生儿时期是一个比较特殊的时期,是认知产生和发育的最初时期,是儿童认知发育史的第一页。

1. 新生儿行为评定量表(neonatal behavioral assessment scale, NBAS) 该量表是美国著名儿科医生布雷泽尔顿(T. B. Brazelton)于1973年制订的,是目前适用于新生儿行为评定的最常用量表之一,从新生儿出生第一天到满月为止皆可使用,目的在于诊断和预测。新生儿行为评定量表有27个项目,分属以下6大类。①习惯化:婴儿在同一刺激物(光或声)呈现多次以后,反应减弱。②习惯化:对有生命的刺激物(如人)和无生命的刺激物(如物)的朝向。③运动控制的成熟性。④易变特点:从觉醒状态到深睡状态的变化、皮肤颜色的变化、活动水平的变化、兴奋达到最高点的变化以及变化是否比较容易等。⑤自我安静下来的能力。⑥社会行为:微笑、接受拥抱时的反应等。这些项目按9个等级评分,中间等级为正常反应,两端皆偏离正常。每次测试时间为30 min。

2. 新生儿行为神经评定量表(neonatal behavioral neurological assessment, NBNA) NBNA即新生儿20项行为神经评定量表,由北京协和医院著名儿科医生鲍秀兰根据NBAS量表,结合自己的经验制定。NBNA实用有效、简便易学,在我国已被普遍接受。NBNA包括5个部分20个项目,其中行为能力6项(对光的习惯生成、对声音的习惯形成、对"咯咯"声的反应、对说话的人脸反应、对红球的反应、安慰),被动肌张力4项(围颈征、腘窝角、上肢弹回、下肢弹回),主动肌张力4项(头竖立反应、手握持、牵拉反应、支持反应),原始反射3项(踏步或放置反射、拥抱反射、吸吮反射),一般状态3项(觉醒度、哭声、活动度)。每项按0、1、2分计,满分为40分。

二、婴幼儿认知功能发育评定

由于婴幼儿的言语能力有限,运用言语应答的形式来研究和测量婴幼儿的认知发育并不可行。在婴儿期,儿童的认知发育水平更多地通过其行为动作反映出来。所以,可借助行为动作发育推断认知发育。近几十年来,婴幼儿认知发育量表发展很快,下面介绍几种常用量表。

1. 丹佛发育筛查测验(Denver developmental screening test, DDST) 丹佛发育筛查测验是美国丹佛学者弗兰肯堡(W. K. Frankenburg)与多兹(J. B. Dodds)编制的,是目前国外托儿所、医疗保健机构对婴幼儿进行检查的常规测验,适用于0～6岁的婴幼儿。DDST检测的目的是智能筛查,而非诊断,即筛选出智力落后的大致范围,再对筛出的可疑者做进一步的诊断性检查。DDST具有省时的特点,一般做一次DDST只需20 min。

DDST共有105个项目,分别测查以下4种能力:应人能力,婴幼儿对周围人们应答能力和料理自己生活的能力;精细动作-应物能力,婴幼儿看的能力,用手取物和画图的能力;言语能力,婴幼儿听和理解语言的能力;大动作能力,婴幼儿坐、行走和跳跃的能力。

丹佛预筛发育问卷适用于 3 个月至 6 岁的儿童,由从易到难、从低级到高级顺序排列的 96 个问题构成,共分 38 个年龄组,要求家长对每个年龄组的儿童的情况回答 10 或 11 个问题。

2. 格塞尔发育诊断量表(Gesell developmental schedules,GDDS)　格塞尔发育诊断量表适用于 4 周至 3 岁的婴幼儿,每次检测约需要 1 h。GDDS 具有临床诊断的价值,它不仅适用于测量婴幼儿的发展水平,而且比其他量表更适用于伤残儿,被认为是婴幼儿智能测试的经典方法。

GDDS 的理论基础为格塞尔的儿童发展理论,即婴幼儿的行为发展是一个有次序的模式化过程,可通过婴幼儿每个成熟阶段的行为模式来诊断其智力的发育。个体出生后的第 4 周、16 周、28 周、40 周、52 周、18 个月、24 个月、36 个月是个体成熟的关键年龄。这些时期出现的新行为反映出婴幼儿在生长发育上已达到的阶段和成熟程度。在这些年龄阶段新出现的行为即为该量表的测查项目和诊断标准,并对这些年龄阶段的典型行为进行详尽的描述和图解说明。

GDDS 主要从以下 4 个方面对婴幼儿的行为进行评定。

(1) 运动行为:分为大动作行为(包括姿势反应、头的平衡、坐、立、爬和走)和精细动作行为(包括在精确地去接近、抓握和玩弄一个物体时,手及手指的使用)。

(2) 适应性格行为:涉及智慧、刺激的组织、关系的知觉、觉醒程度、探究活动、把整体分解为部分以及把部分重新整合等方面。

(3) 语言行为:包括听、理解语言和表达能力。

(4) 个人-社会行为:包括儿童对生活在其中的社会文化的个人反应,如对喂食、穿衣、大小便、游戏的反应。

该量表给出每个年龄段婴幼儿各种行为的发育常模,且都包括上述 4 个方面,共计 63 项。

格塞尔反对用智力商数的概念,而使用发育商数(developmental quotient,DQ)的概念。他认为一个婴儿可在运动方面得到一个发育商数,在语言方面得到另一个发育商数,这两者并不一定一致,不能用一个总的分数来概括婴儿的发育水平。把特定个体这 4 个方面的表现与其常模对照,即可得到其在该方面的成熟年龄以及发育商数:DQ=测得的成熟年龄/实际年龄×100。DQ 低于 85,表明机体存在损伤;DQ 低于 75,则表明发育严重落后。

3. 贝利婴儿发育量表(Bayley scales of infant development,BSID)　该量表是美国加州伯克利婴儿发育研究所儿童心理学家贝利(N. Bayley)于 1933 年发表的,1969 年再次修订而成。它的适用年龄范围为 2～30 个月的婴幼儿,由于常模样本为分层取样,因此标准化程度好于其他幼儿智力测验。它包括以下 3 个分量表:①智能量表,有 163 个项目,着重于适应性行为、语言、探究活动等;②运动量表,有 81 个项目,着重于大运动和精细动作的项目;③婴儿行为记录,记录各月龄儿童的个性特征。贝利婴儿发育量表的成绩是用智能发育指数和心理活动发育指数,分别评定智能水平和运动水平,平均数为 100,标准差为 16。

贝利婴儿发育量表被认为是最好的婴幼儿发育评定量表,其信度和效度均较高。

4. 韦氏幼儿智力量表(WPPSI) 韦氏幼儿智力量表由美国医学心理学家韦克斯勒编制,是国际上通用的权威性智力测验量表,能够同时提供总智商分数、言语智商分数和操作智商分数以及 10 个分测验分数,能反映整体的智力水平和各分项的水平。适用于 4～6.5 岁儿童智力发育水平的综合评估。

智力商数简称智商,它是测量个体智力发育水平的一种指标。IQ＝智力年龄/实际年龄×100,即比率智商。我国采用的是美国心理学家韦克斯勒编制的智力量表,由我国中南大学湘雅医学院龚耀先等人修订,制订了中国常模。智商测验包括 11 个项目,对常识、理解、算术、类同、记忆、字词、图像、积木、排列、拼图、符号分别测验,完成整个测验大约需要 1 h,汇总分析,写出测验报告约需要 1 h。

5. CDCC 中国婴幼儿智力发育量表 CDCC 中国婴幼儿智力发育量表是中国科学院心理研究所和中国儿童发展中心根据贝利婴儿发育量表,共同编制的婴幼儿智能发育检查量表,适合 0～3 岁儿童。此量表的常模是在全国 12 个大、中、小城市取样得出的,具有很好的效度和信度。该量表分为两部分,即智力量表和运动量表。智力量表用以评价感知敏锐性、注意分辨能力以及对外界做出反应的能力,早期获得物体恒常性、记忆、学习及回答问题的能力,形成作为抽象思维基础的早期概括化和分类能力,注意婴儿感知觉、注意、记忆和认知能力的发展规律。此外,还包括语言发展,着重在开始发音和语言交流的萌芽阶段,从对声音的反应、发音到说完整句子,共 121 个项目。运动量表是用于评价能反应运动协调和技巧行为的手的操作技巧的发展,如对身体控制的程度、大肌肉协调、全身运动的发展以及手和手指的操作技巧的发展、用手取物能力的发展规律,共有 61 个项目。

6. 儿心量表 该量表于 1984 年由中国科学院心理研究所和首都儿科研究所共同研制,其内容主要来自格塞尔发育诊断量表、贝利婴儿发育量表和丹佛发育筛查测验。它适用于 0～6 岁儿童身体和智力发育水平的评定,检查内容包括大运动、精细动作、适应能力、语言、社交能力 5 个方面,测得的结果用发育商数(DQ)表示。

三、成人认知功能评定量表

1. 简易智力状态检查量表(MMSE) MMSE 是最具有影响力的认知功能筛查工具,具有敏感性好,易操作,且不受被试者的性别、文化程度、经济状况等因素影响等优点,在国内外被广泛使用。临床上多用于 65 岁以上疑有认知缺损老年人(包括正常人及各类精神病患者)的智力状态及认知缺损程度的检查及诊断。

2. Loeweistein 作业治疗认知评定(LOCATA) LOCATA 最先用于脑损伤患者认知能力的评定。该方法与其他方法相比,具有效果肯定、项目简单、费时少的优点,可将脑的认知功能的检查时间从 2 h 左右缩短到 30 min,而且信度和效度检验良好。LOCATA 成套检验法包括 4 个方面 20 个项目,4 个方面是定向、知觉、视运动组织和思维运作,20 项检查每一项可得 4 或 5 分,通过评价后即可了解每个领域的认知情况,根据需要评价也可分几次进行。

(杨路华)

能力检测八

一、选择题

【A1 型题】

1. 一般婴幼儿开始出现有意注意的年龄为（　　）。

A. 2～3 个月　　B. 3～4 个月　　C. 12 个月　　　　D. 6～7 个月　　E. 8～9 个月

2. 客观事物的各个部分及其属性在人脑中的整体反映称为（　　）。

A. 感觉　　　　　B. 知觉　　　　　C. 认识　　　　　D. 认知　　　　　E. 记忆

3. 实验者当着儿童的面将两杯同样多的液体中的一杯倒进一个细长杯子中，要求儿童说出这时哪一个杯子中的液体多些，由于儿童不能意识到液体是"守恒"的，多倾向于回答细长杯子中的液体多些，由此推测此儿童的年龄为（　　）。

A. 1 岁　　　　　B. 3 岁　　　　　C. 5 岁　　　　　D. 8 岁　　　　　E. 10 岁

4. 采用比率商形式的心理发育评定量表为（　　）。

A. 格塞尔发育诊断量表　　　　　　　　B. 贝利婴儿发育量表

C. 新生儿 20 项行为神经评定量表　　　　D. 韦氏幼儿智力量表

E. 丹佛发育筛查测验

5. 记忆出现的时间规律是（　　）。

A. 出生后 2 周左右出现动作记忆，6 个月左右出现情绪记忆，6～12 个月开始出现形象记忆，1 岁出现逻辑记忆

B. 出生后 2 周左右出现情绪记忆，6 个月左右出现动作记忆，6～12 个月开始出现形象记忆，1 岁出现逻辑记忆

C. 出生后 2 周左右出现动作记忆，6 个月左右出现形象记忆，6～12 个月开始出现情绪记忆，1 岁出现逻辑记忆

D. 出生后 2 周左右出现动作记忆，6 个月左右出现情绪记忆，6～12 个月开始出现逻辑记忆，1 岁出现形象记忆

E. 出生后 2 周左右出现动作记忆，6 个月左右出现形象记忆，6～12 个月开始出现逻辑记忆，1 岁出现情绪记忆

6. 出生后出现条件反射的年龄为（　　）。

A. 出生 10～20 天　　　　　　　　　　B. 出生 5～10 天

C. 出生 20～25 天　　　　　　　　　　D. 出生 1～5 天

E. 出生 25～30 天

7. Gesell 规定的 8 个关键年龄是（　　）。

A. 出生后 4 周、16 周、28 周、40 周、52 周、18 个月、24 个月、36 个月

B. 出生后 4 周、8 周、12 周、16 周、20 周、24 周、28 周、32 周

C. 出生后 4 周、16 周、26 周、34 周、42 周、50 周、58 周、66 周

D. 出生后 4 周、16 周、32 周、48 周、64 周、80 周、96 周、112 周

E. 出生后 4 周、8 周、16 周、32 周、64 周、80 周、96 周、112 周

8. 知觉的基本特征不包括（　　）。

A. 整体性　　　B. 恒常性　　　C. 选择性　　　D. 理解性　　　E. 相对性

9. 记忆的基本过程不包括（　　　）。

A. 识记　　　　B. 保持　　　　C. 再让　　　　D. 强化　　　　E. 再现

10. 下列不同的运动表现层次的描述,不正确的选项是（　　　）。

A. 脊髓和延髓的水平段,运动神经表现为反射或反射运动(感觉反射水平)是最低层次的运动表现

B. 丘脑顶叶的感觉区域,并接受来自皮质的大范围的信息,变换成运动(知觉-自发运动水平)

C. 大脑皮层在意志的基础上做出动作或创造性的动作(认识-随意运动水平),这是最高层次的运动表现

D. 知觉-自发运动水平与脊髓和延髓有关

E. 空腹、疲劳、觉醒等生理原因引起的愉快和不愉快相当于感觉-反射水平,可以说是一种低水平的感情表露。如果是面对人的感情,这是一种高级水平的感情表露

11. 下列描述哪项不正确?（　　　）

A. 将自身行为或思考方法构成图式(scheme),并能够理解和适应图式的过程称之为"同化"

B. 原有的图式无法实现时,必须根据现实情况对图式进行修正以适应目前变化了的情况,称之为"调节"

C. 智能"游戏"可以说是"同化"占优势的状态

D. "模仿"则是属于"调节"占优势的状态

E. 上述均不对

12. 认知功能发育的顺序为（　　　）。

A. 动作表象→映象表象→符号表象

B. 映象表象→动作表象→符号表象

C. 符号表象→映象表象→动作表象

D. 动作表象→映象表象→符号表象

E. 上述均不对

13. 下列有关神经纤维髓鞘化的描述哪项正确?（　　　）

A. 1.5 岁时所有的脑神经几乎完全髓鞘化,但神经传导通路至 10 岁才完成髓鞘化

B. 出生时所有的脑神经几乎完全髓鞘化,但神经传导通路至 10 岁才完成髓鞘化

C. 6 个月时所有的脑神经几乎完全髓鞘化,但神经传导通路至 10 岁才完成髓鞘化

D. 3 岁时所有的脑神经几乎完全髓鞘化,但神经传导通路至 10 岁才完成髓鞘化

E. 6 岁时所有的脑神经几乎完全髓鞘化,但神经传导通路至 10 岁才完成髓鞘化

14. 下列对皮质中枢发育的描述哪项不正确?（　　　）

A. 遵循着头尾原则与近远原则

B. 头尾原则指从上到下,近远原则指从中央到四周

C. 兴奋过程比抑制过程占劣势

D. 动作发育总是从上到下,即从头到脚逐步发展

E. 3 岁左右皮质才完全与小脑相连,才能实现对精细动作的控制

15. 下列注意的发育哪项是错误的?( )

A. 新生儿已有无意注意,新生儿在无条件反射的基础上产生定向反射,这是注意的萌芽

B. 3 个月出现条件反射的定向发射,5～6 个月出现无意注意

C. 1 岁出现有意注意(有预定目的,也需要意志努力的注意)的萌芽

D. 3 岁以前开始出现有意注意

E. 上述均不对

【X 型题】

16. 感觉的处理通路为( )。

A. 感觉—知觉—认识—记忆　　　　　　B. 感觉—知觉—认识—情感

C. 感觉—知觉—记忆—认识　　　　　　D. 感觉—知觉—情感—认识

E. 感觉—知觉—情感—记忆

17. 皮亚杰认知发育的阶段理论中感知运动阶段包括( )。

A. 反射练习　　　　　　　　　　　　　B. 动作习惯

C. 有目的的动作　　　　　　　　　　　D. 图式的协调

E. 感觉动作和智慧综合

18. 儿童发育的行为要素包括( )。

A. 感觉　　　B. 运动　　　C. 认知　　　D. 情绪　　　E. 人际关系

19. 认知的特点包括( )。

A. 认知的多样性　　　　　　　　　　　B. 认知的相对性

C. 认知的联想性　　　　　　　　　　　D. 认知的发展性

E. 认知的先占性和整合性

20. 游戏在儿童认知发育中的作用包括( )。

A. 发展各种感觉器官和观察力

B. 加深知识的理解和巩固记忆的作用

C. 促进了儿童思维能力的发育

D. 促进了儿童想象力和创造力的发育,促进了语言能力的发育

E. 对幼儿情感发育和幼儿个性的形成有促进作用

二、名词解释

1. 知觉

2. 社会知觉

3. 认知功能

三、简答题

1. 简述游戏在儿童发育中的作用。

2. 什么是游戏?

3. 什么是精神发育迟滞?

第九章　情绪情感发育

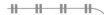

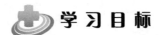 **学习目标**

1. 掌握婴幼儿情绪情感发育的意义及其发育特点；婴幼儿情感引发的社会功能发育以及情绪情感发育的影响因素。
2. 熟悉婴幼儿情绪情感的异常发育、常见的情绪情感障碍及应对方法。
3. 了解其他年龄阶段情绪情感发育。

 案例引导

小明，8个月大，姑妈第一次见到他，欣喜若狂地冲进屋子，一下子把坐在地板上玩积木的小明抱起来。小明呆了一下，生气地哭了，开始用力挣扎，好像在对这个陌生人说："你是谁？你想干什么？放我下来！快！"姑妈赶快把小明递给他的妈妈，他妈妈对小明的愤怒感到惊奇，令小明妈妈更惊奇的是，当摇着安慰他的时候，他还在抽泣。作为康复治疗师，可能会思考以下问题：①儿童从什么时候开始表达基本情绪？②人的情绪情感是如何发展的？③儿童从什么时候开始理解他人情绪？④儿童在什么时候有了调节情绪的迹象？

第一节　概　　述

一、情绪情感的概念

（一）定义

情绪是人对于客观事物是否符合自己的需要而产生的态度体验，代表着感情性反应的过程，如快乐、痛苦等。

情感是具有稳定而深刻社会含义的感情性反映，着重于对事物的意义体验，经常被用来描述社会性高级感情,如美感、道德感等。

(二)区别与联系

1. 区别

(1)从发生的角度看,情绪发生较早,为人类和动物所共有,而情感发生较晚,是人类所特有的,是个体发展到一定阶段才产生的。

(2)从需要的角度看,情绪是和有机体的生物需要相联系的体验形式,情感是同人的高级的社会需要相联系的一种复杂而稳定的体验形式。

(3)从表现形式看,情绪一般发生得迅速、强烈而短暂,有强烈的生理的变化,有明显的外部表现,并具有情境性、冲动性、动摇性(不稳定,变化快),而情感是经过多次情感体验概括化的结果,不受情境的影响,并能控制情绪,具有较大的稳定性、深刻性、内隐性。

2. 联系　情绪和情感既是在物种进化过程中发生的,又是人类社会历史发展的产物。情感是在情绪的基础上形成的,反过来对情绪又产生巨大的影响,二者是人类感情活动过程所侧重的不同方面,在人类的生活中水乳交融,很难加以严格的区分。从某种意义上说,情绪是情感的外部表现,情感是情绪的本质内容。

二、情绪情感发育的意义

情绪情感的发育对儿童和成年人都具有非常重要的意义,对其行为具有重大影响,包括破坏作用和积极作用。

(一)情绪和社会行为

一个人的情绪信号,如哭泣、微笑等会在很大程度上调节他人的行为,而他人的情绪反应也会调节他的社会行为。如儿童为引起母亲的反应而做出某种表情、发出声音或做出动作,当这样的努力失败时,他们将转过脸、皱眉头、哭泣以回应母亲毫无表情的眼神。

(二)情绪和认知活动

情绪和认知活动紧密交织在一起,同为掌握知识和技能的结果,并同为下一步学习的方法和基础。如儿童的微笑鼓励了养育者给予其更多的慈爱和有益刺激,这样儿童也会笑得更多。快乐氛围为养育者和儿童营造了温暖、健康的环境,有助于儿童能力的发展。不管是儿童或是成人,过高或过低的焦虑都会影响认知效果,只有适当的焦虑才能推动认知发展。情绪同样在很大程度上影响记忆,如在医院接种疫苗时,感觉特别难受的儿童比其他感觉较轻的儿童更能记住这件事。

(三)情绪和身体健康

大量的研究证明,情绪和身体健康之间有着密切的联系。情绪可以成为致病的前提条件。它可以直接影响身体健康,如经常的敌意状态会加剧神经内分泌反应而影响心血管系统的活动,心率和血压会上升,并导致动脉损伤或动脉硬化。它可以间接影响身体健康,如情绪反应过激会导致行为改变而引发疾病,如抑郁导致酗酒,进而破坏肝脏,随之而来的可能是肝硬化。

（四）情绪和意识

情绪对意识（包括自我意识）会产生重要影响。如婴儿对自身的积极情绪体验，会促使婴儿形成和加强对自身形象的积极看法和肯定性评价；而对自身的消极情绪体验，会促使婴儿形成和加强对自身形象的消极看法和否定性评价。

三、情绪情感阶段发育理论

情绪情感的发育是一个分化过程，在生命的头两年中，各种情绪陆续出现（表 9-1）并获得初步发展。下面介绍几种有代表性的关于儿童早期情绪阶段发育的理论观点。

表 9-1　不同情绪出现的时间表

时间	情绪	情绪的类别	影响因素
出生	满足、厌恶、痛苦、好奇	基本	可以由生理控制
2～7 个月	愤怒、恐惧、快乐、悲伤、惊讶	基本	所有健康婴儿都在大致相同的时间段出现，在所有文化中的解释也是相似的
12～24 个月	尴尬、嫉妒、内疚、骄傲、害羞	复杂、自我意识、自我评价	需要自我的感知和认知能力来评判自己的行为是否违背了标准或规则

（一）布里奇斯的儿童情绪发育理论

加拿大心理学家布里奇斯（K. M. Bridges）通过对大量婴儿的观察，提出了情绪分化理论和模式（图 9-1），但由于缺乏情绪分化的具体指标，难以鉴别每种情绪是如何分化出来的，更没有说明分化的机制。

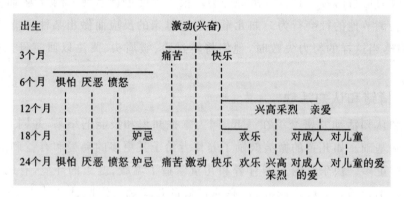

图 9-1　K. M. Bridges 的情绪分化模式

（二）伊扎德的儿童情绪发育理论

美国心理学家伊扎德（C. E. Izard）从达尔文进化的观点引申出情绪的分化观，并进行了论述，大大提高了其科学性和可测性。伊扎德认为情绪在有机体的适应和生存上起着核心作用。他认为新生儿具有 5 种以特定面部表情为标志的相当独立的、具体的情绪，包括惊奇、痛苦、厌恶、最初步的微笑和感兴趣。这些情绪反应对新生儿适应母体外环境和生存具有决定性影响。从进化发展的观点看，随着每种新情绪的产生，具有新特质的动机品种和认知、行为倾向都随之增长。

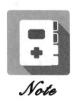

（三）孟昭兰的儿童情绪发育理论

我国心理学家孟昭兰支持伊扎德的观点，提出了婴儿情绪分化理论，认为人类婴儿从进化中获得的情绪有 8～10 种，称为基本情绪，如愉快、感兴趣、惊奇、厌恶、痛苦、愤怒、惧怕、悲伤等，在个体发展中随着婴儿的生长成熟而逐步出现。她还提出了个体情绪发生的次序、时间，并具体指出引发各种情绪的诱因（表 9-2）。当然婴儿的情绪也有个体差异。

表 9-2　婴儿情绪发生的时间、诱因和情绪表现

时间	诱因	情绪
出生	痛、异味、新异光、声、运动	痛苦、厌恶、感兴趣和微笑
3～6 周	看到人脸或听到高频语声	社会性微笑
2 个月	接受药物注射	愤怒
3～4 个月	痛刺激	悲伤
7 个月	与熟人分离	悲伤、惧怕
1 岁	新异刺激突然出现	惊奇
1～1.5 岁	在熟悉的环境遇到陌生人做了不对的事	害羞、内疚、不安

（引自：刘金花.儿童发展心理学（修订版）.上海：华东师范大学出版社，2006）

四、情绪情感的发育阶段

情绪情感的发育具有阶段性。儿童呱呱坠地即开始表达情绪，随着年龄的增长，语言能力、认知能力和自我概念的发展，情绪情感逐渐分化和社会化，但与成人相比，他们的情绪情感表达在很多方面更加频繁，且限制也很少。直到 3 岁左右，儿童会表达各种情绪，同时也能够理解他人的情绪表达，但对一些微妙的情绪线索的理解还需要几年的时间，对自身情绪的调节能力正逐步提高。

（1）从情绪表现的形式来看，是从外显到内隐，即从明显的、外露的向不明显的、内含的情绪表现发展。

（2）从情绪控制的能力来看，是从冲动的到自制的，即从毫无控制的表现到有一定能力控制情绪的表现。

（3）从情绪引起的动因来看，是从直接到间接，具体到抽象。最初是由具体的某个刺激直接作用于个体才能引起，以后可以由言语、表象、行为范例、社会评价及自我评价等因素引起。

（4）从情绪表达的内容来看，是从生理需要到社会需要。最初的情绪表示儿童生理需要是否获得满足，以后产生了与社会需要是否获得满足的情绪，最后又产生了与社会评价相联系的情绪，情绪反映的社会性越来越强。

第二节　情绪的正常发育规律

在生命的头两年里，各种情绪陆续出现和不断发展。根据伊扎德及其他人的研究,新生儿一出生就会表现出满足、兴趣和痛苦,在6个月内,其他的具体情绪都会从这3种情绪中衍生出来。下面重点介绍人的情绪发生与发展过程。

一、新生儿情绪的发生与发展

(一) 哭

新生儿在出生后表现出的第一个情绪就是哭,而且随后会明显增加。当饥饿、喂奶中断、温度的变化、疼痛、想睡觉、睡眠受到打扰、烦躁、不舒服的时候,新生儿就会哭。这会吸引周围的人接近,并给予关心和照顾,哭给新生儿带来的好处显而易见。

(二) 笑

新生儿的笑处于笑发展的第一阶段——自发性微笑,又称内源性微笑或反射性微笑,此阶段持续到第5周左右。微笑主要是用嘴做怪相,与中枢神经系统活动不稳定有关,因此有学者把它称作"嘴的微笑"。这种微笑可以在没有外源性刺激的情况下发生,也可以在有些外源性刺激出现的情况下引出,如新生儿在出生后的几周内吃饱了就会笑,在睡眠中会笑,面对轻轻的抚摸和温柔的声音时会笑。由于这种微笑可为各种广泛的刺激所引起,因而称不上真正的社会性微笑。女婴自发性微笑的次数比男婴多。

(三) 感兴趣

第一个月末,新生儿看到有趣的事物会笑,但必须是动态的、吸引注意力的事物。此时兴趣发展处于第一阶段——先天反射性反应阶段,将持续到3个月。这一阶段是最初的感情与感知结合形式,指导着儿童的感知运动,是儿童参与人和环境相互作用的开始。

二、婴幼儿情绪的发展

(一) 婴幼儿情绪发展的特点

1. 婴儿情绪发展的特点　①与生理需要是否得到满足直接相关;②是与生俱来的遗传本能,具有先天性。

2. 幼儿情绪发展的特点　①情绪的丰富和深刻化;②情绪的稳定性逐渐提高,首先表现为幼儿情绪的冲动性、易变性逐渐减少,其次表现为情绪逐渐从外露到内隐;③情绪情感的社会化,幼儿的情感更多地在社会交往中表现出来,逐渐与社会需要和社会适应相联系。

(二) 婴幼儿基本情绪的发展

1. 哭　哭在6周时达到顶峰,然后减少。婴幼儿的哭有时带有同情的色彩,即当别的婴幼儿在哭的时候,他也会跟着一起哭。这种哭的现象将会在婴儿6个月大的时候消失。

2. 笑　约到5周时,看到人脸,婴幼儿会咧开嘴笑,出现了最初的社会性微笑,进入了笑发展的第二阶段——无选择的社会性微笑(5周～3.5个月)。从3.5个月,尤其是4个月开始,婴幼儿逐渐区分不同的个体,开始对不同的人的微笑有所选择,进入了笑发展的第三阶段——有选择的社会性微笑。大约 4 个月,微笑中加入大笑,通常发生在当婴幼儿体验到强烈的身体刺激时。1 岁末,当熟悉的物体变换新异角度时,婴幼儿经常大笑。如当婴幼儿的母亲假装用儿童奶瓶喝水时,一个 1 岁的婴幼儿会大笑。此时的笑既是对身体刺激的反应,也是对心理刺激的反应。

3. 感兴趣 4 个月左右进入第二阶段——相似性再认知觉阶段(4～9 个月),适宜的光、声刺激的重复出现引起婴幼儿的兴趣。这时婴幼儿开始有意活动,使有趣的情景得以保持,产生了对自己活动的快乐感。兴趣和快乐的相互作用,支持着活动的重复出现,并可能支持着智力的发育。9 个月以后儿童兴趣发展到第三阶段——新异性探索阶段,开始对新异物体感兴趣,主动做出重复性动作去认识新异物体。随着年龄增长,儿童的新异性兴趣激发模仿行为,并从模仿中得到快乐,延长了活动时间。

4. 愤怒 愤怒表现最早出现在 4 个月时,如果自己喜欢的食物或玩具被拿走,或者目标指向行为受挫,或者养育者离开了一段时间,婴幼儿就会愤怒,此时婴幼儿对自己的四肢有了一定的控制,可以把令人不快的刺激推开。

5. 恐惧 5～7 个月或刚会走路时婴幼儿会出现恐惧的表现。在陌生的成人面前,婴幼儿会变得警觉,当陌生人逼近时,婴幼儿会躲开目光、变得慌乱。这具有适应意义,因为此时婴幼儿开始爬行,这种警觉可以让他避免爬得离熟悉的养育者太远。但当陌生人静坐不动,婴幼儿却来回走动且父母就在身旁时,婴幼儿对陌生人表现出积极和好奇,他们很少主动与陌生人进行身体接触。陌生人和婴幼儿的交流方式也会影响他们的情绪,如递给他一个有趣的玩具、和他一起玩一个熟悉的游戏、慢慢走近他,都会降低婴幼儿的恐惧程度。

当婴幼儿有意识行为能力发展后,开始对自己的行为及其可能产生的后果进行控制和评估。

(三)婴幼儿复杂情绪的出现

随着认知的发展,15～18 个月时,婴幼儿复杂情绪出现了,开始表现出被称为自我意识的情绪,如骄傲、窘迫、内疚、羞耻、嫉妒等,因为这些都涉及对自己的感受。自我意识情绪出现在 18～24 个月,这时儿童已经意识到自己是分离的、独特的个体。在完成具有挑战性的任务时,儿童会感到骄傲。在做了自己知道不应该做的事情之后,儿童会感到窘迫或内疚,会低下眉、垂下头、用手捂住自己的脸。嫉妒出现在快到 3岁时。

(四)婴幼儿情绪识别能力的发展

婴幼儿不仅具有表达情绪的能力,还有识别情绪的能力。出生后 6、7 个月,婴幼儿开始辨认不同情绪的面部表情,如能区分高兴、微笑的脸和悲伤、皱眉的脸。有研究表明,6 个月的婴儿也开始识别自己的情绪,能经常表现自己的情绪来对应他人的情绪,如母亲微笑并用欢快的声音说话时,婴儿自己表达出欢快;母亲生气或悲伤时,婴儿也变得沮丧。

通常母亲都会察觉到自己 1 岁的孩子已能"察颜观色":当别人表示温情或亲密时,婴幼儿会表现深情的行为或妒忌;当别人发怒时,婴幼儿会感到不安,并想离开。

1 岁半时幼儿开始用词语来指称内在的情绪,谈话中最常见的主题是快乐和疼痛,最常见的功能只不过是谈论自己的感受。随着语汇量和理解能力的不断增加，2~3岁时，幼儿也能谈论别人的情绪，与父母之间的对话频率不断增加，其中谈论情绪的次数也显著增加，同样增加的还有母亲与幼儿谈论情绪的次数。

（五）婴幼儿情绪调节能力的发展

婴幼儿的情绪调节是从婴儿期开始的。最初完全依靠成人来应对，婴儿的哭声是要提醒养育者给予安慰。但从很早开始，婴幼儿就能使用自我管理的技巧，最开始这可能是偶然的，如把拇指不小心放到嘴里，产生了安慰效果，之后就当作常用行为的一部分来使用。4~6个月时，婴幼儿会使用简单的策略调节情绪。当被某种事物吓着或对某种事物迷惑不解时，婴幼儿会转移视线，往往会向旁边看，受惊婴幼儿也会向父母更靠近。大一些的婴幼儿可能会采用遮住眼睛或耳朵的方式，开始的时候这完全是一个无意识的行为，但后来演化成了相当自觉的动作。

幼儿期儿童会走路了，也获得了其他的策略，如自己可以从不想待的环境中离开，还可以寻找依恋对象，主动从他们那里获得安慰。18~24个月时，儿童会尝试控制那些让他们烦恼的人或物体的活动，也能通过玩玩具、分心来应对因等候食物和礼物时的情绪，甚至会皱起眉头或抿住嘴唇以压抑自己的愤怒或悲伤。到2岁时，儿童拥有了较为复杂的情绪调节策略，可以把假装游戏当作表达情绪的途径，谈论自己的体验。最重要的是他们形成了自我意识，认为自己是自主的、是可以控制事情的。同时，养育者很重要，要帮助儿童应对所有的压力刺激源。到3岁，儿童开始表现出一点点掩饰自己真实情感的能力。如撒谎后可以几乎不露痕迹地掩饰自己的苦恼。

情绪对婴幼儿来说有重要的生存价值或社会适应意义。婴幼儿在一个陌生的或不确定的环境里能够利用他人的情绪指导自己的行为，这种方式称为社会性参照，这是婴儿情绪社会化的一个重要现象和过程。当母亲与陌生人热情交谈时，婴幼儿就不太怯生，而当母亲持中性或消极态度时，婴儿也会做出类似的反应。

知识链接

情绪自我调节策略

策略	行为表现	出现的年龄
转移注意力	从情绪刺激源移开目光	大约3个月
自我安慰	吸吮手指，玩弄头发	第1年
寻找抚养者	靠着、跟着、呼喊抚养者，还有其他获得安全感的依恋行为	第1年的后半段
借助物体	抓住软的玩具、衣服或者是其他舒服的物体	第1年的后半段
身体躲避	从不想待的环境中走出	第2年的开始
幻想游戏	在假装游戏中安全地表达情绪	第2年到第3年
言语控制	与他人谈论情绪，思考情绪	学龄前期
压制情绪	回避思考产生压力的东西	学龄前期
概念化情绪	反思情绪表现，用抽象的方式表达思想	儿童中期
认知分离	能意识到情绪是怎样产生的和被控制的	儿童中期

三、学前儿童情绪的发展

许多学前儿童怕黑,怕想象中的鬼怪。

这一时期情绪的发展主要表现在情绪调节能力的发展上。3岁左右,儿童使用情绪词的数量增多和范围迅速扩大。儿童能够清晰地表达与成人基本一致的表情。随着认知能力的提高,儿童开始知道该情绪由什么事情诱发,并尽量使其不对自己造成伤害,并理解自己的情绪在多人程度上能影响他人。如儿童知道不愉快的事情经常使一个人感到生气或悲伤,甚至知道当他们想着不愉快的事情或想着造成不愉快事情发生的人时会使他更经常地感到生气或悲伤。同样的,通过与别人讨论,儿童能够分享自己的情绪,倾听他人的想法。在游戏中,儿童模仿情绪的能力也在增长,越来越能够掩饰或者控制自己的情绪。随着成长,儿童开始学习情绪表达的规则,即在一个特定环境中或针对特定的人恰当地表达情绪的文化特殊性标准。如儿童被他喜欢的同伴激怒时比被他不喜欢的同伴激怒时,更能控制愤怒。到了6岁,大多数儿童已经习惯表达高兴、兴奋、轻松、快活、不高兴、愤怒、烦躁、失望、着急、不安。有研究发现,母女之间的交谈比母子之间的交谈更多地涉及情绪问题。还发现,与较少参与情绪交谈的儿童相比,更多参与情绪交谈的儿童在理解情绪的各方面都发挥出更大的潜能。

此外,儿童的情绪理解能力也在稳步提升。3岁儿童能够依据他人的表情察觉他人的情绪,也能预测玩伴表达了某种情绪后接下来可能干什么。4岁儿童知道,愤怒的儿童可能会打人,高兴的儿童更可能分享他们的东西。他们也会使用有效的方法来缓和他人的消极情绪,如通过拥抱来减轻悲伤。5岁儿童知道一个情境能引起人们体验到两种不同的情绪,如儿童可能对最好朋友的搬走既感到悲伤又感到生气。

四、学龄儿童情绪的发展

这一时期,儿童的情绪体验更为深刻,主要表现在自我情绪体验的发展、情绪理解能力的发展以及情绪调节和控制能力的发展上。

(一) 自我情绪体验的发展

自我情绪体验得到较大发展,主要表现在自尊心的发展上。随着认知的发展,此时怕黑、怕想象中的鬼怪等恐惧情绪通常会减弱,取而代之的恐惧涉及学校、健康和个人伤害。这些担心是普遍的,不会让大多数儿童引起忧愁,但一些儿童担忧过度,以致压力过大。

(二) 情绪理解能力的发展

此阶段儿童情绪理解能力的发展得益于认知发展和社会经验,通过能够调和矛盾的面部线索和情景线索来确认他人的情绪,也会知道情绪体验与情绪表达之间是有区别的,知道情绪可以压抑,但并没有消失。随着成长,儿童观点采择能力的提升使得他们的共情反应变得更强,不再只是针对他人即时的悲痛,也会对一般的生活条件作出反应。如当儿童想象生病的人或饥饿的人的感受时,就能有共情反应,他们也会表现出更多的亲社会行为。大约8岁时,儿童开始能够理解人们可以在同一时间体验多种情绪(积极的或消极的),强度也不同,如他们会因为过生日收到很多礼物感到很高兴,但因没有得到自己想要的东西却又有点不开心。

（三）情绪调节和控制能力的发展

此阶段认知能力的发展使得儿童能够更抽象地思考情绪问题,用更客观的方式来反思情绪,自我意识情绪更紧密地与其内化的"对"的标准或"有能力"的标准相联系,其情绪的调节和控制能力快速提高,情绪调节策略变得更加多样化、更加复杂。到10岁时,大多数儿童能恰当地轮换使用两种情绪调节策略——问题中心策略(指他们认为情境是可变的,搞清楚问题所在之后,会决定怎么做)和情绪中心策略(指无能为力时,自己在内心中控制悲痛)。例如,努力解决问题但结果失控,则会让自己想想不愉快事情的积极方面或提醒自己忽略一些恼人的事情,同时较少公开地通过哭或攻击性行为来缓解紧张感受。此时儿童还学会了调节其他人情绪的方法,情绪调节策略的范围扩大了,儿童使用这些策略的差别和成败也越来越明显。10岁以后,儿童开始强调要顾及他人的情绪。此阶段儿童更愿意向父母而不是向同伴表达愤怒和悲伤。

不会很好调节情绪的儿童在与同伴互动时常常出现问题,如当争论做什么游戏时,儿童难以控制的愤怒会妨碍双方寻找一个都满意的方案。因此,情绪调节无效导致与同伴更多冲突,从而导致较少满意的互动和相互关系。

五、青春期情绪的发展

随着青春期的到来,生理上的急剧变化,自我意识的迅速发展,青少年在谋求独立的过程中在情绪情感上逐渐脱离父母,追求一种情绪自主(但还是更愿意向父母而不是向同伴表达愤怒和悲伤),经常从认识上调节情绪,但因知识和经验的不足,情绪处于不稳定状态,遇事容易冲动,缺乏理智和自我控制能力,判断事物往往感情色彩太浓,分不清主次,情绪偏激,常因一些无足轻重的小事不顺心而冲动,常常处于心理矛盾状态。焦虑、忧伤和愤怒等消极情绪增加了,这些主要与友谊联系在一起。厌烦情绪在青春期较常见,与愤怒、挫折感以及缺乏精力或动机有关。

通常初中生体验到的消极情绪比学龄儿童更为突出,到了高中阶段又有稍许下降,女孩沉浸在消极情绪状态中的时间似乎比男孩更长。此阶段青少年个体极端情绪,包括积极的和消极的,都比他们的父母多,中立的或温和的情绪状态则不及他们的父母。

六、成年人情绪的发展

青年人的社会接触增多,包括友谊、爱情、婚姻关系的发展和大学生活、职业的适应等,面对诸多颇具挑战性的事情,充满压力,随之产生了大量的内心体验,使得他们的情绪情感不断分化,并表现出敏感且不稳定的特点,对事物的反应带有明显的双向性,时而热情奔放,时而郁闷消沉。

中年人是家庭的支柱、社会的中坚,此阶段应该是一个收获的季节,有许多喜悦和令人振奋的事情,但也会遇到麻烦和棘手的问题,产生紧张和压力,体验到烦恼和焦虑等情绪。中年人尽管生活中会有各种矛盾、问题的出现,但积极的人具备了良好的心理素质和较强的调适能力,对各种不同的观点持更加开放的态度,从工作本身获得的

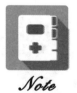

满足超过薪水本身的价值,社会适应能力尤其好,也更关心家庭、社会和事业的发展,其焦虑、忧郁度低,自我接受和生活满意度高,情绪较为稳定,因此,心态常处于动态平衡之中。而消极的中年人一旦某些目标无法实现,就可能变得以自我为中心,自我放纵,更关心自己的舒适和安全,表现形式五花八门,如大多关心从他人那里可以得到什么而不关心能给予他人什么,对新事物缺乏兴趣,对工作效率的提高也毫无兴趣。

老年人由于各方面原因,情绪体验强烈而持久,情绪变化较大,主要表现如下:①易兴奋、激惹、喜欢唠叨、常与人争论,但很少会使用破坏性策略,如大喊大叫、争得面红耳赤;②易产生消极情绪,"丧失"是老年人消极情绪体验的最重要原因;③老年人多在清晨情绪最佳;④老年人的积极情绪体验仍是主流。

第三节　情感的正常发育规律

情感的种类主要包括道德感、友谊感、美感、理智感等。

一、道德感的发展

道德感是人们运用一定的道德标准评价自身或他人的言论、行动、思想或意图时所产生的一种情感体验,如敬佩、赞赏、憎恨、厌恶等。

1岁的婴儿已经产生了一种对人的最简单的同情感。看到其他孩子哭,他也会跟着哭;看到其他孩子笑,他也会跟着笑。心理学上把这种现象称为情感共鸣,这是高级情感产生的基础。

2~3岁的儿童已产生了简单的道德感。此阶段儿童在做事情时,总伴随着成人各种各样评价以及肯定的或否定的情绪表现。在成人的教育下,2~3岁的儿童已出现了最初的爱与憎。如他们愿意把食物分给成人和别的小朋友吃,把玩具让给别的小朋友玩,看到大灰狼的图片会用拳去打它,看到小朋友跌倒了会叫老师来扶他。这时的儿童虽然还不了解为什么这件事不能做、那件事应该做,但是成人的评价和情绪表现已使他们产生了相应的情感。此时道德情绪表现是极为肤浅的,因为他们的行动或是出于纯粹的模仿,或是受成人指使,所产生的情绪表现也会因成人的态度而转移,而且表现十分短暂,有时甚至很不明显。所以只能说此时道德感开始萌芽。但正是这个萌芽,为以后的集体主义感、友谊感和爱国主义感的出现奠定了基础。

学前儿童在幼儿园的集体生活中,随着各种行为规则的掌握,道德感有了进一步的发展。小班儿童由于刚入园,道德感往往仍是由老师对行为的直接评价所引起的。到了中班,儿童渐渐地在形象水平上懂得了一些道理,开始把自己或别人的言行与一定的规则和作为规则体现的榜样进行比较,产生相应的体验。如告状,实际上反映了儿童正在把别的小朋友的行为与老师经常教导他们的行为准则作比较,并且已主动地产生了某种道德体验。5~6岁的儿童不仅能把行为与道德准则相比较,而且已经能够体验到经比较而产生的相应的情绪状态,以后这种状态可以成为儿童行为的动机。

学龄儿童的道德感从内容上来说已大大超过学前儿童,已经有了集体感、荣誉感、责任感、自尊感、爱国主义感,已能区分一些真假、美丑、善恶,但区分还十分粗浅,相当绝对(不是好便是坏,不是正确便是错误)。他们的道德感在很大程度上仍然带有直接的、经验的性质,主要体现在具体行动上,还不是思想高度上。此时光辉的道德形象最能引起学龄儿童的情绪共鸣,激发他们向榜样学习的热情。

青春期到成人期个体道德感不断发展,最高阶段是对他人的责任,与他人的联系、对他人的同情和关怀都是重要的,一些人有可能永远达不到这个水平。

二、友谊感的发展

从 18 个月起,儿童就开始与其他儿童产生友谊。20 个月左右互相模仿,并能与同伴合作以达到某个目标。2 岁左右有了自己偏爱的同伴,并能在游戏中与同伴合作。到了 2 岁半左右,可以在游戏中做配角,也知道假装,如假装疼痛、饥饿等。

3 岁左右儿童把每个玩伴都当作朋友,有点三心二意,与朋友发生矛盾,但又很快和好,如此反复。还有些儿童可能有想象中的朋友。

到了 4 岁儿童非常明确自己的朋友。此阶段儿童想象力丰富,能够在游戏中扮演书中或电影、电视中的角色,并不断变换游戏的方式(如追逐、跳跃、踢足球等),玩耍中能表现强烈的情绪(如勇敢、恐惧、失落等)。

5 岁的儿童更加理解朋友的需求,能够妥协和和好,能够说出为什么和某人成为朋友。

到了学龄期、青春期、青年期,朋友间能相互肯定和接受,以及在有压力时提供支持,以提升个体自尊。

学龄儿童友谊更加深入与稳定,也更具选择性,大多数朋友都是年龄相仿、性别相同、家庭社会经济地位相似的。虽然儿童会说自己有很多朋友,但 8～9 岁时,儿童能报出的朋友名字屈指可数,还会根据亲密度和在一起时间的多寡,来区分最好的朋友、好朋友和临时朋友。他们通常有 3～5 个最好的朋友在一起度过大部分的自由时间,但通常每次只是和 1～2 个在一起。他们在谈到自己的友谊时,很少涉及自我表白或相互理解等方面。此阶段女孩对亲密度要求更高,所以友谊中排他性也更强,她们不太关心朋友的数量,更在意的是有几个可以信赖的知心朋友。男孩朋友数量多,但往往不太亲密、感情浅。不过男孩、女孩在友谊中的反应性、主动性或合作能力上并无差异。

青春期个体对朋友的选择是很挑剔的,个体条件一般都是相似或相同的,包括年龄、性别、种族、观念和其他很多因素,否则容易产生冲突,进而破坏友谊,甚至分道扬镳。友谊随着彼此之间交往的加深而产生,有一个重要特征——亲密,即个人秘密思想的表达与分享,其程度对 13～16 岁的个体来说比 10～13 岁时更重要。个体也把忠诚或信任看成是友谊中更重要的东西,认为当和其他人在一起时,朋友支持的是自己。就亲密朋友而言,女孩比男孩更加强调亲密的交谈和信任感。

青年期个体结交的朋友比以后任何时期都多。随着朋友的聚散离合,朋友之间的承诺变得没有那么重要,友谊持续年限长短不一。友谊的持续性对女性而言更为重要,她们会经常看望朋友,进而使关系得以延续。

中年人虽然也需要友谊,但他们更需要独立,建立自己的空间。他们的活动范围很大,但心灵空间很小。有时候他们怕见朋友,宁愿孤独,也经历过被朋友出卖的情况。尽管中年人身边有许多人,但通常彼此彬彬有礼,拉开心与心之间的距离。

老年人随着家庭责任和职业压力的减退,友谊变得越来越重要,他们会趋近令人愉快的关系,回避令人不快的关系。老年人与朋友共享的时光和愉快体验往往超过与家人在一起。朋友能带来即刻的快乐,而家人则提供更大的情绪安全感和支持。所以,友谊对老年人的幸福感有着重大的积极影响,但如果家庭关系差或没有家人,其消极影响也是极其深刻的。

尽管朋友无法替代配偶或伴侣,但在没有配偶或伴侣的情况下,朋友可能起到补偿作用。

长期的友谊通常会持续到人们年龄很大的时候。但是,如果双方由于搬家、生病或瘫痪了,则可能使得与朋友保持联系变得困难。

另外,老年人的异性友谊比较少。

三、美感的发展

美感是人们对审美对象进行审美后所得到的一种肯定、满意、愉悦、爱慕的情感体验,与人的知觉、思维的发展有密切的联系。

2~3岁儿童还不会分辨艺术作品中的形象与真实的对象,往往认为二者是相同的。

学前儿童开始能把艺术形象和真实对象区分开来,以后还会把它们加以比较,作出评价。学前儿童的美感往往与道德感联系在一起,并以道德感代替美感,不管艺术水平如何,凡是与其道德感一致的艺术作品或艺术表演,总是美的,喜欢的;凡是与其道德感相冲突的艺术作品或艺术表演,总是丑的,不喜欢的。另外,学前儿童对色彩鲜艳的艺术作品或东西容易产生美感。在教育的影响下,学前儿童到了中班,能够通过音乐、绘画等艺术形式,从自己的歌舞、美术活动、朗诵等艺术表演中产生美感,并能理解天然景色的美。到了大班,学前儿童对美的标准的理解和美的体验有了进一步的发展,不再只满足于颜色鲜艳,还要求颜色搭配协调。

学龄初期儿童对事物的美的评价有以下 2 个特点:①仍受事物外部特征所吸引,如色彩鲜艳、新奇性;②真实感,艺术作品凡是与实物十分相像的就是好的,不相像的就不是好的。他们对美的体验仅与事物的具体形象相联系,还不会欣赏抽象的、概括化的艺术作品。

经过学校专门的艺术教育,包括音乐课、美术课、各种形式的文艺活动等,青少年的美感得到很大发展,不仅形成了与理解并评价艺术作品所描绘的现实有关的情绪体验,还产生了与理解并评价艺术作品中所运用的艺术手段的技术水平和它的表现力等有关的情绪体验。青年已具有敏锐的审美力。

四、理智感的发展

理智感是人们在认识客观事物的过程中所产生的情感体验,与人的求知欲、认识兴趣、解决问题的需要等满足与否相联系。例如,人们对事物的好奇心与新奇感,对认识活动初步形成的欣慰、高兴的体验,对矛盾事物的怀疑与惊讶感,对知识的热爱,对

169

真理的追求,对错失良机的惋惜。

人一出生就积极地探索周围世界,用眼睛追寻视野中的事物,用手触及衣被;哭泣的婴儿听到悦耳的音乐或别的声音会自然止住哭,看到熟悉的、不熟悉的人就会加以辨别;7~8个月的婴儿看到色彩鲜艳的玩具就要设法用手去抓;刚学会走路的婴幼儿,总想挣脱父母自己走路;拿到东西就喜欢敲打发出声音等。这些都是儿童与认识事物相联系的情绪反应——好奇感。

随着年龄的增长,活动能力的提高,认知活动范围的扩大,儿童会越来越多地感受到认识的喜悦。3~4岁的儿童当在成人的指导下用积木搭出一个小房子时,会高兴得拍起手来;5~6岁的儿童会长时间地迷恋于一些创造性的活动,如用泥沙堆成高山、挖出地道,用积木搭出航空母舰、宇宙飞船等。这些认识活动不仅使儿童产生由活动成果带来的积极情感,如愉快、自豪、独立感,而且这种认识性情感又成为促使儿童进一步完成新的、更为复杂的认识活动的强化剂。

儿童的理智感有一种特殊的表现形式,即好奇、好问。认识事物的强烈兴趣,不仅使儿童能获得更多的知识,而且也进一步推动了理智感的发展。儿童求知欲的另一种表现形式是与动作相联系的破坏行为,如崭新的玩具有时一转眼就被儿童拆得四分五裂。

儿童被好奇所驱使,对周围一切事物都感兴趣,但自己的思索并不多,常常轻信成人的回答,提出的问题也都是些极为表面的现象。进入学校后,由于知识面扩大、学习责任感的产生,儿童的理智感也相应地变化。儿童从对游戏活动和对事物的表面兴趣转入到从积极的思维中寻找乐趣。高年级小学生已不喜欢解太容易的或重复解过的题目,喜欢有一定难度的、必须动脑筋的题目。由于小学生的抽象思维尚未发展,所以他们的理智感较多地与具体的直观的事物相联系,产生了认识事实、认识具体事件的兴趣。

小学生对不同课程已产生不同的兴趣,但这种分化尚不明显,也极不稳定。老师对学生的态度、学生对课程掌握的好坏都会直接影响其对课程的兴趣。

青少年随着学习内容的深入及对自己能力的认识,对课程的兴趣越来越分化、稳定,并且与将来的职业选择、志向确定联系起来。他们的理智感中最突出的特点是产生了与稳定的、深刻的认识兴趣相联系的情绪体验,与探求各种论点的论证或根据有关的情绪体验,以及与智力活动的一般发展有关的情绪体验。

第四节　情绪情感发育的影响因素及异常发育

一、情绪情感发育的影响因素

(一)遗传因素

遗传上气质的不同在很大程度上造成了情绪行为的不同。情绪反应性的强度、引起反应的阈限、抑制冲动的能力、兴奋后重获安慰的容易度,这些特征构成了个性相对稳定的结构基础,这对获得控制情绪的能力很关键。如患有唐氏综合征的儿童之所以会有情绪调节的问题,一方面是因为大脑中与抑制控制有关的组织发展缓慢,另一方面是因为生理反应性低,其结果是这些患儿很难兴奋起来,但是一旦兴奋起来又很难控制自己的兴奋情绪。

有研究发现,儿童自闭症的同胞患病率为 $2\%\sim3\%$,是普通人群的 $50\sim100$ 倍,单卵双生儿同病率远高于双卵双生儿,说明遗传因素对情绪情感发展会有一定的影响。

(二) 生物学因素

情绪情感是大脑的功能,与情绪情感发育相关的脑结构主要是以杏仁核为核心的广泛连接的神经环路,包括前额叶皮层、扣带回皮层、下丘脑、杏仁核、腹侧黑质、隔区和中脑边缘核团等部位。不同部位一旦损伤,会出现相应的情绪情感问题,如前额叶可改变患者的人格特点,使其产生情绪波动。

除大脑之外,情绪情感也会受感觉系统、认知功能等的影响,如情绪表达能力对视觉功能有一定的要求。

(三) 环境因素

1. 家庭环境因素　家庭环境因素包括家庭的经济条件、成员的职业、身心健康、文化素质、成员之间的关系、长辈的情绪示范作用、教养方式等,对个人的情绪发展有重要影响。如生活条件比较差的家庭,由于低收入带来的压力可能会给父母带来消极情绪,加上劳累导致父母与儿童沟通有意义事件的机会大大减少,进而对儿童的社会情绪能力的良好发展构成了明显的威胁。当然并不是说所有这样环境中长大的儿童在情绪上都是失败的。再如,不良的人际关系容易诱发情绪问题,受到虐待的儿童很难发展必要的情绪自控能力,同样,在一个充满了冲突的家庭中,儿童经常目睹消极情绪的爆发,就不会有控制自己情绪的动机。

2. 学校环境因素　学校环境因素包括学校的管理制度、师生关系、同伴关系等,对个人的情绪发展的影响作用较为明显。如青春期同伴团体在情绪的发展中起着非常重要的作用,同伴之间会相互模仿、观察学习,对其情绪情感发展有可能带来积极或消极的影响。

3. 社会环境因素　社会环境因素包括社会的物质文化和精神文化,情绪情感的发展离不开社会环境,社会环境的影响经常是内隐的或潜移默化的,但却是十分深刻的。在性质上,这种影响有积极的,也有消极的。如网络成瘾的个体过度沉迷于游戏、聊天等,经常会出现情绪烦躁等问题。

总之,很多影响因素造成了情绪情感的不同。要解释一个人的情绪情感,需要考虑一系列的交互作用的因素。如身体受虐待儿童的情绪情感的发展在很多方面都会出问题。但不是所有受虐待的儿童都会这样发展,为什么会有差别呢? 可能与儿童遭遇的危险因素的数量有关。

二、情绪情感的异常发育

情绪情感的异常发育是以焦虑、恐惧、抑郁等为主要临床表现的一组疾病,当然还可表现为情绪理解障碍、表达障碍等。

(一)分离性焦虑障碍

分离性焦虑障碍起病于 6 岁前,是指当与依恋对象分离时深感不安而产生过分的焦虑情绪,如常无根据地过分担心依恋对象可能遇到伤害,或一去不复返;过分担心自己会走失、被绑架、被杀害或去医院而与依恋对象分离;因不愿离开依恋对象而不想上学或拒绝上学;没有依恋对象在身边时不愿意或拒绝上床就寝;非常害怕一个人独处,或没有依恋对象陪同绝不外出;反复出现与离别有关的噩梦,以致夜间多次惊醒;当与依恋对象离别时反复出现头疼、恶心、呕吐等躯体症状而无相应的躯体疾病;与依恋对象离别以前过分担心,离别时或离别后出现过度的情绪反应,如烦躁不安、哭喊、发脾气、痛苦、淡漠或社会性退缩。病程可持续数月至数年。

(二)恐怖症

恐怖情绪是儿童时期最常见的一种心理现象,男女均可发病,面对恐惧对象时表现为恐惧、害怕、焦虑,并伴有交感神经兴奋的症状,离开恐惧对象后症状消失。研究表明,90%的儿童在其发育的某一阶段曾有过恐惧反应,但许多儿童不经任何处理,会自行消失。当对某些物体或情境明知不存在真实的危险却出现过分的恐惧,伴有焦虑情绪与回避行为,虽经劝解并不能消除,属于病态,为恐怖症。

(三)抑郁症

抑郁症的核心情绪是痛苦和忧伤。敌意在抑郁中占较大比重。抑郁包含着愤怒与恐惧的结合,可能包含着悔恨和负罪感,可能失去自尊和自信而诱发羞愧感。抑郁症具体表现如下:情绪非常低落,没有愉快感,对什么事都没兴趣,甚至连自己以前非常喜欢的玩具都不想玩;自我评价低,常自责说自己笨、无用;感觉生活没有意义;情绪不稳,有时易激惹,好发脾气,哭泣;有的患儿出现自残和自杀行为。

(四)自闭症

自闭症儿童从最初几年开始就显现出 3 个主要的心理问题:社会交往障碍、语言发育障碍、程序化重复行为。近年来许多研究解释了这些问题背后的特殊过程。在情绪情感发展方面,人们不断发现自闭症儿童无法对他人移情,很少利用别人的情绪信息,或者对别人采用一种冷淡的方式。也就是说,自闭症儿童就连分辨他人的简单情绪都有困难。在与父母或同伴的交往中,自闭症儿童很少表现出积极的情绪,还倾向于表达与环境不相适应的情绪,如在伤心的时候笑,在高兴的时候哭等,这样就打断了与同伴的正常交流,造成不受欢迎、受到排斥的局面。有些自闭症儿童非常聪明,能毫无困难地掌握某个年龄段应该掌握的认知任务,理解物理上的因果关系,但是不能理解心理上的因果关系(如失望会导致别人伤心)。

第五节　情绪情感发育评定

一、评定方法

情绪情感发育评定的方法主要采用观察法(包括自然观察法和情境观察法)、谈话法、实验法、问卷调查法等。

二、常用的评定量表

(1) 婴幼儿情感发育观察表:此表是由乔治·华盛顿大学心理和儿科学教授斯坦利·格林斯潘博士设计的评定标准。

(2) 婴幼儿情绪情感表达与控制家长问卷。

(3) 2~3 岁儿童行为检核表(child behavior check list,CBCL/2-3)　此表是由美国心理学家阿肯巴克编制,于 20 世纪 90 年代由西安交通大学引进并主持修订,用于筛查婴幼儿的情绪和行为问题。

(4) Zung 焦虑自评量表(SAS)。

(5) Zung 抑郁自评量表(SDS)。

(6) 分化情绪量表(differential emotions scale,DES)　此表是由美国心理学家伊扎德编制。

(7) 维量等级量表(dimensional rating scale,DRS)　此表是由美国心理学家伊扎德编制。

(赵　峰)

能力检测九

一、选择题

【A1 型题】

1. 伤心的适应性功能为(　　)。

A. 学习恐吓人　　　　　　　　　B. 回避危险

C. 鼓励别人给自己安慰　　　　　D. 躲避有害物

E. 达到目的

2. 关于情绪情感的说法错误的是(　　)。

A. 情绪情感是紧密联系的概念

B. 情绪更多的是与人的生理需要满足与否相联系的体验

C. 情感带有情境性、不稳定性

D. 情绪具有冲动性

E. 情感是与社会性需要满足与否相联系的体验

3. 新生儿情绪发育的特点错误的是（　　　）。

A. 与生理需要是否得到满足直接相关

B. 是儿童与生俱来的遗传本能

C. 具有先天性

D. 能引起情绪的动因往往都是与幼儿生活相联系的事物，范围较小

E. 婴幼儿情绪外露的特点，不利于成人与儿童间良好的沟通

4. 以下哪项属于初级情感？（　　　）

A. 尴尬　　　　B. 害羞　　　　C. 害怕　　　　D. 骄傲　　　　E. 内疚

5. 以下哪项属于次级（复杂）情感？（　　　）

A. 愤怒　　　　B. 嫉妒　　　　C. 悲伤　　　　D. 恐惧　　　　E. 惊讶

6. 婴儿兴趣发展的新异性探索阶段是（　　　）。

A. 0～3 个月　　　　　　　B. 4～6 个月　　　　　　　C. 7～9 个月

D. 9 个月以后　　　　　　　E. 没有明确时间

7. 无选择社会性微笑出现的时间为（　　　）。

A. 0～5 周　　　　　　　　B. 5 周至 3.5 个月　　　　　　　C. 3.5～6 个月

D. 6 个月以后　　　　　　　E. 无固定时间

8. 婴幼儿表现出开放的、挺直的姿势，面带笑容，有积极语句，这样的表现是复杂情绪中的（　　　）。

A. 高兴　　　　B. 愤怒　　　　C. 骄傲　　　　D. 兴趣　　　　E. 满足

9. 下列哪项不属于鲍比尔提出的依恋形成和发展的阶段模式？（　　　）

A. 前依恋期（出生至 2 个月）

B. 依恋建立期（2 个月至 8 个月）

C. 依恋关系明确期（8 个月至 24 个月）

D. 目的协调的伙伴关系（24 个月以上）

E. 目的协调的亲子关系（30 个月以上）

10. 2～3 岁儿童行为检查表（CBCL）可归纳为（　　　）个行为症状因子。

A. 6　　　　B. 4　　　　C. 3　　　　D. 2　　　　E. 5

11. 婴儿的早期同伴关系在下列哪个时期发展到互补性交往阶段？（　　　）

A. 6 个月至 1 岁　　　　　　　B. 1～1.5 岁　　　　　　　C. 1.5～2.5 岁

D. 2.5～3 岁　　　　　　　　E. 3～4 岁

12. 婴幼儿依恋障碍属于（　　　）。

A. 广泛性发育障碍　　　　　　B. 品行障碍　　　　　　　C. 学习障碍

D. 重复刻板性行为　　　　　　E. 情绪情感障碍

13. 童年脱抑制型依恋障碍的典型特征是（　　　）。

A. 依恋父母　　　　　　　　B. 依恋抚养者　　　　　　　C. 依恋小动物

D. 依恋动画片　　　　　　　E. 无选择性依恋

14. 下列不属于儿童恐怖症治疗方法的是（　　　）。

A. 心理治疗　　　　　　　　　　　　　　B. 系统脱敏

C. 感觉统合训练　　　　　　　　　　　D. 阳性强化法治疗

E. 音乐和游戏治疗

【A2 型题】

15. 一辆送货卡车因为受撞击,发出巨大的响声。小明很好奇,跑去看个究竟,而同月龄的佳佳则受到了惊吓,躲在妈妈怀里。不同的情绪反应对婴幼儿发育的影响表现为(　　)。

A. 害怕的情绪反应严重阻碍儿童的发展

B. 要控制婴幼儿消极的情绪反应,鼓励积极的情绪反应

C. 消极的情绪反应也阻碍儿童生理的发育

D. 害怕可以教会儿童回避困难

E. 害怕不利于儿童达到目的

16. 8 个月左右的婴儿,随母亲在公园里玩耍,陌生人递给婴儿玩具,婴儿母亲微笑着向陌生人表示感谢,婴儿此时采取的行动是(　　)。

A. 拒绝　　　　　　　　　　B. 看着母亲的表情,然后高兴地接受

C. 看着母亲不知所措　　　　D. 开始哭闹

E. 无法判断

17. 婴儿突然大哭,强烈而刺耳,伴有间隔时间较短的号叫,这种啼哭属于(　　)。

A. 饥饿的啼哭　　　　　　　B. 疼痛的啼哭

C. 恐惧或惊吓的啼哭　　　　D. 不称心的啼哭

E. 招引别人的啼哭

18. 患儿,男,4 岁,至今不会与人交谈,仅能讲很少的几个词和短句,经常自言自语,讲的话别人听不懂,常重复别人的话,至今不会用"你""我""他",不爱和小朋友玩,不与人目光对视。关于该患儿的叙述下列哪项不正确?(　　)

A. 该患儿的亲子关系发育将受到影响

B. 该患儿同伴关系发育将受到影响

C. 该患儿有自我意识发展障碍

D. 该患儿有情感发育障碍

E. 该患儿有精神分裂症

19. 患儿,女,3 岁,经常表现为焦虑不安、哭闹、不合群,拒绝喂养照料,有撞头、撕扯、咬伤自己等自伤行为,身体较同龄女孩明显瘦小。父母 10 个月前离婚,现由爷爷、奶奶抚养。此患儿最可能患有(　　)。

A. 童年脱抑制型依恋障碍　　　　　　　B. 反应性依恋障碍

C. 分离性焦虑障碍　　　　　　　　　　D. 儿童恐怖症

E. 屏气发作

【B1 型题】

题 20～21 共用备选答案。

A. 心跳加速;体温升高;脸红

B. 心跳慢;体温低;皮肤发紧

C. 心跳加快;不规则呼吸;皮肤电反应提高

D. 心跳减慢;呼吸暂停;肌肉紧张消失

E. 高而稳定的心跳;体温低;呼吸急促

20. 生气的生理反应为（　　）。

21. 高兴的生理反应为（　　）。

题 22～23 共用备选答案。

A. 初生　　　　B. 5～6 周　　　C. 2 个月　　　D. 3～4 个月　　E. 1 岁

22. 婴幼儿开始非社会性微笑的时间为（　　）。

23. 婴幼儿开始社会性微笑的时间为（　　）。

题 24～25 共用备选答案。

A. 本能恐惧　　　　　　　　B. 与知觉和经验相联系的恐惧　C. 怕生

D. 预测性恐惧　　　　　　　E. 无法判断

24. 婴儿从高处坠下,导致大声啼哭,这种恐惧属于（　　）。

25. 9 个月大的婴儿见到陌生人显得不安,并寻找母亲安慰,这种恐惧属于（　　）。

题 26～27 共用备选答案。

A. 1 岁　　　　B. 1.5 岁　　　C. 1.5～2 岁　　D. 2～3 岁　　　E. 3～4 岁

26. 掌握代词"我",儿童自我意识开始萌芽的时间为（　　）。

27. 开始用语言称呼自己身体的各部分的时间为（　　）。

【X 型题】

28. 情绪反应的作用有（　　）。

A. 它与反抗、退缩、寻求父母帮助等适应性反应有关

B. 婴幼儿使用情绪反应和信号来告诉别人他们的需要和要求

C. 情绪干扰了人们认知活动的效率

D. 情绪是人体的原始组成部分,使我们与动物联系得更近

E. 婴幼儿情绪反应提醒看护者采取相应的看护措施

29. 下列属于次级情感的 3 项是（　　）。

A. 快乐　　　　B. 害羞　　　　C. 内疚　　　　D. 恐惧　　　　E. 骄傲

30. 引发婴儿啼哭的原因有（　　）。

A. 饥饿　　　　　　　　　B. 疼痛　　　　　　　　　C. 发怒

D. 恐惧　　　　　　　　　E. 引起别人注意

31. 儿童的气质分为下述哪几个类型?（　　）

A. 易养型（E 型）　　　　　　　　B. 难养型（D 型）

C. 启动缓慢型（S 型）　　　　　　D. 中间偏易型（I-E 型）

E. 中间偏难型（I-D 型）

32. 以下属于婴幼儿情绪情感障碍的是（　　）。

A. 注意缺陷多动障碍　　　　　　　B. 依恋障碍

C. 分离性焦虑障碍　　　　　　　　D. 精神发育迟滞

E. 屏气障碍

33. 婴幼儿选择性缄默症常见的性格表现为（　　）。

A. 内向　　　　　　　　B. 敏感　　　　　　　　C. 胆怯

D. 孤僻　　　　　　　　E. 依赖性较强且固执

二、名词解释

1. 情绪

2. 情感

3. 依恋

4. 初级情绪

5. 儿童孤独症

三、简答题

1. 简述婴幼儿社会性微笑的发展。

2. 简述幼儿情绪情感发育的特点。

3. 简述情绪情感发育的意义。

第十章 社会功能发育

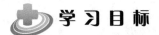

学习目标

1. 掌握婴幼儿期社会功能的发育规律。
2. 熟悉学龄前期与学龄期儿童心理发育。
3. 了解其他年龄阶段心理社会特征变化。

案例引导

1984年辽宁的"猪孩"王显凤引起中国社会各界广泛关注,她的11年关键的生长发育期都是在与猪为伴的极为特殊的环境里度过,感知世界混沌一片,没有大小、长短、多少、上下、颜色、数的概念,几乎没有记忆力、注意力、想象力、意志力和思维能力,甚至表现的情绪也极为原始简单,只有怨、惧、乐,却没有悲伤。测量表明,她的智商为39,低于正常人最低标准(生活基本自理人的智商70)。经过专家使用特殊教育方法教育7年后,王显凤的智力相当于小学二三年级水平,她的智商也从39的重度智残达到69,接近正常人的最低水准,社会交往能力基本达到了正常人水平。作为康复治疗师,需要回答以下问题:①什么原因导致"猪孩"各方面出现异常? ②"猪孩"的出现给我们什么启示? ③对"猪孩"的教育和康复治疗应该从哪些方面着手?

第一节 社会功能发育

社会功能的发育对儿童的生长发育起着重要的作用,良好的社会功能对于儿童适应社会起着十分关键的作用。对待同一事件,不同的人会表现不同的能力、气质、性格、兴趣、动机和价值观等,这种差异不仅与每个人的先天素质有关,也与后天的经验和学习有关。

一、婴幼儿的社会功能发育

（一）早期的社会行为

新生儿对人类声音较其他声音更偏爱，对母亲的声音更为注意，喜欢注视真正的人的面部，喜欢奶味胜过糖水味。2～3个月时婴儿以笑、停止啼哭等行为，以及眼神和发音表示认识父母；3～4个月的婴儿已能区分自己和他人，较多地注视自己的镜像，开始出现社会反应性大笑；7～8个月婴儿可表现出认生、对发声玩具感兴趣等；9～12个月是婴儿认生的高峰期；12～13个月婴幼儿喜欢玩变戏法和躲猫猫的游戏；18个月时幼儿逐渐有自我控制能力，成人在附近时可独自玩很久；2岁时幼儿不再认生，较易与父母分开；3岁后幼儿可与小朋友做游戏。

（二）注意的发育

注意分为无意注意和有意注意，是儿童探究世界的"窗口"。注意能使婴幼儿有选择地接收外在环境中的信息，及时发觉环境的变化并调节自己的行为，还能使他们为应付外界刺激而准备新的动作，集中精力于新的情况。注意与感知觉和记忆有关，是学习的先决条件。随着年龄的增长，注意可逐渐明确，时间逐渐延长。注意的质量随着年龄增长而不断发育，其特点如下：①注意的稳定性逐渐增加，即集中注意力的时间越来越长；②注意的广度不断扩大，即同一时间内注意对象的数量越来越多；③注意的分配能力不断增强，即同一时间内把注意分向更多不同对象；④注意的转移能力不断发展，即能将注意很快从一种活动转向另一种活动。

婴儿期以无意注意为主，随着年龄的增长逐渐出现有意注意。5～6岁后儿童能较好地控制自己的注意力。

（三）记忆的发育

记忆可分为感觉、短时记忆和长时记忆。长时记忆又分为再认和再现两种，再认是指过去感知的事物再出现时能将其认出来，再现是指过去感知的事物不在眼前，而在脑中把它再现出来。0～1岁婴儿只有再认而无再现，随着年龄的增长，再现能力增强。幼儿只按事物的表面特性记忆信息，以形象记忆和机械记忆为主，易记易忘，记忆不精确，随着年龄的增加、理解和语言思维能力的增强，逻辑记忆逐渐发育。

（四）思维的发育

人的思维活动是一个复杂的认知过程，它包括概念形成、理解问题和解决问题等。1岁以后的儿童开始产生思维；在3岁以前只有最初级的形象思维；3岁以后开始有初步抽象思维；6～11岁以后儿童逐渐学会综合分析、分类比较等抽象思维方法，具有进一步独立思考的能力。

（五）想象的发育

新生儿无想象能力；1～2岁婴幼儿仅有想象的萌芽；学龄前期儿童仍以无意想象为主；学龄期儿童才迅速发展有意想象和创造性想象。幼儿的想象力表现在幼儿的绘画、做泥工、讲故事等活动中，随着年龄的增长，幼儿从事这些活动的目的性、创造性和独立性也日益增强。

Note

（六）情绪情感的发育

情绪是比较短暂的状态,情感则是比较稳定和持续的状态。新生儿因出生后不适应子宫外环境,较多时间处于消极情绪中,表现为不安、啼哭,而哺乳、抱、摇、抚摸等则可使其情绪愉快。婴幼儿情绪表现特点是时间短暂、反应强烈、容易变化、外显而真实。随着年龄的增长,儿童对不愉快因素的耐受性逐渐增加,能够有意识地控制自己,情绪逐渐稳定。

（七）个性和性格的发育

1. 个性 个性是指人能够独立思考,具有自己的行为特征。个性的发育包括需要、动机、自我意识、理想、信念和世界观的发育。个性心理特征是人经常表现的、比较稳定的、典型的心理特征,包括能力、气质和性格。

（1）能力:指人们成功完成某种活动所必需的个性心理特征,可以是已经发展表现出的实际能力,也可以是可能发展的潜在能力。综合能力既是人们认识客观事物的各种能力,又是改造客观事物的各种能力,包括观察力、记忆力、想象力和思维能力。一般能力和特殊能力在活动中有辩证统一的关系,一般能力在某种活动领域得到特别发展,就可能成为特殊能力的组成部分,而特殊能力发展的同时,也发展了一般能力。能力的发展实际上是智力的发育,伴随着智力增长而发育。

（2）气质:主要由高级神经活动的类型所决定,具有一定的遗传因素,环境和教育对气质发展的影响同样至关重要。有的小儿出生就很活跃、活动较多,对什么事都反应强烈、较急躁。有的小儿则较安静,活动相对少,对事物反应平静而缓慢。气质影响小儿的活动方式、个性形成、亲子关系、早期社会交往以及认知等各个方面的发展,对小儿早期教养有着不可忽视的重要影响。

2. 性格 性格是指一个人对客观现实的某些态度以及与这些态度相适应的比较牢固的行为方式,是个性的核心。性格虽然也以生理基础作为前提,但生活环境和教育工作的影响对性格的发展起决定作用。性格是人在实践活动中,在与环境的相互作用中形成和发展的,有好坏之分。婴幼儿时期是性格初步形成的时期,是受情境制约的发育阶段;儿童时期的行为直接依从具体的生活情境,直接反映外界影响;青春期体格生长和性发育开始成熟,社交增多,心理适应能力增强但容易波动,对一些问题处理不当时易发生性格变化,性格一旦形成即相对稳定。因此,要使儿童形成良好个性品质,就必须给他们创造良好的生活环境,从婴儿最初开始辨别是非时即给予良好的教育,培养孩子积极的性格特征,消除不良影响,为促进儿童形成良好的性格奠定基础。

二、学龄前期社会功能发育

学龄前期(preschool period)体格发育速度较婴幼儿时期减慢,达到稳步增长,而智能发育更趋完善,求知欲强,能做较复杂的动作,会照顾自己,语言和思维能力进一步发育。

（一）个性

所谓个性,即一个人比较稳定的,具有一定倾向性的各种心理特点或品质的独特结合。个性是一个复杂的、多侧面的、多层次的动力结构系统。它主要包括个性倾向性、个性心理特征、自我意识、心理过程和心理状态等方面。

人的个性的初步形成,是从学龄前期开始的。学龄前期是个性最初开始实际形成的时期。学龄前期的重要性也正在于此。此时儿童在行为上开始出现性别之分,出现对异性父母的偏爱,即恋母情结或恋父情结,以至于和自我产生冲突,冲突的结果往往是儿童去模仿同性父母,并使之内化为自己人格的一部分,男孩将来形成男子气的人格,女孩形成女子气的人格。3～6岁的儿童在与成人或同伴交往中,开始对自己形成一定的自我评价,一直受到周围人积极评价的儿童往往会形成自信感和良好的自尊,而经常受到否定评价的儿童则易产生自卑感和孤独感,这个时期形成的个性倾向性往往是一个人个性的核心部分。

(二) 气质

气质的特点影响儿童的经历和早期处理情绪的方法。反应特别强烈的孩子,在遇到分离或遭受挫折时的反应可能会很极端,但情绪积极、善于表达的儿童即使焦虑也不会持续很久。学龄前期的儿童在人际关系、社会行为和个性方面的个体差异比婴幼儿期更明显。有的儿童顺从、易管教,有的则具有高度的攻击性、对立、难管教;有的儿童羞怯、退缩,而有的则对人友好、喜欢交往。这些差异不仅与天生的气质有关,还与婴儿期形成的依恋类型、父母对儿童的养育方式有关。在学习自我控制的阶段,3～4岁的难养型的儿童问题较多,他们上学后攻击他人、违纪等问题也更多,但如果家长对孩子给予关爱、支持性好,养育方法恰当,难养型的儿童也可能不会出现这些问题。

(三) 自我意识

自我意识是组成个性的一部分,是个性形成的标志,也是推动个性发展的重要因素。使个性各部分整合统一起来的核心力量正是自我意识。

(1) 从轻信成人的评价到自己独立的评价。

(2) 从对外部行为的评价到内心品质的评价。

(3) 从比较笼统的评价到比较细致的评价。

三、学龄期社会功能发育

学龄期也是小学阶段的时期。此期发育所面临的问题是认知学习能力的获得和提高。

(一) 自我意识

自我意识的发展过程是个体不断社会化的过程。自我意识的成熟往往标志着人格的基本形成。自我意识在整个小学阶段不断发展,但不是直线的,从小学一年级至三年级的上升幅度最大,三年级到五年级处于平稳阶段,以后再次上升。高年级儿童自我意识更加细腻,开始了解自己的内在的特征,思考"我是谁",分析自己的优点和缺点、长处和短处。

自我意识包含自我概念、自我评价与自我体验等方面。自我体验是在前两者的基础上形成的对自我的情绪感受。

1. 自我概念(self-concept)　自我概念是指个人心目中对自己的印象,包括对自己存在的认识,以及对个人身体能力、性格、态度、思想等方面的认识。它是由一系列态度、信念和价值标准组成的有组织的认知结构,把各种特殊习惯、能力、观念、思想和情感联结在一起,贯穿于心理和行为的各个方面。对自我概念的研究通常是借助自我描述来进行,一是小学生的自我描述是从比较具体的外部特征的描述向比较抽象的思维的心理术语的描述发育,二是虽然小学高年级学生开始能用心理词汇来描述自己,但也是以具体形式来看待自己,把自己这些特征视为绝对的和不可变更的。

自我概念是在经验积累的基础上发展起来的,最初它是对个人和才能的简单抽象认识,随着年龄的增长而逐渐复杂化,并逐渐形成社会的自我、学术的自我、身体的自我等不同的层次。

2. 自我评价(self-evaluation) 自我评价能力是自我意识发展的主要组成部分和主要标志。进入学龄期以后,学龄儿童能进行的评价对象、内容和范围都进一步扩大,这也使学龄儿童的自我能力进一步发展,主要表现为:①从顺从别人的评价发展到有一定独立见解的评价;②从比较笼统的评价发展到对自己个别方面或多方面行为的优缺点进行评价,并表现出对内心品质进行评价的初步倾向;③自我评价的稳定性逐渐加强。

3. 自我体验(self-feeling) 自我体验得到较大发展,主要表现在自尊心的发展上。在知识技能的获得中,7岁左右的儿童对聪明和愚笨有了比较深刻的体会,说孩子"笨"会极大地伤害孩子的自尊,他们往往宁愿被说是"坏孩子"也不愿意被说是"愚笨的孩子"。自尊心的发展比较稳定,对自尊心的评价在8～9岁与10～11岁时呈高度相关。

确认自我是对自我的肯定,随着儿童对自己特点的意识越来越强,产生了自己"独特"的感觉,如自己身材、外表或在某些方面或能力上有与众不同之处。确认自我价值和社会价值有一定的关系。西方国家比较重视建立儿童的独特感,独特感有助于提高自尊心,而这正是传统儿童教育所欠缺的。传统儿童教育强调与别人一样才可被接受,忽视个体的特点,过多地与别人比较容易损伤儿童的自尊心,产生自卑心理。发展独特感也需正确的引导,以免将坚持消极的东西作为追求独特,并且避免陷入自恋的倾向。

(二)社会认知和社会关系

1. 社会认知(social cognition) 学龄期儿童开始对他人进行描述和评价,但6～7岁时还主要是对他人外部显著特点进行描述,如姓名、高矮、学习成绩好坏等,评价也很笼统,如经常用"好人"或"坏人"来评价一个人。8岁开始逐渐用行为特征、心理特点、价值和态度等抽象词汇评价他人。随着自我意识加强,学龄期儿童更加关心他人对自己的看法,尤其是老师和同学对自己的看法。

2. 社会关系(social interest) 儿童进入学校学习,他们的社会交往范围变得更为广阔,知识与经验的丰富也促进他们更有意识地与周围的人进行交往。对他们而言,与父母的交往仍然是其社会关系中的重要方面。另外,与同学及老师的交往对其生活和个人发展也有极其重要的影响。

(1)同学关系:学龄期儿童很喜欢与兴趣相同的同学一起玩耍和学习,与同伴在一起的时间远比学龄前期儿童多,且更有组织性。同学交往的一个主要特点是开始建立友谊关系,友谊的发展表现在亲密性、稳定性和选择性等方面。友谊发展为双向帮助阶段,是一种互相帮助但不能共患难的阶段。

(2)师生关系:绝大多数儿童刚入学时都对老师充满敬佩和崇拜,认为老师比家长更有权威性,应绝对服从,即使家长指出老师的错误,儿童也认为不能违反。但到了中、高年级,儿童则不再无条件地服从、信任老师,他们开始评价老师。

(3)亲子关系:学龄期儿童从父母控制阶段(6岁以前)进入到共同控制阶段(6～12岁)。在这个阶段,儿童越来越多地自己做决定,而父母的责任是在一定范围内监督和引导儿童的行为,与儿童进行有效的沟通,加强儿童的自我监督行为。虽然父母与儿童的正面冲突数量减少,但出现了新的更复杂的问题。例如,是否监督儿童与同学的关系?是否鼓励孩子与特殊人物交往?如何监控儿童的活动?父母要做到既要发挥监督、引导的作用而又不伤害孩子的自主性,这的确不容易。

四、成人期社会功能发育

成人期包括青年期、成年期、老年期。

(一) 青年期

青年期(adolescence)为18～25岁,是生理功能发育已处于完全成熟的阶段,认知功能也已获得较大提高,人格特性逐渐形成。经过整个青年期的各种心理体验之后,青年在心理上基本处于安定状态,情绪上也趋于老练和稳健,心理达到了成熟。由此,青春期宣告结束,青年开始步入成人社会。

但是心理上的成熟并不意味着社会性的成熟。社会性的成熟,是在青年步入社会,经过诸多社会体验和社会实践活动得以最终实现的。所谓"三十而立",可以理解为作为一名社会成员在事业、家庭等社会生活各方面的成熟。在社会生活达到成熟以后,青年才能够作为社会一员被社会所接受和承认,由此,也必须承担社会所赋予的各种责任和义务。这个时期青年心理发育特征如下。

1. 自我意识的确立

(1)理想与信念初步形成:较多谈论理想、信念、人生观、价值观、道德观和社会观等问题,迫切、认真地关心人生态度、生活方式、生存价值等一系列问题。

人生观是对人生目的和意义的根本看法和态度,是一定的世界观在人生问题上的体现。青年期是人生观形成的时期,随着社会性需要发展水平的提高,人生观日趋稳定和巩固。

道德观方面,大学生心目中排前十位的道德观有诚实、正直、自信、爱国、自尊、自强、民主、上进心、宽容和坚强。最无价值的道德标准为虚伪、阴险、狡诈、毒辣、横蛮、轻浮、怯懦、势利、放荡、无耻。

社会观包括人际观、自我观、审美观、宗教观和幸福观。青年人可形成比较稳定的看法。

(2)第二次心理诞生:这是青年步入成年所必须经历的心理变化,主要过程是分离和个别化。分离是指个体与家庭或亲密朋友渐渐地或投入地脱离,去寻求个别化,即寻求更高程度的适应社会的独立性。

(3)同一感形成:所谓同一感是一种关于自己是谁,具有什么样的社会地位和将来努力成为什么样人等一系列感觉。

三十而立

"三十而立"源于《论语·为政》,是孔子对于自己在 30 岁时所达到人生状态的自我评价。孔子所说的"三十而立"中的"立"不是指成家立业,而是在对社会和自己都有比较明确的认识和理解的基础上的一种自觉的或者是有相对理解的意识,一种自我人格独立的意识。后人常理解为,作为一名社会成员,在事业、家庭等社会生活各方面的成熟。

2. 人格逐渐形成 青年人在与外界接触的过程中,在知识学习与经验积累的同时,在接触社会的历程中,不断调整自己的行为方式,形成对客观事物稳定的态度,完成社会化过程,同时形成了自己的人格特点。另外,由于自我意识迅猛发展,对自己的心理活动、心理品质和个性特点有了较清晰的认识和体验,并通过不断的自我调控、自我修养,使自己的人格日益完善。

3. 社会交往的特点 随着自我同一性的发展,青年期的个体能按照自己的需要、愿望、能力、爱好同其他人发展关系。此时的人际交往变得更友好、和善和尊重,社会交往表现出 2 个特点:①每个人能对有关系的他人发展无条件的积极关注;②能准确地感知他人的思想、情感,这样交往促使个体积极发展社会关系,特别是人际关系,赢得他人的好感与支持,为开创自己的事业奠定坚实的基础。

(二)成年期

成年期是 25～60 岁人生跨度最长的时期,成年期又可分为成年早期(25～35 岁)、成年中期(35～50 岁)及成年后期(50～60 岁)。从发育学的观点来看,以成年中后期,即中年期的各种生理功能和心理社会功能变化最大,故本节着重叙述中年期的发育变化。

中年期是个体心理能力最成熟的时期,但是心理能力的状况因人而异,主要与个体的个性心理(如理想、信念、世界观、人生观和性格等)因素有关。只有锐意进取、开拓创新、与时俱进、正确认识社会与自我,才能保持心理上的青春活力。

中年危机

中年危机主要指人格方面的危机,同时也包括整个身心变化的转折,以及在转折过程中所出现的各种"故障"。中年人为完成特定的历史使命,在长时间、快节奏、超负荷的不断"运转"中,容易出现身心健康上的问题,这是中年人开始"走下坡路"的信号,也是社会生活现实无情地向中年人亮出的"黄牌警告"。

1. 人格结构的稳定性 中年期人格的稳定性主要表现为人格结构的基本稳定性。
(1)自我意识:自我意识是人格的重要组成部分,它的发展变化不仅与人格结构的变化有着密切关系,而且与人格发展水平密切相关。

中年期个体对自己的内心世界日益关注,人的前半生的发展更多地表现为外倾性,在这个过程中,个体要适应社会,扮演一定的社会角色,需要把心理活动指向外部、指向他人,要学习语言、文化知识、道德规范,要掌握一定的技能,以便承担和履行社会赋予的各种责任。当跨入中年进入到后半生后,个体的心理发展倾向重新逆转,更多地表现出内倾性的特点,他们不再有青年期暴风骤雨般的激情,往往变得老练持重,遇到挫折时,他们能反省自问,而且他们还能根据先前的目标来评价个人已取得的成就,并根据现有的成就和期望的成就来调整自己的奋斗目标。总之,后半生的发展是朝向内部的。

(2)自我调节功能趋向整合水平:中年期个体对生活的评价具有现实性,人到中年,对社会、对他人、对自己的评价都是十分现实的,尤其是对个人成就的评价,懂得如何对个体的梦想、目标与现实之间的差异进行评价。

对社会的评价,表现出既关心又实事求是;既有观点又比较中肯;既符合社会潮流又有其独特的性质。

对他人的评价,大都是从自己当前的经济、社会地位出发。中年人一般都接受过教育且具有一定的人际关系基础,对种种社会现象也已有了健全的价值观念与判断能力,对周围环境的他人也了解得比较透彻,因此,评价他人既有客观性的一面,又带有受自身经济、社会地位影响等主观性的一面。

2. 社会交往 中年期是人生中扮演角色最多的时期。这种社会角色的多重性,不仅决定中年人人际关系的特点,而且也促使中年人了解处理好人际关系的重要性。

(1)代际关系:中年人的代际关系(或代间关系)有两层含义,一是与孩子的关系,二是与父母的关系。不论是与孩子由上到下的关系,还是与父母由下到上的关系,这种关系或代际的影响都是双向的,即不仅父母可以影响孩子,孩子也可以影响父母,只不过影响的方式与程度不同而已。

①与孩子的关系:中年期是一个发展时间比较长的阶段,在这个阶段,孩子由儿童成长为成年人。一方面父母和孩子都是成年人,在许多方面都是平等的、相同的,比如都有工作、都是自立的、都有家庭等;另一方面,此时情感投入也与以前不同。在孩子成年前,父母情感投入与指向在孩子身上占有很大的比例;在孩子成年离家后,父母的注意力开始转向配偶或第三代身上。而进入成年期的孩子,他们的注意力主要指向自己的家庭与事业。尽管如此,此阶段的亲子关系仍很密切,青年子女往往在经济上还需要父母的接济,也需要父母帮助照看孩子,而父母也可以从中体验到一种满足。

②与父母的关系:在孩子离家独立生活以后,中年人抚养下一代的使命基本结束。然而,家庭负担并没有因此而减轻。因为此时自己的父母已年届古稀,赡养老人的问题又摆在面前。照顾老年人,不仅经济上要承担责任,而且心理上也要承担一定的压力。因为对老年人而言,仅有物质生活的保障是不够的,情感交流与沟通也非常重要。

(2)人际关系:中年期的人际关系表现出以下特点:①扮演多重社会角色,在人际关系的范围上较广泛;②在生活中会结交各类人群,在人际关系的层次上较复杂;③长时间经历各种类型的人际关系,在人际关系的结构上较稳定;④经历各种成败的考验,在人际关系的情感上比较深刻;⑤存在着纷扰和内耗,在人际交往中比较谨慎。

185

（三）老年期

我国提出将 60 岁以后时期确定为老年期（aging period），随着人口的老龄化，老年疾病发病率的增高，致残率明显上升，以及老年人对生活质量要求的提高，老年期人口的康复医疗需求越来越大。为此，了解老年期人体发展规律，有助于采用综合康复的医疗手段和措施，延缓衰老变化过程，延长寿命，提高健康水平，预防疾病或促进身体康复，加速治疗后身体功能的恢复，改善精神和心理状态。

1. 人格改变　老年期的人格特征主要表现如下。

（1）稳定、成熟、可塑性小是老年期人格的主要特点。老年期的人格是其毕生人格发展的连续、成熟和终结，由于基本人格特质、类型是难以改变的，所以表现出稳定性和顽固性倾向。

（2）自尊心强、有衰老感，希望作出贡献传于后世。随着身心衰退的变化，老年人会产生衰老感，常常被孤独和冷寂的感觉所困扰，于是人格趋于内向性。

（3）老年期人格的消极因素主要是以自我为中心，猜疑多虑，刻板性强，不容易听取反面意见等。

2. 社会交往　老年期角色的变化使老年人的人际关系也发生较大的变化。如何协调老年人的人际关系，直接影响老年人的身心健康和行为表现，影响其能否顺利适应老年期的生活。

（1）代际关系：由于两代人或三代人的社会文化背景不同，社会化经历不同，心理年龄不同，社会角色也不同，因此，老年人与第二代、第三代之间产生心理距离是在所难免的。

人到老年，子女多达适婚年龄，于是成家、养儿育女，又进入新一轮的生命循环。子女成家，不管是否与老年人一起生活，都会产生新的特殊关系，即婆（公）媳关系等。而家庭内最微妙、最难处理的要算婆媳关系。婆媳关系的融洽与否直接影响着整个家庭中的人际关系。有效地处理好婆媳关系，不仅有利于建立和睦的家庭，而且也有利于老年人的心理适应。

知识链接

家庭"空巢"综合征

空巢老人一般是指子女离家后的中老年夫妇。随着社会老龄化程度的加深，空巢老人越来越多，已经成为一个不容忽视的社会问题。当子女由于工作、学习、结婚等原因而离家后，独守"空巢"的中老年夫妇因此而产生的心理失调症状，称为家庭"空巢"综合征。家庭"空巢"综合征主要的症状是心情郁闷、沮丧、孤寂，食欲下降，睡眠失调，平时愁容不展、长吁短叹，甚至流泪哭泣，常常会有自责倾向，认为自己没有完全尽到做父母的责任。另外也会有责备子女的倾向，觉得子女对父母不孝，只顾自己的利益而让父母独守"空巢"。

（2）夫妻关系：老年夫妻虽然相濡以沫，经历了几十年的考验，但总有许多因素影响老年夫妻的关系。生理上有更年期因素和性生活不和谐等，心理上有诸如兴趣、爱好及性格的变化等,也有生活中的各种分歧。另外,老年再婚夫妻既受自身心理、观念上的压力,又受社会舆论方面的压力和来自子女的阻力。

第二节　影响因素及异常发育

一、社会功能发育的影响因素

社会功能的发育与情绪和情感的发育密切相关。情绪与情感都是人的态度和体验,其产生都与个体的动机是否实现、需要是否满足有关,两者经常交织在一起,情绪是婴幼儿心理生活的一个重要方面,早期儿童,特别是 2~3 岁的幼儿,其情绪的发展对今后的成长有重要的影响。良好的情绪是个体心理健康的重要标志,也是个体适应现代复杂的人际关系的社会化水平的重要标志。婴幼儿的情绪标志不同,许多因素可调控和影响情绪的发展,甚至可引起情绪严重偏离正常的波动范围,即情绪障碍。

(一) 生物遗传因素

1. 生物学因素　和其他心理学过程一样,情绪和情感也是大脑的功能,在情绪活动中所发生的机体变化和外部表现与神经系统多种水平的功能相联系。

2. 遗传因素　遗传气质的不同在很大程度上造成了情绪行为的不同。气质是个性形成的基础。婴幼儿时期不良的气质类型以后更有可能发展成不良的个性,从而构成情绪障碍的发病基础。此外,情绪反应性强度、引起反应的阈值、抑制冲动的能力、兴奋后重获安慰的容易度等特征构成了个性相对稳定的结构基础,对获得控制情绪的能力很关键。如患有唐氏综合征的儿童之所以会有情绪调节的问题,一方面是因为大脑中与抑制控制有关的组织发展缓慢,另一方面是因为生理反应性低,其结果是这些儿童很难兴奋起来,但是一旦兴奋又很难控制自己的兴奋情绪。

婴幼儿情绪障碍与遗传因素有关,有研究发现,分离性焦虑与遗传因素有关,"容易焦虑的父母将养育出焦虑的儿童"这一现象确实存在。

(二) 环境因素

儿童在发育过程中对各种有害因素的反应较为敏感,尤其是有遗传易感素质的个体,受到不良环境因素的影响容易诱发疾病。婴幼儿关系最密切的环境就是家庭,他们对于家庭环境依赖性很强。儿童对家庭的需要和依赖不仅是物质方面的,也有心理方面的。

1. 家庭背景因素　家庭背景因素包括家庭的社会经济状况、父母职业、文化素质和身心健康等方面。

事实证明,贫穷、物质生活条件差、患病和父母的不良心境(如焦虑、抑郁等),会导致家庭内部的社会心理联系失调。通常婴儿期困难型气质较多,各种内外向行为问题的患病率是正常家庭儿童的 2~5 倍。

2. 亲子关系和养育态度　目前,强调出生后 1 h 内的母婴接触,对孩子今后良好的性格、情绪情感形成有重要作用。早期的母婴接触还会使婴儿增进食欲、增加体重。情绪紊乱发生也较少。亲子关系对婴幼儿情绪发展有重要的影响。养育态度与儿童性格特点有密切关系。此外，家长养育态度不一致，也会使儿童无所适从，容易出现焦虑、抑郁。父母对儿童的过分控制、排斥等态度与儿童情绪障碍有关。父母与婴幼儿的亲子交流、密切接触和共同游戏能使其体会到父母的关爱，有利于婴幼儿情绪能力的发展。

3. 家庭环境因素　幼儿的生活仍以家庭为重心。愉快、和谐的家庭生活对其情绪发展影响极大。家庭环境中的某些不良因素，如婚姻不和谐、矛盾冲突多、家庭不和、父母离异，必然影响亲子安全性依恋关系的形成，容易造成幼儿抑郁、焦虑、恐惧、悲观，甚至形成不良个性。

儿童应对压力的能力首先取决于天生的气质特征，但是，这些特征受到父母支持方式的影响。如果缺乏这种支持和帮助（如虐待），儿童就很难发展必要的情绪自控能力。同样，在一个充满冲突的家庭中，儿童不断目睹消极情绪的爆发，就不会有控制自己情绪的动机。有抑郁等情绪问题的父母，儿童很可能会在情绪发展上出现不正常。

此外，父母的示范作用也很重要。1～3岁幼儿的情绪易受感染，模仿能力强，日常生活中若父母经常显示出积极热情、乐于助人、互相关爱等良好情绪，可对幼儿以后情绪的发展起到潜移默化的作用，否则将会助长不良情绪的形成。父母还可以通过自身的情绪情感感染儿童，例如，当面临危险时父母表现出临危不惧，孩子也会以父母的行为表现为榜样，变得胆大起来。

另外，依据幼儿身心特点制订的合理生活制度，有利于幼儿身体健康和良好行为习惯的养成，也有助于幼儿情绪的稳定。一般来讲，单调、枯燥的环境，容易使幼儿疲劳，从而产生厌倦、不愉快的情绪。相反，丰富多彩的生活，会使幼儿产生兴趣，感到快乐和满足。为此在家庭中还应该为孩子建立科学合理的生活制度，让幼儿生活在轻松、多样化的环境之中。

4. 社会环境因素　幼儿的情绪发展离不开其生存环境。以贫穷环境为例，低收入带来的压力使父母产生消极情绪，这对婴幼儿的社会情绪能力构成了明显的威胁。心理学家皮亚杰强调"儿童是在周围环境的影响下，通过主体与环境的交互作用而获得心理上的发展"。社会化环境主要是为幼儿提供有利于他们进行社会化交往的丰富机会，让幼儿了解社会、学习社会、适应社会。

总之，婴幼儿社会功能发育，受多方面因素的影响，解释婴幼儿的社会功能发育，需要考虑一系列的交互作用的因素。父母和妇幼保健人员都应该重视幼儿的情绪情感教育，建立良好的亲子关系，使他们不仅有强健的体魄、发达的智力，而且具有良好的、稳定的情绪情感。

二、社会功能的异常发育

当儿童社会功能发育违背正常规律时，就会发生社会功能发育的障碍，但无论发育障碍的种类和程度如何，对儿童来说都有发育的可能性和潜在发育能力，因此只有应用康复手段，才能抑制异常发育，充分挖掘潜在的发育能力。临床上较为明显的婴幼儿发育障碍和异常如下。

（一）行为障碍或异常

儿童行为障碍包括两个方面：一是儿童常见的生理、心理行为偏异，如遗尿、厌食、偏食、夜惊、睡行、口吃等；二是习惯性动作，如吮手指、咬指甲、习惯性抽动（如习惯性眨眼、咂嘴、扭头、耸肩等）。儿童的不良社会行为，属于儿童品行障碍，不属于行为障碍。儿童情绪障碍指的是儿童情绪反常，如过分害羞、恐惧、焦虑、暴怒等。行为障碍和情绪障碍在儿童成长发育中很常见，随着年龄的增长通常会自行改善，应正确认识和处理，促进儿童身心健康成长。

（二）言语和语言障碍

脑瘫既影响语言中枢的发育，也可影响参与发音肌肉的协调运动，常伴有语言发育迟缓和构音障碍。不同病因引起的左侧大脑病变，对儿童语言、阅读和书写的影响较右侧大脑病变的影响更大。言语和语言障碍直接影响婴幼儿的社会功能发育。多关心孩子、多和孩子说话有利于语言的发育。

（三）学习障碍

学习障碍直接影响孩子社会功能的发育，在学校里成绩落后会加重孩子的自卑心理，而自卑心理又影响孩子与同学间的交往，导致其社会功能发育不健全。

（四）精神发育迟滞

精神发育迟滞主要表现为孩子的社会适应能力、学习能力和生活自理能力低下，其言语、注意、记忆、理解、洞察、抽象、思维、想象等心理活动能力都明显落后于同龄儿童，使其社会功能发育严重受损。

（五）孤独症

孤独症的基本特征为社会交往障碍、语言或非语言交流障碍、兴趣范围狭窄以及刻板、僵硬的行为方式。患儿自幼就对他人缺乏兴趣和关注，表现为孤独、与他人缺乏感情联系，社会交往出现严重障碍。

（六）重症身心发育障碍

重症身心发育障碍是指同时具有运动和智力发育障碍且均为重度，难以完成具有功能的动作。此类患儿在家中看护困难，在康复设施中不能接受集体生活指导，患儿不能理解、交流和表达，无法融入正常的社会交往中。

第三节　社会功能发育评定

国内近些年已逐步引进、标准化和创造了许多测试方法，并投入临床应用。其中，儿童神经心理测验依据其用途和作用可分为筛查性测验、诊断性测验及适应性行为评定。

（一）适应行为量表

美国智力低下协会（AAMD）将适应行为定义为"个体适应自然和社会环境的有效

Note

189

性",以后又进一步明确为"个人独立处理日常生活与承担社会责任达到他的年龄和所处社会文化条件所期望的程度"。

1. 婴儿-初中学生社会生活能力量表 该量表包括独立生活能力、运动能力、职业能力、沟通能力、社会化、自我管理 6 个领域,共 132 个项目,适用年龄为 6 个月至 14 岁儿童。

2. 文兰适应行为量表(Vineland adaptive behavior scale,VABS) 该量表包括一般、饮食、穿着、运动、作业、自我指导、社会化及实际能力 8 个行为领域,适用年龄为 0～30 岁,以儿童为主。

(二)人格测验

在发育行为儿科学中,许多儿童个性发展及其病理情况涉及人格及人格形成问题,例如,儿童情绪障碍、精神分裂、品行障碍及青少年违法等可能发展成某种人格障碍,所以有必要了解不同时期人格特征及其变化,为临床诊断提供依据。

1. 艾森克个性问卷(Eysenck personality questionnaire,EPQ) 这由英国心理学家艾森克编制的个性问卷,分为成人和儿童两种,分别调查 16 岁以上人群和 7～15 岁儿童个性类型。

2. 明尼苏达多相人格问卷(Minnesota multiphasic personality inventory,MMPI) 该问卷由 10 个临床量表和 3 个效度量表组成。该量表适用于 14 岁以上的青少年和成人。

3. 儿童人格问卷(personality inventory for children,PIC) 该问卷主要涉及多种异常心理活动或行为特征,如抑郁、焦虑、多动和社会性等,判定 3～16 岁儿童人格特征。

(三)行为量表

行为评估可以对存在行为问题儿童的父母进行指导,给老师和治疗师提供帮助。行为评估包括与家长进行会谈、问卷调查、观看提供的录像带、在某些特定的环境条件下直接观察孩子的目标行为等。

1. 奥芬巴赫儿童行为量表 该量表包括父母问卷、教师问卷和青少年自评 3 套量表。该量表分为一般项目、社会能力、行为问题 3 个部分、9 类因子、113 个条目,适用年龄分别为 4～6 岁和 6～16 岁。

2. Conners 儿童行为量表 该量表主要用于评定儿童行为问题,特别是 ADHD 儿童。包括父母问卷、教师用量表及简明症状问卷 3 种形式,适用年龄为 3～17 岁。

3. 孤独症儿童行为检查量表 该量表有 57 个描述孤独症儿童的感觉、行为、情绪、语言等方面异常表现的项目,可归纳为感觉、交往、躯体运动、语言、生活自理 5 个因子。该量表评定分数,总分为 53 分可疑,67 分有诊断意义。

(胡 燕)

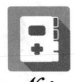

能力检测十

一、选择题

【A1 型题】

1. 个性各个部分整合,统一起来的核心力量为儿童的(　　)。

A. 自我意识　　B. 自我概念　　C. 自我评价　　D. 自我情绪　　E. 自我体验

2. 关于学习障碍,错误的叙述为(　　)。

A. 学习障碍的智力测验分数小于 70

B. 学习障碍的主要表现为注意力不集中

C. 智力的宗旨在于帮助患儿发挥最大潜能

D. 儿童认知能力上的缺陷

E. 阅读时常出现增字、漏字、跳行等现象

3. 自我意识发展的主要成分和主要标志是(　　)。

A. 自我智慧　　　　　　　　B. 自我概念　　　　　　　　C. 自我评价能力

D. 自我情绪　　　　　　　　E. 自我体验

4. 青年人的认知发育核心是(　　)。

A. 思维　　　　B. 记忆　　　　C. 观察　　　　D. 个性　　　　E. 气质

5. 关于中年期心理变化特征,不正确的叙述为(　　)。

A. 智力明显地上升或下降　　　　　　　B. 情绪稳定,心理平衡

C. 意志坚定,自我意识明确　　　　　　D. 个性成熟,特点鲜明

E. 中年期是一生中价值体验的低谷期

【B1 型题】

题 6~7 共用备选答案。

A. 15 min　　　B. 20 min　　　C. 25 min　　　D. 30 min　　　E. 35 min

6. 7~10 岁学龄儿童集中注意力的平均时间为(　　)。

7. 10~12 岁学龄儿童集中注意力的平均时间为(　　)。

题 8~9 共用备选答案。

A. 6 岁　　　　B. 7 岁　　　　C. 8 岁　　　　D. 9 岁　　　　E. 10 岁

8. 自我、人格发展的目标是在游戏和友谊中,性别几乎完全分开,其年龄为(　　)。

9. 躯体发育目标是能学骑两轮自行车,其年龄为(　　)。

题 10~11 共用备选答案。

A. 专断型家长　　　　　　　B. 放纵型家长　　　　　　　C. 权威型家长

D. 民主型家长　　　　　　　E. 忽视型家长

10. 对孩子采取高度控制、命令式的教育,缺乏温暖的家长为(　　)。

11. 对孩子缺乏爱心、冷漠、不关心孩子需要的家长为(　　)。

【X 型题】

12. 大学生心目中前十位的道德观是(　　)。

A. 正直　　　　B. 阴险　　　　C. 势利　　　　D. 自尊　　　　E. 坚强

13. 大学生心目中最无价值的道德手段是（　　　　）。

A. 以势压人　　B. 默默无闻　　C. 谦恭顺从　　D. 言行一致　　E. 宽以待人

14. 青年期生理与心理发育的影响因素包括（　　　　）。

A. 营养因素　　B. 锻炼因素　　C. 环境因素　　D. 家庭因素　　E. 社会因素

15. 从青春期到青年期,必须解决好下列哪些矛盾?（　　　　）

A. 独立性与依赖性的矛盾

B. 孤独感与强烈交往需要的矛盾

C. 求知欲强烈与识别力低下的矛盾

D. 情绪与理智的矛盾

E. 幻想与现实的矛盾

16. 社会观包括（　　　　）。

A. 人际观　　B. 价值观　　C. 道德观　　D. 自我观　　E. 审美观

17. 青年期影响职业适应的因素包括（　　　　）。

A. 性别　　　　　　　　B. 年龄　　　　　　　　C. 职业训练

D. 职业能力　　　　　　E. 工作能否实现主体所希望的角色

18. 学龄前期儿童的个性主要包括（　　　　）。

A. 倾向性　　B. 心理特征　　C. 自我意识　　D. 心理过程　　E. 心理状态

19. 学龄前期儿童观察特性包括观察的（　　　　）。

A. 目的性　　B. 精确性　　C. 持续性　　D. 概括性　　E. 逻辑性

20. 学龄儿童观察能力的发育表现为哪 4 个阶段?（　　　　）

A. 认识个别对象阶段　　　　　　　　B. 认识世界联系阶段

C. 认识空间联系阶段　　　　　　　　D. 认识因果联系阶段

E. 认识对象总体阶段

21. 下列哪些因素会影响学前儿童的心理发育?（　　　　）

A. 残疾与慢性躯体性疾病　　　　　　B. 成熟度与智能

C. 家庭因素　　　　　　　　　　　　D. 教育方式

E. 长时间看电视

22. 影响青少年心理发展最基本的环境因素是（　　　　）。

A. 父母　　　　　　　　B. 社区　　　　　　　　C. 伙伴

D. 学校　　　　　　　　E. 家庭其他成员

二、名词解释

1. 自我意识

2. 社会认知

3. 气质

4. 人格

三、简答题

1. 简述学龄前期儿童自我意识发育的表现。

2. 简述学龄前期儿童的社会关系特点。

3. 简述中年期人际关系的特点。

参考文献

CANKAOWENXIAN

[1]　B. H. 阿瓦涅索娃. 学龄前儿童教育[M]. 杨挹敏, 等, 译. 北京: 教育科学出版社, 2004.

[2]　赵寄石, 楼必生. 学前儿童语言教育[M]. 北京: 人民教育出版社, 2005.

[3]　李胜利. 语言治疗学[M]. 2 版. 北京: 人民卫生出版社, 2013.

[4]　刘金花. 儿童发展心理学[M]. 3 版. 上海: 华东师范大学出版社, 2013.

[5]　周国光, 王葆华. 儿童句式发展研究和语言习得理论[M]. 北京: 北京语言文化大学出版社, 2001.

[6]　周兢, 余珍有. 幼儿园语言教育[M]. 北京: 人民教育出版社, 2004.

[7]　张明红. 幼儿语言教育[M]. 上海: 上海教育出版社, 2000.

[8]　李晓捷. 人体发育学[M]. 2 版. 北京: 人民卫生出版社, 2013.

[9]　江钟立. 人体发育学[M]. 2 版. 北京: 华夏出版社, 2011.

[10]　孟莉, 徐建平. 发展心理学[M]. 北京: 中国医药科技出版社, 2005.

[11]　高英茂. 组织学与胚胎学[M]. 北京: 人民卫生出版社, 2005.

[12]　张红卫. 发育生物学[M]. 北京: 高等教育出版社, 2001.

[13]　邹小兵, 静进. 发育行为儿科学[M]. 北京: 人民卫生出版社, 2005.

[14]　劳拉·E. 贝克. 儿童发展[M]. 5 版. 吴颖, 等, 译. 南京: 江苏教育出版社, 2002.

[15]　孟昭兰. 情绪心理学[M]. 北京: 北京大学出版社, 2005.

[16]　刘金花. 儿童发展心理学[M]. 上海: 华东师范大学出版社, 2006.

[17]　雷雳. 发展心理学[M]. 3 版. 北京: 中国人民大学出版社, 2017.

[18]　James W Kalat, Michelle N Shiota. 情绪[M]. 2 版. 周仁来, 等, 译. 北京: 中国轻工业出版社, 2009.

[19]　David R Shaffer, Katherine Kipp. 发展心理学[M]. 8 版. 邹泓, 等, 译. 北京: 中国轻工业出版社, 2009.

[20]　罗伯特·V. 卡尔. 儿童与儿童发展[M]. 2 版. 周少贤, 窦东徽, 郑正文, 译. 北京: 教育科学出版社, 2009.

[21]　鲁道夫·谢弗. 儿童心理学[M]. 王莉, 译. 北京: 电子工业出版社, 2010.

[22]　谷传华. 儿童心理学[M]. 北京: 中国轻工业出版社, 2010.

[23]　林崇德. 发展心理学[M]. 北京: 人民教育出版社, 2009.

[24]　李幼穗. 儿童发展心理学[M]. 天津: 天津科技翻译出版公司, 1998.

[25]　张力行. 儿童早期社会交往的影响因素[J]. 四川文理学院学报, 2008, 18(5): 60-64.

［26］　王瑜,王贵菊,王玉玮.应用 CABS 及 ABC 分析儿童孤独症［J］.山东大学学报
　　　　（医学版）,2003,41(2):213-214.

［27］　陈艳,陈卓铭,胡荣亮,等.克氏孤独症行为量表的临床应用［J］.广东医学,
　　　　2007,28(3):375-377.